LE

# RACHITISME

PAR

Le Dr Louis SPILLMANN

ANCIEN INTERNE DES HOPITAUX DE NANCY

LAURÉAT DE LA FACULTÉ

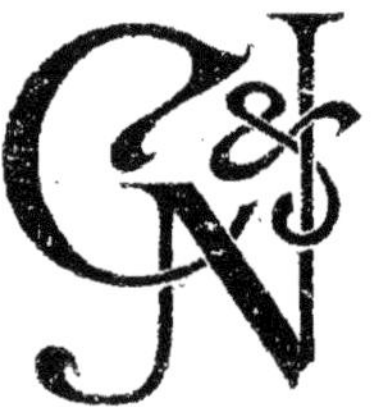

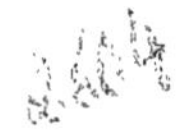

PARIS

GEORGES CARRÉ ET C. NAUD, ÉDITEURS

3, RUE RACINE, 3

1900

# LE

# RACHITISME

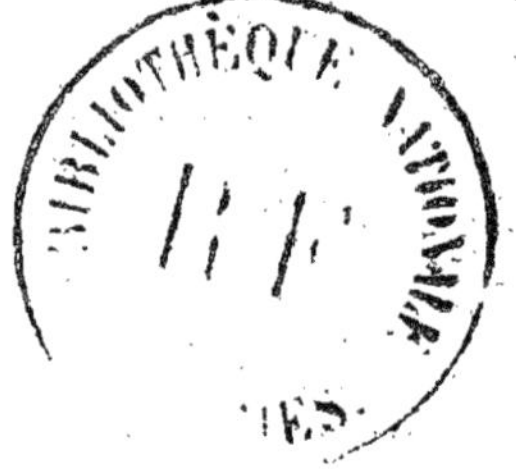

PAR

Le Dr Louis SPILLMANN

ANCIEN INTERNE DES HOPITAUX DE NANCY

LAURÉAT DE LA FACULTÉ

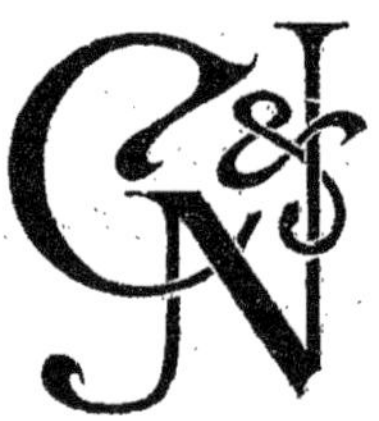

PARIS

GEORGES CARRÉ ET C. NAUD, EDITEURS

3, RUE RACINE, 3

—

1900

A MON CHER MAITRE

M. LE PROFESSEUR AGRÉGÉ HAUSHALTER

# INTRODUCTION

---

Si connu que soit le rachitisme, si fréquente qu'en soit l'étude, il offre encore bien des points obscurs. Il est peu de maladies dont la pathogénie ait soulevé plus de problèmes et provoqué plus de discussions ; mais si le champ exploré est très vaste, ce n'est rien en comparaison de ce qui reste à chercher. Des idées préconçues ont souvent présidé aux nombreuses recherches entreprises sur le rachitisme ; les auteurs n'envisageant parfois qu'une des faces du problème n'ont apporté qu'une partie de la solution. Les théories pathogéniques les plus conformes aux données cliniques et anatomiques sont encore à l'état d'hypothèses, et la nature intime du processus rachitique reste en partie inexpliquée.

Nous avons été attiré par l'intérêt des problèmes que soulève cette question si vaste de pathologie infantile et nous avons tenté de pénétrer l'étude des causes du rachitisme et leur mode d'action. Durant notre année d'Internat passée à la Clinique des Enfants, dans le service de notre excellent maître M. le Professeur agrégé Haushalter, nous avons, sur ce sujet, fait de nombreuses recherches. Nous voulions d'abord nous borner à une étude expérimentale de la maladie, mais nous avons bientôt élargi le cadre de notre travail. Une connaissance approfondie du rachitisme clinique et du rachitisme anatomique est la base de ces recherches expérimentales et nous n'avons pas cru devoir en séparer les résultats. Nous avons voulu faire un travail d'ensemble réunissant tous les éléments d'une étude complète du rachitisme.

Notre étude clinique a porté sur cent enfants ; nous avons pratiqué l'autopsie d'un certain nombre d'entre eux, et nous avons pu recueillir les pièces nécessaires à un examen anatomique. En recherchant systématiquement l'état du squelette sur 44 enfants morts d'affections diverses, nous avons saisi dans quelques cas des lésions rachitiques latentes et nous avons pu déceler des lésions sur des os qui ne semblaient avoir aucune lésion macroscopique appréciable. Comme la pathologie comparée éclaire la pathologie humaine, nous avons essayé de préciser l'étude du rachitisme animal et nous avons été assez heureux pour nous procurer plusieurs animaux devenus spontanément rachitiques. En même temps, nous poursuivions nos recherches expérimentales ; elles avaient pour but principal de contrôler les hypothèses toxi-microbiennes. De nombreux auteurs ayant élucidé la question de l'influence de la répartition des sels calcaires dans l'organisme, nous n'avons pas cru nécessaire de renouveler ces recherches. Nos expériences, variées, ont porté sur un grand nombre (127) d'animaux d'espèces différentes. Si un nombre considérable de ces expériences sont restées négatives, elles n'en possèdent pas moins une valeur démonstrative ; un fait négatif est un argument tout aussi précieux qu'un fait positif. Ces expériences précisent le sens des résultats positifs.

Au cours de ces diverses recherches sur le rachitisme, nous avons pu recueillir un grand nombre de documents, soit anatomiques, soit cliniques. Pour en fixer le plus grand nombre, nous nous sommes servi des moyens de reproduction les plus fidèles ; les procédés photographiques nous ont été d'un grand secours.

Nous basant sur ces documents multiples, nous avons fait

un ensemble et cet ensemble a pour but de donner une idée générale du rachitisme de l'enfant, du rachitisme des animaux, et du rachitisme expérimental.

Nous diviserons cette étude du rachitisme en quatre parties :

I. — *Étude clinique.*

Différentes phases de l'évolution rachitique.

II. — *Anatomie pathologique.*

Lésions du rachitisme à ses différentes périodes.

III. — *Étiologie.*

Étude des causes du rachitisme. Étude du rachitisme animal. Expérimentation basée sur l'étiologie.

IV. — *Pathogénie.*

Étude des diverses théories du rachitisme. Expérimentation. Discussion des résultats.

# HISTORIQUE

L'étude du rachitisme a soulevé et soulève encore journellement de nombreux problèmes et, dans les différentes parties de ce travail, nous serons obligé de revenir plusieurs fois sur des points particuliers, pour grouper tous les faits relatifs à une même question; nous nous contenterons donc d'exposer à grands traits l'histoire générale du rachitisme.

La première observation à peu près certaine de rachitisme remonte à 1554, époque à laquelle J.-B. Théodosius citait le cas d'un enfant « dont la peau était pâle, froide et humide, et qui ne pouvait, à cause de sa faiblesse, ni se remuer, ni se tenir sur ses jambes à l'âge de 17 mois ». En 1637, Zacutus Lusitanus (1) parle d'enfants « qui dans leur jeune âge, à cause de l'humidité et de la mollesse de leurs os, ne pouvaient marcher, et s'ils essayaient, ils vacillaient et tombaient par terre ».

Quelques années plus tard, Ambroise Paré (2) observe des cas de déviations du rachis (épine courbée) et un certain nombre d'auteurs (Farnel, Saviard, Mery, Jacobs Spon) citent des observations de déformation du squelette. Cette période assez obscure, dans laquelle le rachitisme fut souvent confondu

(1) Zacutus Lusitanus. Citation de Galien. Praxis admiranda. Bib. 3. Obs. 127. 1637.

(2) Œuvres d'Ambroise Paré. Lyon, 1664, livre XXIII, chap. viii.

avec l'ostéomalacie (1), prit fin avec Glisson, qui fit paraître le premier mémoire donnant une description détaillée du rachitisme (nouures, déformations de la tête, du thorax, du rachis). Le rachitisme ayant apparu brusquement de 1612 à 1620 dans les comtés de Sommerset et de Darset, pour s'étendre ensuite à toute l'Angleterre, le collège des médecins de Londres nomma une commission de huit membres pour faire une enquête, dont le rapport fut publié par Glisson (2), qui donna à la nouvelle maladie le nom de *rachitis* (d'où rachitisme). Le mot rachitis (primitivement rakitis) provient du mot grec ῥαχις (épine du dos) et concerne seulement l'affection de la colonne vertébrale. C'est alors qu'on appela le rachitis: morbus anglorum, morbus anglicus ou simplement « rickets ». En France, on employa tout d'abord le mot *chartres* (carcer, castrum) « vieux mot gaulois qui veut dire papier, parce que dans cette maladie les enfants sont si maigres, qu'au dire des nourrices et des gouvernantes on voit presque le jour à travers leur corps comme à travers une feuille de papier » (3).

Le terme populaire *nouures* reçut alors dans les différentes langues les dénominations suivantes : doubles jointures, articuli duplicati, dopple joints, doppelte glieder.

Pendant la période qui suivit l'apparition du mémoire de Glisson, nous trouvons surtout des descriptions relatives aux différentes particularités anatomiques du rachitisme, entremêlées çà et là de quelques essais pathogéniques.

Dans un traité du rachitisme paru en 1660, Mayow insiste sur le ramollissement des os et fait jouer le principal rôle au

---

(1) Farnel cite notamment l'observation d'un militaire dont les os étaient devenus si flexibles qu'on les pliait comme s'ils eussent été de la cire.

(2) 1650. Mémoire de Glisson : « de rachitide tractatus opera primo ac potissimum Glissonii conscriptus, adscitis in operis societatem Bate et Regemorter· Londini ».

(3) 1772. Levacher de la Feutrie. Traité du rachitisme. Paris.

système nerveux. Sous l'influence d'un état morbide particulier de la moelle épinière, il y a « défaut de parallélisme dans l'accroissement de l'os et des muscles qui s'y rattachent » (1). Les muscles se rétractent et les os se courbent.

En 1700 Van den Velde (2) note la déviation du canal médullaire et Van Swieten (3) attribue le ramollissement du cartilage et des os à la faiblesse de l'énergie des organes vis-à-vis l'acidité des aliments. J.-L. Petit (4), ainsi que Levret (5) et Benevoli (6), insistent surtout sur l'influence du sevrage prématuré. Duverney (7) donne la première description d'ensemble des lésions osseuses et signale le ramollissement des os, la disparition du canal médullaire, les fractures ; il incrimine surtout l'alimentation prématurée, la mauvaise qualité du lait, les maladies de l'enfance. Büchner (8) distingue deux variétés de rachitisme comprenant d'une part, les déformations intenses avec impossibilité de la marche, et d'autre part les nouures épiphysaires avec marche normale. En 1761 Zeviani (9) suppose que l'acide lactique dissout le phosphate de chaux des os.

A partir de 1772, la symptomatologie se précise ; Levacher de la Feutrie (10) établit une importante distinction entre le rachitisme du début (troubles généraux, nouures) et la période des déformations : il invoque comme causes prédisposantes l'hérédité (parents trop jeunes ou trop âgés, grossesses répétées, etc.), l'alimentation défectueuse (bouillies, bouillon, mauvais lait),

---

(1) 1660. Mayow. Tractatus de rachitide. Oxford.
(2) 1700. Van den Velde. Traité du rachitis.
(3) 1700. Van Swieten. Commentaire des aphorismes de médecine d'Hermann Bœrhawe.
(4) 1741 J.-L. Petit. Traité des maladies des os. Paris.
(5) 1746. Levret.
(6) 1747. Benevoli. Osserv. et dissert. Florence.
(7) 1751. Duverney. Traité des maladies des os. Paris.
(8) 1754. Buchner. De rachitide perfecta et imperfecta Disputatio.
(9) 1761. Zeviani. Della cura de bambini attacati della rachitide.
(10) 1772. Levacher de la Feutrie. Traité du rachitisme. Paris.

l'habitation (manque d'air, air non renouvelé). Cette remarquable étude clinique et étiologique n'empêche pas PORTAL (1) de distinguer quelques années plus tard le rachitisme essentiel des rachitismes symptomatiques : vénérien, scrofuleux, scorbutique, rhumatismal, goutteux, consécutif aux maladies éruptives ou aux engorgements abdominaux. Si ces divisions sont par trop fantaisistes, Portal n'en donne pas moins une excellente description du rachitisme et signale déjà les troubles généraux prémonitoires accompagnés d'hypertrophie du foie et de la rate.

En 1802 PUJOL (2) montre l'influence de la mauvaise digestion sur la non absorption des sels calcaires, et, en 1820, MONTFALCON (3) met en cause l'altération du système nerveux et signale le rachitisme chez les animaux.

Quelques années plus tard RUFZ DE LAVISON et J. GUÉRIN font faire un grand pas à l'anatomie pathologique du rachitisme. RUFZ DE LAVISON (4) décrit le premier le tissu spongoïde, tissu rougeâtre, élastique, réticulaire, semblable à une éponge très fine, siégeant au-dessous du cartilage de conjugaison. J. GUÉRIN (5) distingue les différentes phases anatomiques suivantes : période d'épanchement où le sang se répand dans les interstices du tissu osseux ; période de déformation où le tissu spongoïde envahit l'os, et produit le ramollissement et l'incurvation ; période d'éburnation quelquefois remplacée par la consomption. J. Guérin consacre une grande partie de ses travaux à l'expérimentation et cherche à provoquer le rachitisme chez les animaux à l'aide des mauvaises conditions hygiéniques et de l'alimentation défectueuse.

---

(1) 1797. PORTAL. Observations sur la nature et sur le traitement du rachitisme. Paris.

(2) 1802. PUJOL. Œuvres diverses de médecine pratique.

(3) 1820. MONTFALCON. *Dict. des sc. méd.*, 1820.

(4) 1834. RUFZ DE LAVISON. *Gazette médicale de Paris.*

(5) 1837-39. J. GUÉRIN. *Académie de Médecine, Académie des Sciences, Gazette médicale de Paris,* 13 juillet 1839.

A la même époque BOUVIER (1) voyait dans l'alimentation vicieuse des nourrissons une cause très active de rachitisme.

TROUSSEAU et LASÈGUE (2) cherchent ensuite à identifier le rachitisme et l'ostéomalacie : BEYLARD (3) fait alors paraître un travail important sur l'évolution clinique et les lésions anatomiques de ces deux affections.

Les lésions histologiques du rachitisme sont décrites pour la première fois par BROCA (4) et VIRCHOW (5). RITTER VON RITTERSHAIN (6) fait paraître une monographie des plus complètes où les différents points de l'étude du rachitisme sont traités avec une remarquable précision.

Dans un travail paru en 1882, KASSOWITZ (7) étudie successivement l'ossification normale, l'ossification dans le rachitisme et dans la syphilis héréditaire.

En 1881, au Congrès international de Londres, PARROT (8) cherche à confondre le rachitisme avec la syphilis héréditaire, mais sa théorie est combattue successivement par ASSADA (9) qui publie un travail des plus documentés sur les rapports du rachitisme avec la syphilis, par COMBY (10) et par CAZIN et ISCOVESCO (11). Nous verrons que le rachitisme semble aujourd'hui complètement différencié des manifestations osseuses de l'hérédo-syphilis.

---

(1) 1837. BOUVIER. *Académie de Médecine.* — 1858. Leçons cliniques sur les maladies de l'appareil locomoteur. Paris.

(2) 1849-1850. TROUSSEAU et LASÈGUE. *Archives de Médecine, Union médicale.* Paris.

(3) 1852. BEYLARD. Du rachitisme, de l'ostéomalacie et de la fragilité des os. *Thèse*, Paris.

(4) 1852. BROCA. *Bulletin de la Société anatomique.*

(5) 1853. VIRCHOW. *Arch. f. path. Anat.*

(6) 1863. RITTER VON RITTERSHAIN. Pathologie und therapie des Rachitis. Berlin.

(7) 1882. KASSOWITZ. Die Normale Ossification. Vienne.

(8) 1880. PARROT. *Progrès médical.* — 1881. PARROT. *Congrès international de Londres.*

(9) 1886. ASSADA. Rachitisme et syphilis osseuse. *Thèse*, Lyon.

(10) 1887. COMBY. *Rev. des mal. de l'Enfance.*

(11) 1888. CAZIN et ISCOVESCO. *Arch. de médecine.*

Depuis cette époque de nombreux travaux (1) ont été publiés sur le rachitisme, intéressant surtout la pathogénie de cette maladie si répandue et dont le mécanisme est resté pourtant si obscur. Les différentes théories pathogéniques qui ont vu le jour dans ces dernières années ne sont que le reflet de l'évolution de la pathologie générale, les doctrines régnantes ayant eu chacune, à leur époque, leur retentissement sur la pathogénie du rachitisme. L'hypothèse de l'influence des troubles nutritifs, de l'apport insuffisant des sels calcaires ou de leur assimilation imparfaite, etc., ont laissé peu à peu la place aux théories toxi-infectieuses qui redonnent aux causes secondes toute leur importance prédisposante.

De nombreux faits expérimentaux viennent journellement contribuer à démontrer l'hypothèse de l'intoxication.

---

(1) Voir étiologie et pathogénie.

# PREMIÈRE PARTIE

## ÉTUDE CLINIQUE

Le rachitisme maladie générale. — Fréquence absolue et fréquence relative du rachitisme. — Lésions osseuses chez de jeunes enfants ne présentant aucun signe clinique de rachitisme. — Époque de début du rachitisme. — Rachitisme tardif. — Rachitisme et ostéomalacie. — *Description clinique du rachitisme.* — *Phase de début.* — Symptômes des infections ou intoxications digestives. — Douleurs osseuses vagues. — Difficultés du diagnostic. — Durée de la phase de début. — *Phase d'apparition des tuméfactions et des déformations osseuses légères.* — Nouures et déformations. — Chapelet rachitique. — Persistance des fontanelles. — Augmentation de volume du crâne. — Crânio-tabès et laryngo-spasme. — Troubles de la dentition. — Nouures épiphysaires des os longs. — Incurvation des diaphyses. — Distension de l'abdomen. — Dilatation gastrique. — Diarrhée. — Complications. — Maladie de Barlow et rachitisme hémorragique. — *Troisième phase de l'évolution rachitique.* — Guérison sans déformations. — Guérison avec déformations. — Déformations des membres. — Genu valgum. — Genu varum. — Cyphose. — Scoliose. — Déformations du thorax et modifications viscérales consécutives aux déviations du rachis. — Déformations du bassin. — Conséquences générales et locales des déformations osseuses. — Cachexie rachitique. — Evolution et durée du rachitisme. — *Pronostic.*

## CHAPITRE PREMIER

### Le rachitisme, maladie générale.

Le terme de rachitisme n'est pas synonyme obligatoire de déformation osseuse. Le rachitisme est une maladie générale, intéressant au même titre tous les tissus de l'économie, et provoquant une réaction du tissu osseux dont les déformations ne sont qu'une conséquence.

Ce sont cependant ces déformations du squelette qui ont de

tout temps paru constituer la lésion importante du rachitisme ; mais si la déformation osseuse est la manifestation la plus apparente de la maladie générale, elle ne doit pas faire oublier qu'avec l'os, et même avant lui, l'organisme tout entier a été atteint. Comme le dit si justement A. Poncet (1), ce serait une erreur de « considérer cette affection comme une simple altération du tissu osseux. L'importance de l'état général ne se manifeste pas seulement dans la symptomatologie, elle se montre encore et surtout dans l'étude des conditions étiologiques de cette maladie ». C'était aussi la pensée de Jules Guérin (2) lorsqu'il écrivait : « Il faut bien se garder de croire que le rachitisme ne commence qu'au moment de la déformation des os. Cette manifestation de la maladie appartient à un ordre de faits secondaires. Avant de se traduire en difformités du système osseux, le rachitisme s'annonce par des phénomènes généraux plus ou moins sensibles ».

*Un enfant n'est pas rachitique parce qu'il a les os déformés* ; il peut l'être déjà depuis longtemps lorsque la réaction osseuse se manifeste par des signes extérieurs. Nous verrons l'importance de cette donnée lorsqu'il s'agira de déterminer la fréquence et l'âge de début du rachitisme. Quand l'os est déformé, on se trouve en présence d'une lésion déjà ancienne, conséquence de l'évolution du processus morbide au sein d'un os en voie de développement; l'état de l'enfant à cette période des déformations et la structure anatomique de l'os ne pourront que renseigner sur la symptomatologie de la période d'état et sur la lésion osseuse terminale.

Si l'on s'adresse par contre à la phase d'installation, l'évolution clinique et le mécanisme anatomique s'éclaireront d'un jour tout nouveau ; c'est là le seul moyen de définir les causes

---

(1) A. Poncet. Le Rachitisme. *Traité de Chirurgie de Duplay et Reclus*, tome II.

(2) J. Guérin. Mémoire sur les caractères généraux du rachitisme. *Gazette médicale de Paris*, 13 juillet 1839.

du rachitisme et de préciser ses relations avec les grands processus morbides. L'étude de l'étiologie, de la pathogénie, des lésions anatomiques sera d'autant plus fructueuse que l'on pourra remonter au début réel de l'affection générale.

Avant d'aborder la description des différents stades cliniques du rachitisme, il est utile de rappeler combien cette affection est répandue et quelle place importante elle tient dans la pathologie infantile.

### I. — Fréquence du rachitisme.

*Le rachitisme est une maladie très répandue.* — Le nombre des enfants rachitiques observés dans les consultations et dans les services hospitaliers infantiles est considérable. Toutes les statistiques sont d'accord sur ce point et cependant on peut se demander si la valeur de ces chiffres est suffisante.

On a trop de tendance à ne considérer comme rachitiques que les enfants présentant des déformations osseuses pour que les statistiques soient complètes. La *fréquence absolue* du rachitisme ne pourrait se baser que sur des documents anatomo-pathologiques, en raison de l'existence du rachitisme latent de la période de début. On est frappé de voir le grand nombre d'enfants qui, à l'autopsie, présentent des lésions osseuses déjà avancées, alors qu'aucun signe clinique n'avait pu faire supposer pendant la vie que le squelette fût atteint.

Ce fait avait été déjà constaté par Broca, qui en était arrivé à tirer de ses recherches anatomiques cette conclusion certainement très exagérée. « La plupart des enfants qui succombent à une maladie chronique présentent dans leur squelette les lésions du rachitisme (1) ».

---

(1) Broca. *Bulletin Société anatomique,* 1852.

Sur 24 enfants âgés de 1 à 5 ans, Tripier trouve 11 fois des lésions de rachitisme plus ou moins avancées. Les autres ne présentaient aucune altération osseuse.

Nous avons eu nous-mêmes l'occasion d'observer des résultats analogues en pratiquant les autopsies de 44 enfants âgés de quelques semaines à 3 ans et morts d'affections diverses (broncho-pneumonie, gastro-entérite, cachexie infantile, érysipèle, diphtérie, rougeole, granulie, méningite tuberculeuse, syphilis héréditaire). Sur ces 44 enfants, 19 présentaient des lésions osseuses rachitiques plus ou moins accentuées (12 broncho-pneumonies, 2 syphilis héréditaires, 1 granulie, 1 méningite tuberculeuse, 1 gastro-entérite, 1 cachexie infantile, 1 rougeole avec broncho-pneumonie). Les 25 autres enfants ne présentaient aucune altération osseuse (15 broncho-pneumonies, 4 gastro-entérites, 2 granulies, 2 cachexies infantiles, 1 érysipèle, 1 diphtérie). Le fait le plus curieux et le plus important est que sur ces 19 enfants, reconnus manifestement rachitiques à l'ouverture des os, 9 seulement avaient été considérés comme tels pendant la vie, bien que notre attention ait été particulièrement attirée sur les différents symptômes du rachitisme qu'ils pouvaient présenter. Si les autopsies n'avaient pas été pratiquées, on n'aurait compté que 9 rachitiques sur 19 enfants, soit une erreur de plus de moitié.

C'est ainsi que les statistiques peuvent être bien au-dessous de la vérité. La fréquence du rachitisme se juge en effet habituellement sur la présence des déformations du squelette et sur l'ensemble des symptômes cliniques, mais ces symptômes cliniques peuvent manquer et de plus ils sont vulgaires, communs à une foule d'affections du jeune âge. Quant aux déformations, elles n'apparaissent qu'assez tardivement, et l'enfant peut succomber avant leur apparition.

*La fréquence du rachitisme, envisagée de cette manière, est donc toute relative et en opposition complète avec la fréquence absolue, basée sur des signes anatomiques d'une authenticité indéniable.*

Toutes les enquêtes statistiques n'en gardent pas moins leur valeur propre et n'en indiquent pas moins l'extrême fréquence de cette affection dans les différents pays.

Le rachitisme est surtout fréquent dans les grandes villes et dans les grandes agglomérations humaines. Presque tous les pays d'Europe lui paient un large tribut. En France, un tiers des nourrissons des hôpitaux sont rachitiques (Marfan, Brouardel). En 9 ans Comby dit avoir observé en un seul faubourg parisien plus de 1,600 enfants rachitiques et « je ne parle, dit-il, que de ceux qui ont attiré mon attention et qui figurent sur les registres du Dispensaire que je dirige ». D'après Beluze (1) le rachitisme est très fréquent dans la classe ouvrière ; 28,59 pour 100 des enfants nourris au sein et 45,36 pour 100 des enfants nourris au biberon deviennent rachitiques.

Le rachitisme est également très répandu en Allemagne, en Angleterre, en Autriche, en Russie, en Italie. A Vienne, d'après Kassowitz, 80 pour 100 des nourrissons sont rachitiques. A Prague, Ritter trouve 31 pour 100 parmi les enfants de sa polyclinique et Gumplowicz (2) relève, sur 183 enfants nourris au sein, 52 rachitiques (soit 28 pour 100) et sur 155 nourris artificiellement 78 rachitiques, soit 50 pour 100. Pour Fischel, à Prague, 95 pour 100 des enfants sont rachitiques. La même proportion se retrouverait également à Berlin (3). A Saint-Pétersbourg, Jonkovsky trouve le rachitisme avec une fréquence considérable (96 pour 100) surtout dans ses manifestations crâniennes (4). Kissel (5) déclare qu'à Moscou 80 pour 100 des

---

(1) BELUZE. *Congrès des Sociétés savantes.* Paris, avril 1897.

(2) GUMPLOWICZ. In der Münchener Klinik. 1887-89. *Prag. Med. Wochenschr.*, XIV, n° 50, 1889.

(3) HÉNOCH. Mal. des enfants. Édition française, 1885.

(4) JONKOVSKY. Développement du rachitisme parmi les enfants de la population ouvrière de Saint-Pétersbourg. Saint-Pétersbourg, 1894.

(5) KISSEL. *Arch. f. Kinderheilk.* 1897, vol. XXIII, p. 279.

enfants sont rachitiques et ses observations portent en bloc sur toutes les classes de la société. A Riga, May (1) mentionne le chiffre de 70 à 90 pour 100. En Suisse également, d'après les recherches de Feer (2), la fréquence du rachitisme est extrême, surtout dans les centres industriels. Dans la haute Italie, le rachitisme est si répandu qu'on a dû créer des instituts spéciaux pour combattre la marche envahissante de la maladie (Pio instituto dei rachitici à Milan, fondé en 1875; Instutito dei rachitici à Turin, fondé en 1887).

Ces chiffres suffiront à prouver l'extrême fréquence du rachitisme. On le trouve avec cette forte proportion dans presque tout l'hémisphère septentrional; nous verrons par contre qu'il est de nombreux pays où il est très rare, et d'autres où il est complètement inconnu (voir étiologie). A ce moment nous insisterons davantage sur sa distribution géographique.

Sur 583 entrants (enfants de 0 à 12 ans) que nous avons pu observer pendant l'année scolaire 1898-99 au service des enfants de M. le Prof. agrégé Haushalter, nous avons trouvé 100 rachitiques. Cette proportion est relative; nous sommes en effet certain d'avoir laissé passer inaperçus un certain nombre d'enfants que l'avenir nous aurait certainement permis de considérer comme des rachitiques, si nous avions pu les suivre plus longtemps et les observer à la période des déformations ; ce nombre aurait pu s'accroître également par la constatation de lésions anatomiques.

### II. — Époque de début du rachitisme.

Nous plaçons ici la question d'âge et d'époque de début, car

(1) May. Etiologie du rachitisme à Riga. *Berlin. Klin. Woch.*, n° 46, p. 1016, 18 novembre 1895.

(2) Feer. Le Rachitisme en Suisse. Bâle, Leipzig, 1897.

elle nous permettra de faire des divisions nécessaires entre les diverses modalités cliniques et anatomiques du rachitisme.

Tous les auteurs sont d'accord pour faire débuter le rachitisme dans le cours de la première année. Nous ne pouvons mieux faire à ce point de vue que de citer l'opinion de Ritter von Rittershain (1) qui pose le problème en termes précis : « La plupart des statistiques, dit-il, comprennent des enfants déjà porteurs de lésions avancées, et l'on ne sait pas précisément à quelle époque faire remonter le début de ces lésions. Généralement les parents ne songent à chercher des secours médicaux que lorsque l'amaigrissement des sujets et les lésions osseuses ont fait de tels progrès, qu'ils frappent même les yeux d'un entourage ignorant. La polyclinique présente, sous ce rapport, un avantage important ; elle permet de constater le rachitisme chez des enfants considérés comme sains par leurs parents. Je pense donc qu'à ce point de vue mes observations ont une valeur réelle ; aussi, pour moi, ce serait dans le cours de la première année que le rachitisme débuterait de préférence ».

Il est en effet indispensable de faire remonter le début du rachitisme à l'*origine des premiers symptômes généraux.* Mais leur recherche précise est tellement difficile, pour ne pas dire impossible, que les chiffres ne peuvent être qu'approximatifs.

D'après Comby c'est entre 12 et 18 mois qu'on rencontre le plus de rachitiques ; la maladie débute à 10, 12, 14 mois et peut s'observer à 18 mois, à 2 ans, à 2 ans 1/2 ; après 3 ans c'est une rareté. Sur 1662 malades Comby ne voit pas un seul rachitique avant 6 mois. Il en trouve 83 au-dessous de 12 mois et 311 au-dessus de 2 ans. Tous les autres étaient âgés de 1 à 2 ans (1268). Pour Marfan le début a lieu dans les 6 derniers mois de la première année, à l'époque de la pre-

(1) Ritter von Rittershain. Path. und therapie der Rachitis. Berlin, 1863.

mière dentition, et la maladie est en pleine évolution entre 1 et 2 ans. C'est aussi l'opinion de Lannelongue (1), qui voit surtout le rachitisme à l'époque de la première dentition, et de D'Espine et Picot qui font apparaître le rachitisme du 6° au 20° mois, au moment du sevrage. D'après Fleischmann, chez les enfants nourris artificiellement, il commence exceptionnellement vers 2 ou 3 mois. Sur 346 observations, Jules Guérin voit le rachitisme débuter de la façon suivante : 3 cas avant la naissance, 98 cas dans la première année, 176 cas dans la seconde, 35 cas dans la troisième, 19 cas dans la quatrième, 10 cas dans la cinquième, et 15 cas de 6 à 12 ans. Sur 4176 cas Pini en trouve 2974 cas dans le cours de la seconde année.

Chez les enfants rachitiques que nous avons observés, nous avons cherché autant que possible à préciser le début exact de la maladie, c'est-à-dire l'époque d'apparition des symptômes généraux et des douleurs osseuses. Cette époque coïncide souvent avec l'origine des troubles fonctionnels qui se traduisent par la cessation de la marche.

Sur 100 enfants rachitiques la maladie avait débuté 55 fois dans le cours de la première année et 45 fois dans le cours de la seconde, c'est-à-dire que *sur 100 rachitiques, jamais le début ne s'est présenté après la deuxième année.*

Voici le tableau que nous avons obtenu.

ÉPOQUE DE DÉBUT DU RACHITISME CHEZ 100 ENFANTS

*Première année.*

| Mois. . . . . . . . | 1 | 2 | 3 | 4 | 5 | 6 | 7 | 8 | 9 | 10 | 11 | 12 |
|---|---|---|---|---|---|---|---|---|---|---|---|---|
| Nombre de cas. . . . | 1 | 1 | 2 | 4 | 4 | 1 | 4 | 9 | 2 | 6 | 5 | 16 |

(1) LANNELONGUE. Le Rachitisme. *Dictionnaire de Jaccoud*, p. 378.

*Deuxième année.*

| Mois. . . . . . . . . | 13 | 14 | 15 | 16 | 17 | 18 | 19 | 20 | 21 | 22 | 23 | 24 |
|---|---|---|---|---|---|---|---|---|---|---|---|---|
| Nombre de cas. . . . | 0 | 8 | 16 | 4 | 3 | 8 | 0 | 2 | 0 | 1 | 0 | 3 |

Nous obtenons donc le tableau suivant des différents mois par ordre de fréquence :

| | | |
|---|---|---|
| 15e mois. . . . . . . . . . . | 16 cas. | |
| 12e — . . . . . . . . . . | 16 — | |
| 8e — . . . . . . . . . . | 9 — | |
| 14e — . . . . . . . . . . | 8 — | |
| 18e — . . . . . . . . . . | 8 — | |
| 10e — . . . . . . . . . . | 6 — | |
| 11e — . . . . . . . . . . | 5 — | |
| 4e —, 5e —, 7e —, 16e — } chacun. . . . . | 4 — | (soit 16). |
| 24e —, 17e — } — . . . . . | 3 — | (soit 6). |
| 20e —, 9e —, 3e — } — . . . . . | 2 — | (soit 6). |
| 22e —, 6e —, 2e —, 1er — } — . . . . . | 1 — | (soit 4). |
| Total. . . . . . . . . . | 100 cas. | |

Nous voyons ainsi que le plus grand nombre des cas ont débuté vers le 12e et le 15e mois. Par contre nous trouvons un assez grand nombre de cas dans les tout premiers mois de la vie (1 cas à 1 mois — 1 cas à 2 mois — 2 cas à 3 mois — 4 cas à 4 mois — 4 cas à 5 mois — 1 cas à 6 mois, etc.).

On n'a pas l'habitude d'assigner au rachitisme un début aussi précoce, surtout pour ce qui est des trois premiers mois de la vie. Ceci tient, croyons-nous, à ce que chez tous les enfants dont le rachitisme avait débuté dans les six premiers mois de la vie,

# INTRODUCTION

l'examen anatomique seul fit porter le diagnostic. Dans quelques cas seulement, il était venu corroborer d'une façon indiscutable les symptômes cliniques. Nous avons vu ainsi des enfants de 2 mois, de 4 mois, de 5 mois, présenter des lésions déjà considérables du cartilage de conjugaison (voir anatomie pathologique et observations). En recherchant les antécédents de ces petits malades, on voyait que l'apparition des premiers troubles généraux remontait aux premières semaines et même, dans quelques cas, aux premiers jours de la vie. Il est du reste évident que, même en l'absence de toute évolution clinique appréciable, un rachitisme déjà accentué à l'âge de deux mois (lésions osseuses manifestes) doit avoir au moins débuté dans le courant du premier mois.

*Le rachitisme semble donc pouvoir s'observer immédiatement après la naisssance*, et il est certain que ces cas précoces sont bien près de se confondre avec le rachitisme congénital.

Quelques auteurs ont voulu faire débuter le rachitisme pendant la vie intra-utérine. Le terme de rachitisme *intra-utérin* comprenant un certain nombre d'affections disparates, nous renvoyons l'étude de cette question au chapitre d'anatomie pathologique. D'autres auteurs ont attiré l'attention sur certains cas de rachitisme *tardif.*

**Rachitisme tardif.** — Le rachitisme se rencontre surtout dans la première enfance ; passée cette époque, on ne le retrouve qu'au moment de la puberté. Le nombre des observations de rachitisme tardif s'accroît tous les jours.

Dans sa statistique, Glisson cite 2 cas observés entre 16 et 17 ans, et Portal en rapporte 5 ou 6 survenus de 15 à 18 ans. Kassowitz (1) cite l'observation d'une enfant qui avait commencé à marcher à l'âge de 13 mois. Variole à 17 mois. A partir de ce moment, la petite malade cesse de marcher ; les os sont courbés, il existe de la lordo-scoliose. Les mêmes phéno-

(1) Kassowitz. Rachitisme tardif. *Soc. des médecins de Vienne*, 10 avril 1885.

mènes se reproduisirent à l'âge de 10 ans. L'observation de Weinlechner (1) a trait à un cas analogue.

Il s'agit d'une fillette bien portante jusqu'à l'âge de 8 ans. A ce moment elle contracte une rougeole. La marche devient peu à peu difficile; vives douleurs dans les membres, tuméfaction douloureuse des épiphyses. Les os sont courbés et flexibles. A 15 ans et demi, cypho-scoliose, courbure des os, gonflement des épiphyses.

Pour Kirmisson (2), certaines scolioses des adolescents ne sont que des manifestations tardives du rachitisme vertébral. Duplay (3) a vu des manifestations rachitiques survenir aux poignets, chez des jeunes filles, au moment de la puberté. D'après Deydier (4), certains cas de genu valgum et de déviation du rachis chez des jeunes gens ont pu, grâce aux examens cliniques et anatomiques, être rapportés au rachitisme tardif (5).

Hutinel et Auscher (6) ont également rapporté une belle observation de rachitisme tardif familial. Il s'agissait de 2 sœurs nourries au sein maternel et devenues rachitiques vers l'âge de 15 ans. L'examen clinique faisait constater la présence d'un chapelet costal, de nouures, et la radiographie laissait voir la persistance du cartilage de conjugaison au-dessus des condyles fémoraux et du plateau tibial. Dans les antécédents héréditaires, on notait la tuberculose pulmonaire maternelle et l'alcoolisme paternel. Une des deux malades avait eu successivement la rougeole, la scarlatine et la varicelle. L'apparition du rachitisme avait coïncidé avec des troubles de la motilité affectant les caractères d'une paraplégie.

---

(1) Weinlechner. Rachitis tarda. *Soc. des médecins de Vienne*, 24 avril 1885.
(2) Kirmisson. *Revue d'orthopédie*, 1890.
(3) Duplay. *Gazette des hôpitaux*, 1891, p. 1397.
(4) Deydier. Rachitisme tardif. *Thèse*, Lyon, 1895.
(5) Voir également Malfusson. Rachitisme tardif. *Thèse*, Paris, 1894.
(6) Hutinel et Auscher. Deux cas de rachitisme tardif familial avec paraplégie progressive. *Soc. méd. des hôpitaux*, 16 juillet 1897.

Il existe une observation analogue de James(1) ayant trait à un cas de rachitisme tardif ayant débuté à l'âge de 17 ans. Le tableau clinique était au complet : crâne rachitique, chapelet costal, cyphose dorsale, épaississement des épiphyses, gros ventre, phosphaturie abondante.

Nous pouvons rappeler également ici les altérations intéressantes observées par Ollier et Vincent et décrites sous le nom de *Rachitisme inflammatoire local.* Il s'agit d'une jeune fille de 15 ans, traitée pour une coxalgie suppurée, et qui mourut de néphrite et de méningite tuberculeuse. A l'autopsie, on trouva au niveau de l'épiphyse inférieure du tibia les lésions du cartilage de conjugaison caractéristiques du rachitisme. Sans vouloir nous occuper ici du processus qui a présidé à l'évolution de cette lésion, nous réservant d'y revenir dans la suite, nous avons voulu seulement mentionner le fait de lésions rachitiques survenues à l'âge de 15 ans.

Il paraît bien certain, d'après toutes ces observations, que l'on puisse observer des cas de rachitisme tardif. Au reste, ce fait n'a rien qui doive étonner : « L'apparition tardive du rachitisme n'a rien d'impossible, puisque l'ossification du squelette n'est terminée qu'après 20 ans et que la croissance subit une accélération de 15 à 20 ans (3) ». Tous ces cas semblent s'être développés à la suite d'infections généralisées ou locales (tuberculose dans le cas d'Ollier et Vincent, — rougeole, cas de Weinlechner, — variole, cas de Kassowitz, etc.). « On voit quelquefois des sujets de 8 à 10 ans qui présentent le plus souvent après une maladie aiguë, la rougeole par exemple, les symptômes suivants : ils se sentent fatigués; ils ne souffrent pas, mais ils ont un invincible besoin de repos; on

(1) James. *Scottisch Med. a surg. Journ.*, janvier 1897, p. 22.

(2) Ollier et Vincent. Rachitisme des adolescents, ostéopathies scrofulo-tuberculeuses. *Encyclopédie internationale de chirurgie.* — Gangolphe. Mal. infect. et parasit. des os, p. 189.

(3) D'Espine et Picot. Traité des maladies de l'enfance, 1899.

voit alors se produire une déformation du squelette presque toujours très limitée ; une scoliose, ou un genu valgum, ou un pied plat valgus (1) ».

Malgré la précision clinique des observations rapportées plus haut, il est permis de se demander, en l'absence de constatation anatomique, si ces déformations osseuses partielles ou généralisées sont bien réellement dues à l'évolution du processus rachitique. Il serait peut-être prématuré de poser une conclusion aussi catégorique.

Le rachitisme tardif pourrait être du reste confondu avec l'ostéomalacie, certains auteurs voulant identifier le rachitisme et l'ostéomalacie (Trousseau et Lasègue faisaient de l'ostéomalacie le rachitisme des adultes) et les autres en faisant deux entités morbides distinctes.

Il existe des observations où rachitisme et ostéomalacie ont évolué chez le même individu, témoin ce malade de Comby qui, après avoir été rachitique dans son enfance, devint plus tard ostéomalacique. Ce cas semble assez favorable à la théorie de Trousseau et Lasègue. D'autre part, nous ne voyons pas de quelle façon a pu être posé le double diagnostic de Kyssèle (2) qui chez un enfant de 15 mois, nourri au sein, mais ayant des troubles digestifs, put observer la réunion des signes du rachitisme et de l'ostéomalacie !

Sans vouloir insister ici sur les rapports de l'ostéomalacie avec le rachitisme, il semble prouvé jusqu'à nouvel ordre que chez l'*adolescent on peut rencontrer le rachitisme typique, distinct à la fois de l'ostéomalacie et des manifestations tardives de la syphilis héréditaire* (3).

---

(1) MARFAN. Le Rachitisme. *Traité de médecine de Brouardel*, t. III.

(2) KYSSÈLE. Un cas d'ostéomalacie chez un enfant rachitique. *Dietskaja Meditzina*, n° 3, 1897.

(3) JOACHIMSTHAL. Sur une déformation des os d'origine hérédo-syphilitique. *Deutsche Med. Wochenschr.*, 24 mai 1894.

## CHAPITRE II

### Description clinique.

Nous n'avons pas l'intention de décrire organe par organe et os par os les différentes manifestations du rachitisme, mais plutôt de suivre pas à pas l'*évolution que semble parcourir la maladie*, en insistant sur les caractères cliniques qu'elle présente à chacune de ses différentes périodes.

On peut reconnaître au rachitisme trois grandes phases : *phase de début, phase d'apparition des tuméfactions et des déformations osseuses et phase des déformations définitivement constituées*. Broca (1797) et J. Guérin (1837) divisaient déjà le rachitisme en trois périodes analogues.

Ces différentes périodes forment toute l'évolution d'un cas de rachitisme typique ; nous verrons plus loin que le processus morbide peut s'arrêter et que la guérison peut survenir avant la terminaison du cycle complet de la maladie.

#### I. — **Phase de début** (*Phase prérachitique*)

Il est bien difficile de connaître cette phase dans tous ses détails, parce que dans la grande majorité des cas, *son début est impossible à préciser*.

La période d'invasion du rachitisme présente les mêmes caractères cliniques qu'une foule d'affections banales de l'enfance et l'examen le plus attentif est incapable, dans bien des cas, de la démasquer.

La phase de début du rachitisme est celle où il n'existe aucune manifestation osseuse. Quand les épiphyses se tuméfient, la lésion est déjà constituée. « Dans les premières années de la vie, disait Levacher de la Feutrie, le rakitis prochain s'annonce par les phénomènes suivants : la peau se ternit, devient lâche et molle. La gaieté se perd, l'embonpoint s'évanouit, le corps paraît chétif et faible. Les enfants sont désormais indolents et ne marchent plus avec facilité ; le mouvement les fatigue quelque petit qu'il soit ; ils parlent pourtant encore volontiers ; mais ils bavent beaucoup ; ils crient quelquefois d'une manière pitoyable, quoique différente de celle qui annonce chez eux la violence de quelque douleur aiguë. Les dents ne sortent point ou sortent mal ; à peine paraissent-elles au dehors qu'elles noircissent, se carient et s'en vont par petits éclats. L'appétit subsiste alors mais le ventre se tuméfie... Il n'y a dans ce temps-là, pour l'ordinaire, nulle apparence de courbure contre nature... ».

L'apparition de ces symptômes généraux vagues succède presque toujours aux troubles digestifs provoqués par une alimentation défectueuse. Que l'enfant soit élevé au sein ou au biberon, il est très souvent nourri d'une façon détestable, tout au moins dans les classes besogneuses de la société. Elevé au sein, il est mal réglé et boit à toute heure du jour et de la nuit ; l'alimentation défectueuse, les maladies de la mère ou de la nourrice influent sur la qualité du lait. S'il est élevé au biberon, il reçoit du lait impur ou absorbe dès les premiers mois de la vie des aliments qui ne lui sont appropriés en aucune façon (1). Dans tous les cas *l'enfant digère mal*, son estomac se dilate, on voit apparaître des régurgitations, des vomissements, le ventre se distend, la paroi abdominale se relâche, les selles deviennent irrégulières, diarrhéiques, grumeleuses ; les troubles digestifs conduisent peu à peu l'enfant à un état de cachexie plus

(1) Nous étudierons en détail l'alimentation défectueuse au chapitre étiologie.

ou moins accentué avec amaigrissement, atrophie musculaire, arrêt de la croissance. Dans certains cas les nourrissons deviennent « obèses, gros, gras et en même temps leurs chairs sont flasques, molles ; les muscles sont atrophiés, mais l'atrophie est masquée par l'abondance du panicule adipeux ; le teint est très pâle (1) ». *Cachexie grasse et cachexie maigre*, voilà les deux termes d'aboutissement des troubles gastro-intestinaux de l'enfant. Leurs symptômes sont vulgaires et se rencontrent dans toutes les infections ou intoxications digestives chroniques.

La transition avec le rachitisme est dans la plupart des cas insensible. L'enfant devient moins vif, moins éveillé ; il pleure quand on cherche à le soulever et à le prendre entre les bras ; il reste affaissé, inerte, tassé sur lui-même. Si l'enfant est âgé de plusieurs mois et commence déjà à faire quelques pas, il s'arrête bientôt et la station debout lui est pénible.

Nous avons pu observer ces symptômes de début du rachitisme dans un certain nombre de cas et vérifier l'existence de lésions osseuses chez les enfants qui les avaient présentés.

Dans toutes ces observations les os ne présentaient aucune altération macroscopique, mais l'examen histologique permit de constater la présence de lésions rachitiques au début (voir anatomie pathologique, phase de début).

Observation. — Gustave G... (*an. path.* Observation III), 11 mois, nourri au sein. — Suralimentation. — Vomissements ; diarrhée. Endolorissement général du corps ; l'enfant ne peut se tenir assis dans son lit ; gros ventre ; thorax évasé. — Mort par broncho-pneumonie.

Observation. — Olivier M... (*an. path.* Observation VI), 1 an, noruri au biberon. Commence à marcher à l'âge de 10 mois, puis cesse brusquement quelques jours après. A toujours eu de la diarrhée. Enfant chétif ; peau flasque ; gros ventre distendu. — Mort par broncho-pneumonie.

Observation. — Ernest C... (*an. path.* Observation II), 10 mois, nourri

(1) Marfan. *Loc. cit.*

au sein jusqu'à 6 mois puis au biberon. Diarrhée, vomissements. Enfant malingre, peau flasque, gros ventre, thorax évasé. Gémit continuellement; on ne peut le toucher sans le faire pleurer. — Mort par broncho-pneumonie dix-sept jours après son entrée au service.

Observation. — Julia M... (*an. path.* Observation I), 7 mois. Élevée au biberon. Mange de la viande et boit du vin depuis l'âge d'un mois. A toujours eu de la diarrhée. Enfant malingre, membres grêles, ventre mou, dépressible, distension de la ligne blanche, prolapsus du rectum. Endolorissement général. — Mort.

Observation. — René M... (*an. path.* Observation IV), 7 mois, nourri au sein jusqu'à 4 mois. Diarrhée. Enfant chétif, peau flasque, gros ventre. — Mort par broncho-pneumonie.

Observation. — Berthe R... (*an. path.* Observation V), 5 mois, nourrie au biberon. L'enfant pleure dès qu'on la touche. Peau flasque, chairs molles, teint olivâtre. Gros ventre distendu, diarrhée. — Mort par broncho-pneumonie.

L'*endolorissement général du corps, le gros ventre distendu, étalé, mou, dépressible, les hernies ombilicales, la distension de la ligne blanche, le thorax évasé à sa base*, voilà les seuls signes qui permettent de reconnaître l'évolution du rachitisme. Il est évident qu'à part les *douleurs osseuses diffuses* nous ne trouvons aucun signe caractéristique. Nous avons du reste eu l'occasion d'observer quelques enfants chez lesquels nous soupçonnions le rachitisme en raison de symptômes analogues à ceux que nous venons de décrire. Ces enfants étant morts de broncho-pneumonie, nous avons pu constater que leurs os ne présentaient aucune lésion macroscopique ou microscopique. Nous donnons le résumé de ces observations pour bien montrer leur analogie avec les précédentes.

Observation. — Joséphine B..., âgée d'un mois, élevée au biberon. — Suralimentation. — Diarrhée continuelle, vomissements. Enfant cachectique, peau sèche, fontanelles déprimées. — Mort par broncho-pneumonie. — Os normaux.

Observation. — Émile M..., un an, nourri au sein jusqu'à 7 mois. A partir de cette époque, nourriture défectueuse (légumes, viande, vin, café). A toujours eu de la diarrhée. Cachexie très prononcée. Peau flasque, chairs molles. Petits ganglions dans les aines et le long du sterno-mastoïdien. Selles diarrhéiques muqueuses. Ventre distendu, étalé. Thorax évasé. — Mort par broncho-pneumonie. — Os normaux.

Observation. — Marius M..., 5 mois, nourri au sein pendant 2 mois puis au biberon. Suralimentation. A toujours eu de la diarrhée. Enfant malingre, peau flasque, chairs molles. Ventre distendu, globuleux. Thorax évasé à la base. Fontanelles béantes. Chevauchement des os du crâne. — Mort par broncho-pneumonie. — Os normaux.

Observation. — Louise T..., 3 mois et demi, élevée au biberon. A de la diarrhée depuis l'âge de 15 jours. Cachexie prononcée. Gros ventre distendu. — Mort par broncho-pneumonie. — Os normaux.

Observation. — Yvonne J..., 4 mois, nourrie au sein pendant 3 mois, puis placée en nourrice. Amaigrissement accentué, peau blanche, ventre distendu, diarrhée, érythème érosif des fesses. — Mort par broncho-pneumonie. — Os normaux.

Ces observations montrent combien il est difficile de préciser l'importance des troubles digestifs à cette période du rachitisme, d'autant plus que la diarrhée est loin d'être un symptôme constant. Les enfants présentent fréquemment, au début du rachitisme, une phase de constipation, accompagnée des symptômes généraux dus aux troubles gastro-intestinaux : ventre distendu, météorisé, avec relâchement de la paroi abdominale.

C'est ainsi que dans les observations suivantes nous avons observé, à l'autopsie, *des lésions osseuses déjà accentuées, alors que les enfants n'avaient jamais présenté de diarrhée.*

Observation. — Paul J... (*an. path.* Observation XVI), 9 mois, nourrie au sein pendant 3 mois, puis au biberon. — Constipation habituelle. — Enfant chétif, chairs molles. Gros ventre météorisé. — Mort par broncho-pneumonie.

Observation. — Germaine G... (*an. path.* Observation XV), 2 ans, nourrie au sein jusqu'à 20 mois. Alimentation mixte (sein maternel — soupes, viandes, légumes, vin) à partir de 4 mois. Constipation habituelle. Enfant malingre, muscles grêles, ventre dépressible, mou. — Mort par broncho-pneumonie.

Observation. — Auguste G... (*an. path.* Observation XIII), 7 mois, nourri au biberon. — Alimentation défectueuse. — Constipation habituelle. Gros ventre distendu ; cachexie accentuée. — Mort par broncho-pneumonie.

Observation. — Joséphine L... (*an. path.* Observation XI), 1 an, élevée au sein jusqu'à 2 mois puis au biberon. — Constipation habituelle. Enfant chétive, chairs flasques, gros ventre. — Mort par broncho-pneumonie.

La phase de début du rachitisme n'offre donc *aucun caractère clinique bien tranché* et, comme le disait si justement Broca (1) : « A cette période du rachitisme, aucun caractère extérieur, aucune déformation n'annoncent les lésions du squelette. Impossible à diagnostiquer pendant la vie, le mal échappe encore presque toujours à l'attention de ceux qui en pratiquent l'autopsie ». Nous avons vu en effet que les seules lésions existant au niveau du tissu osseux pouvaient être uniquement décelées par l'examen histologique.

Cette *phase de début peut être la seule manifestation de la maladie, le rachitisme ne continuant pas son évolution.* Il est certain que ces *formes frustes* (2) restent presque toujours méconnues et qu'elles sont rattachées à des affections banales de l'enfance, le plus souvent d'origine digestive.

La durée de la première phase du rachitisme est relativement courte. Dans les cas suivis d'autopsie, et par conséquent contrôlés anatomiquement, nous avons trouvé, entre l'apparition des symptômes généraux et celle des premières manifestations osseuses, un espace de temps variant de 1 à 2 mois. Nous l'avons

---

(1) Broca. *Bulletin Société anatomique,* 1852.

(2) Dans son étude sur la pathogénie et les formes cliniques du rachitisme Olivier (*Thèse,* Montpellier, 1897) insiste tout particulièrement sur l'existence des formes frustes.

vu réduit cependant à 15 jours ou 3 semaines. Ces cas peuvent être rapprochés des formes aiguës décrites par certains auteurs, dans lesquelles le rachitisme semble succéder « à une maladie aiguë qui trouble rapidement la nutrition générale et crée en quelques jours ou en quelques semaines l'opportunité morbide (1) ». Mais comme la phase de début peut passer inaperçue, il est probable qu'il s'agit plutôt de maladies aiguës développées au cours d'un rachitisme en évolution.

### II. — Phase d'apparition des tuméfactions et des déformations osseuses légères.

Si le rachitisme continue son évolution, on voit bientôt apparaître du côté du squelette les premières manifestations extérieures de la maladie. La croissance s'arrête, la dentition est retardée, les fontanelles restent béantes, le thorax s'évase, lsa épiphyses se tuméfient, la palpation des membres est douloureuse.

L'apparition de ces symptômes est liée au développement des lésions osseuses; les tuméfactions et les déformations osseuses légères correspondent au boursouflement et au ramollissement des os. Cette période du rachitisme se terminent souvent par la guérison avec ou sans déformations, il est bien difficile, en clinique, de lui assigner des limites précises. L'état général de l'enfant étant à peu de choses près le même que dans la phase de début, nous commencerons par décrire les lésions osseuses en laissant de côté toutes les altérations du squelette qui doivent être regardées comme des déformations définitives, et que nous étudierons plus loin.

Les manifestations osseuses du rachitisme sont de deux

---

(1) Comby. Le Rachitisme. *Collection Charcot-Debove*. Paris, 1892.

ordres bien différents. Les unes sont dues à l'évolution du processus morbide au niveau des épiphyses et plus exactement du cartilage d'ossifications des os longs : il en résulte des tuméfactions qui se traduisent par des *nouures* (nouures costales, nouures épiphysaires des os longs) ; lorsque le rachitisme atteint les os plats, il se produit un gonflement de l'os (épaississement des os du crâne). Les autres altérations sont principalement provoquées par l'action des muscles s'exerçant sur des os altérés dans leur structure et de résistance moindre. Ce sont les *déformations* surtout manifestes au niveau des os longs des membres, dont les diaphyses s'incurvent.

Ces deux sortes d'altération peuvent se trouver réunies sur le même os, et on voit fréquemment le tibia présenter une courbure de sa diaphyse et une nouure de son épiphyse inférieure.

Par ordre de fréquence, nous décrirons successivement les altérations des côtes, de la tête et des membres.

*Thorax*. — C'est au thorax qu'on rencontre le signe le plus fréquent du rachitisme : la *nouure costale*. Très souvent même c'est le premier symptôme apparent et on voit beaucoup d'enfants atteints de gastro-entérite avec gros ventre et thorax étalé, ne présenter comme manifestation osseuse que les nodosités costales. Ces nouures sont caractérisées par des tuméfactions globuleuses siégeant à l'union des côtes et des cartilages costaux ; elles sont perceptibles sous la peau, le long de la paroi thoracique et forment deux rangées de nodosités auxquelles on a donné le nom de *chapelet rachitique* (pl. 2, fig. 4). Plus on se rapproche des côtes inférieures et plus les nodosités augmentent de volume, si bien que presque toujours la plus basse est la plus grosse. La nouure costale manque rarement dans le rachitisme et si nous ne l'avons observé que 50 fois sur nos 100 observations, nous avons pu nous convaincre qu'elle constituait presque toujours la première lésion osseuse.

La cage thoracique est aplatie latéralement et fortement évasée à sa base, ce qui lui donne l'aspect d'un entonnoir renversé, les dernières côtes semblant s'écarter pour donner plus de place à l'abdomen distendu (pl. 2, fig. 4 ; pl. 3, fig. 1 ; pl. 4, fig. 2). Dans tous les cas de rachitisme où le ventre était volumineux, nous avons observé cet élargissement de la base du thorax. Il est par contre plus rare (20 fois sur 100) de trouver le thorax bombé avec saillie de la portion médiane du sternum.

Quant aux clavicules, leurs épiphyses se tuméfient, mais la courbure de leur diaphyse ne s'observe que dans les cas accentués (7 fois sur 100). Elles forment alors une saillie de chaque côté de la poignée du sternum (pl. 2, fig. 4).

Sur une coupe transversale le thorax rachitique a souvent la forme d'un 8 (Comby). Dans son ensemble il rappelle, grâce à ses côtes aplaties et à sa partie antérieure saillante, le thorax du poulet (encore appelé *thorax en carène*).

***Tête.*** — Le rachitisme crânien se manifeste principalement par la *persistance et l'élargissement des fontanelles*, *la déformation de la voûte du crâne* et *les anomalies de la première dentition*. La persistance des fontanelles est un signe des plus caractéristiques et il ne fait presque jamais défaut. Dans nos 100 observations nous l'avons rencontré dans tous les cas où l'âge des enfants ne dépassait pas 2 ans.

Normalement, d'après Marfan, les deux fontanelles latérales et la fontanelle postérieure se soudent, peu après la naissance. Quant à la grande fontanelle, elle reste au contraire largement béante pendant les six premiers mois et mesure environ 3 centimètres de longueur ; à partir du 6e mois, elle se rétrécit peu à peu et s'oblitère définitivement du 15e au 18e mois ».

Bouvier l'a vu persister jusqu'à 3 et 4 ans dans le rachitisme. Nous l'avons vue chez un enfant de 2 ans mesurer encore 4 centimètres de longueur sur 3 centimètres de largeur sans qu'il existât d'hydrocéphalie. Certains auteurs (1) ont décrit dans

(1) Fisher, 1833, Witney, Rilliet et Barthez, 1843.

le rachitisme le *souffle céphalique* pouvant être perçu au niveau des fontanelles béantes, mais Roger (1) a montré qu'on peut l'observer dans tous les cas où la fontanelle n'est pas fermée, qu'il y ait ou non rachitisme et même hydrocéphalie.

En même temps que la persistance des fontanelles on note assez souvent celle des sutures du crâne et on peut alors, tout comme dans l'hydrocéphalie, suivre avec le doigt le contour des différents os de la voûte.

En général le crâne rachitique est ou paraît très *augmenté de volume*. Il résulte d'un travail de Bonnifay (2) que dans la première période du rachitisme, les dimensions absolues de la tête sont généralement diminuées. Ces mêmes dimensions ne seraient augmentées qu'à partir de cinq ans. Nous avons pu cependant observer un grand nombre d'enfants au-dessous de 2 ans, dont la tête était manifestement plus grosse que celle d'enfants normaux du même âge. Certains auteurs n'ont voulu voir là qu'une augmentation de volume apparente et Regnault (3) fait observer que si le crâne rachitique paraît plus gros que le crâne normal, cela tient à la petitesse de la face. D'après lui, les principales lésions seraient l'aplatissement de la région occipitale, la saillie des os des pommettes, l'atrophie du maxillaire inférieur dans sa partie inférieure suivant le diamètre transverse, la dépression de la fosse canine et la saillie en avant de l'os incisif ; ce fait ne nous a pas frappé. Dans tous les cas, considérée dans ses rapports avec la taille, la tête des rachitiques est constamment plus grosse que la normale. D'après Bonnifay (4), ce défaut de proportion entre la tête et la taille est le caractère le plus tranché du rachitisme. Nous avons surtout observé

---

(1) Roger. Recherches cliniques sur les maladies de l'enfance. Paris, 1883, t. II p. 261

(2) Bonnifay. La tête des rachitiques. *Rev. mens. mal. enf.*, mars 1899.

(3) Regnault. Altérations crâniennes dans le rachitisme. *Thèse*, Paris, 1888. — Facies rachitique. *Rev. mens. mal. enfance*, nov. 1896.

(4) Bonnifay. *Loc. cit.*

une saillie des bosses frontales et pariétales (35 fois sur 100) rendant le *front massif, bombé, proéminent* (pl. 3, fig. 1 et 3). Il est plus rare de rencontrer le crâne natiforme, reconnaissable au sillon médian séparant les deux saillies frontales et qu'on regarde généralement comme un stigmate d'hérédo-syphilis. Le crâne est souvent aplati en arrière et sur ses faces latérales (pl. 1, fig. 2) ; il est enfin fréquemment asymétrique.

*Cranio-Tabès.* — Le ramollissement des os du crâne entraîne parfois des phénomènes assez particuliers, auxquels on a donné le nom de *crânio-tabès* (Elsässer, 1843). Cette altération avait déjà été signalée par Vimot (1833) et par Lucœ (1839). Elle consiste en un amincissement des os du crâne siégeant avec prédilection sur l'occipital, mais pouvant s'observer aussi sur les pariétaux ou les temporaux. L'os donne au doigt la sensation du carton ou plus exactement d'une enveloppe métallique mince, malléable, flexible (occiput mou). C'est une lésion latente et, pour la trouver, « il faut, dit Marfan, saisir la tête avec les deux mains, la pulpe des quatre derniers doigts étant appliquée sur l'occipital, et le pouce sur les parties latérales ou antérieures du crâne..... on presse avec la pulpe des doigts sur tous les points de l'occipital, des pariétaux, des temporaux. »

On a voulu voir dans le crânio-tabès l'origine de certains troubles nerveux rencontrés chez l'enfant rachitique et principalement du *spasme de la glotte* (laryngo-spasme des auteurs allemands). Nous avons constaté le crânio-tabès chez six enfants rachitiques et dans deux cas seulement il existait du laryngo-spasme. Voici le résumé de ces observations :

Observation. — Garçon de 9 mois, nourri au biberon. Troubles digestifs, gros ventre, chairs flasques. Toux spasmodique ; inspiration longue ; expiration bruyante, saccadée. Ces symptômes persistent pendant un mois. — Mort par broncho-pneumonie. — L'autopsie permit de constater dans les différents os les lésions typiques du rachitisme. L'occipital, les temporaux et les pariétaux étaient minces, ramollis, et donnaient au doigt la sensation du parchemin.

Observation. — Garçon de 5 mois, élevé pendant 3 mois au sein puis au biberon. Troubles digestifs. — L'occipital est très ramolli et les doigts le dépriment comme un tissu mou. — Voix rauque, toux spasmodique. — L'enfant présente plusieurs accès convulsifs avec respiration pénible, bruyante, et cyanose de la face. — Mort. — A l'autopsie on trouve des foyers de broncho-pneumonie disséminés dans les deux poumons. Œdème sous-arachnoïdien. L'occipital et les pariétaux sont épais mais ne présentent aucune résistance et se laissent couper au couteau. — Les os longs ne présentent que de légères altérations (épaississement à peine marqué du cartilage de conjugaison).

Elsässer, le premier, attira l'attention sur les rapports du cranio-tabès avec les affections convulsives de l'enfance et les expliqua par la pression produite sur le cerveau au travers de l'os ramolli. D'après Kassowitz, le processus inflammatoire osseux se transmettrait aux méninges et à l'écorce cérébrale, en provoquant des phénomènes d'excitation. Il alla même jusqu'à reconnaître la même origine à tous les états convulsifs ou spasmodiques de la première enfance (1).

Le spasme de la glotte se rencontrant assez souvent en l'absence du rachitisme, certains auteurs (West, 1848, — Reid, Comby (2), 1894), ont attribué aux troubles digestifs le principal rôle dans la genèse de cette névrose de l'enfance, qui serait provoquée par une auto-intoxication d'origine gastro-intestinale. Sur 50 enfants atteints de spasme de la glotte, Gee a trouvé 48 rachitiques ; Hénoch n'en trouve que 45 sur 61 et Loos 16 sur 24, dont 8 avec cranio-tabès.

Si le spasme de la glotte ne se rencontre pas exclusivement au cours du rachitisme, il n'en est pas moins vrai que dans les cas où il coïncide avec le cranio-tabès, ce ramollissement des os du crâne doit jouer un rôle des plus importants. Le cerveau n'étant plus protégé par des parois résistantes est exposé aux

(1) Kassowitz. Ueber Stimmritzgenkramp und Tetanie im Kindesalter. *Wien med. Woch.*, n[os] 13 à 21, 1893.

(2) Comby. Rapports entre le rachitisme et les accidents convulsifs chez les enfants. *Méd. infantile,* 1894, p. 187.

chocs et aux pressions les plus minimes. Il est même possible, comme nous l'avons vu dans une des observations relatées plus haut, que l'œdème provoqué par la compression des vaisseaux méningés entre pour une large part dans la production de ces symptômes nerveux observés au cours du cranio-tabès.

*Anomalies de la dentition.* — La *dentition est notablement retardée* chez presque tous les enfants rachitiques, la première dent n'apparaissant que vers 12 à 15 mois, au lieu d'apparaître entre 6 et 12 mois. Si le rachitisme débute après l'éruption des premières dents, l'éruption des suivantes, comme le fait remarquer Comby (1), se trouvera reculée et l'enfant qui, normalement, doit avoir ses 20 dents temporaires à 2 ans, pourra n'achever sa première dentition qu'à 3 ans ou même 3 ans et demi. Il faut cependant remarquer que même en l'absence de rachitisme, la dentition peut être retardée.

Dans presque toutes nos observations de rachitisme nous avons noté ce retard de l'évolution dentaire; chez 4 enfants âgés d'un an, il n'y avait pas encore de dents; parmi ceux dont l'éruption des dents était le plus troublée, nous avons observé un enfant de 2 ans qui n'avait que 3 dents, un autre de 2 ans qui n'en avait que 8 et un troisième, âgé de 4 ans, qui n'en avait que 10. Par contre quarante enfants âgés de quelques semaines à 3 ans (40 pour 100) avaient une dentition normale.

Nous n'avons pas observé d'altérations de forme ni de vices d'implantation des dents. Lorsque l'implantation vicieuse existe, elle tient le plus souvent à des lésions des os maxillaires. Le maxillaire inférieur prend alors une forme polygonale (2); au maxillaire supérieur, la courbure de la voûte palatine s'exagère et le bord inférieur de la mâchoire étant reporté en avant, les dents deviennent obliques.

---

(1) Comby. *Arch. génér. de médecine*, 1888.
(2) Fleischmann. Klinik der Pädiatrik. Vienne, 1877.

*Membres.* — A la deuxième période du rachitisme, les manifestations osseuses sur les membres sont surtout représentées par les *nouures*, c'est-à-dire par l'augmentation de volume des épiphyses. Les nouures s'observent principalement aux extrémités inférieures des radius et des tibias, provoquant ainsi une tuméfaction siégeant au-dessus des articulations radio-carpiennes et tibio-tarsiennes. C'est surtout aux poignets que cette altération est caractéristique ; la zone tuméfiée, d'apparence globuleuse, est séparée de la main par un sillon circulaire ; à la partie antérieure on distingue assez fréquemment un léger sillon situé entre l'épiphyse du radius et celle du cubitus. Cette nouure du poignet est en général très apparente et, pour l'accentuer, il suffit d'attirer fortement la peau à la partie postérieure ; la peau se tend sur les épiphyses et leur tuméfaction apparaît dès plus nettement.

Il est rare de rencontrer ces déformations au niveau du coude. Par contre, elles existent avec les mêmes caractères au niveau des épiphyses inférieures des tibias.

Ces nouures des extrémités des os longs sont un des signes constants du rachitisme. Nous ne l'avons jamais vu faire défaut dans aucune de nos observations.

En même temps que cette tuméfaction des épiphyses, on note l'élargissement des diaphyses ; l'os paraît plus court et plus trapu que normalement. De plus, à cette phase le ramollissement du tissu osseux a souvent déjà influencé la direction générale de l'os qui s'est incurvé. Ces déformations de la diaphyse des os longs sont en général peu accentuées ; elles s'observent surtout à cette période de la maladie au niveau des tibias. L'incurvation que l'on rencontre le plus souvent est une courbure à concavité interne. Elle peut être très légère et il est nécessaire, dans ces cas, de ne pas lui accorder une trop grande importance. Il est fréquent en effet de noter à l'état normal une légère incurvation des jambes chez le nourrisson ; nous avons pu nous rendre souvent compte de ce phénomène aux autopsies, la jambe (tibia) de l'enfant vivant semblant nettement incurvée et le tibia dénué de ses parties molles étant d'une rectitude absolue. La courbure des fémurs a généralement sa convexité tournée en dehors. Lorsque les lésions se rencontrent simultanément aux fémurs et aux tibias, on observe du côté des membres inférieurs différentes déformations sur lesquelles nous insisterons au moment où nous décrirons les difformités définitives.

Au membre supérieur, l'humérus est en général respecté. Il peut présenter cependant une courbure à convexité tournée en dehors. Le radius et le cubitus montrent le plus souvent une incurvation à concavité antérieure.

La colonne vertébrale peut déjà présenter une courbure unique à convexité postérieure (cyphose à grand rayon), courbure qui disparaît dès que l'enfant est couché sur un plan horizontal. L'enfant est *tassé sur lui-même, le dos légèrement voûté et la tête inclinée en avant* (pl. I, fig. 1).

Sous l'influence du processus de ramollissement, les os peuvent se fracturer. La consolidation est alors souvent vicieuse et donne lieu à des tuméfactions et à des inflexions de la diaphyse que nous étudierons plus loin.

***Viscères.*** — L'appareil digestif subit des modifications importantes au cours de l'évolution rachitique. Ce qui frappe surtout, c'est le développement exagéré de l'abdomen, sur lequel nous avons déjà insisté à la période de début ; le ventre est *mou, flasque,* sans consistance, ou *tendu et météorisé*. On a voulu voir dans le rétrécissement de la cage thoracique et du bassin, l'origine de cette augmentation de volume de l'abdomen, les viscères ne trouvant plus de place pour se loger. Or, comme le fait très justement remarquer Comby, le gros ventre existe toujours avant les déformations osseuses et il est dû surtout à la dilatation gastro-intestinale.

On observe fréquemment dans le rachitisme la dilatation de l'estomac (1) avec toutes ses conséquences : clapotement in-

(1) Comby. *Arch. Gén. de Méd.*, 1884, t. XIV, p. 118 et 317.
Huguenin. *Rev. mens. mal. de l'enf.*, 1888, p. 503.

diquant la rétention des liquides dans la cavité gastrique, augmentation parfois considérable de la zone de sonorité stomacale, avec voussure épigastrique, « tympanisme, constipation opiniâtre avec évacuation de matières blanchâtres, peu colorées par la bile, interrompue de temps en temps par des débâcles de matières liquides et gazeuses très fétides » (1).

Peu à peu les muscles de la paroi abdominale se relâchent, la ligne blanche se distend, et la hernie ombilicale, si fréquente chez le rachitique, apparaît.

L'hypertrophie du foie et de la rate ont été signalées comme un signe constant du rachitisme. Mais nous avons pu constater combien il est difficile de délimiter les zones de matité du foie et de la rate chez des enfants dont le ventre est distendu et météorisé. Du reste la tuméfaction de ces deux organes se rencontre avec la même fréquence au cours des affections gastro-intestinales sans lésions osseuses (2).

A cette période de l'évolution du rachitisme, il est fréquent de voir les enfants présenter de la *fièvre* ; mais il ne faut pas mettre exclusivement sur le compte du rachitisme ces élévations de température. Elles doivent être attribuées ordinairement, soit aux troubles digestifs, et peuvent être alors considérées comme faisant partie dans une certaine mesure du tableau symptomatique de la maladie, soit aux diverses complications broncho-pulmonaires. C'est ainsi que chez tous nos rachitiques, morts avec fièvre, nous avons trouvé à l'autopsie des foyers de broncho-pneumonie. Dans tous les cas, la fièvre n'acquiert jamais l'importance que lui ont attribuée Kitchie et Currie (3), qui voyaient dans certains cas de rachitisme des analogies avec les fièvres intermittentes !

---

(1) Bouchard. Leçons sur les auto-intoxications dans les maladies. Paris, 1887.

(2) Stark. Ueber die Bedentung des Milztumors bei Rachitis. *Deutsches Archiv. f. Klin. Med.*, LVII, p. 265.

(3) Kitchie et Currie. Enlargement of the spleen from Rickets simulating malignant disease of the Kidney. *Lancet*, 1874.

On observe en général chez le rachitique tous les signes d'une *anémie profonde*. L'enfant est le plus souvent pâle, maigre ; les muqueuses sont décolorées. Il peut cependant présenter dans certains cas les apparences trompeuses d'une santé florissante. On trouve, en effet, au cours du rachitisme, deux aspects cliniques bien différents; d'une part, des enfants profondément amaigris, cachectiques, à peau flasque, à muscles grêles : d'autre part, des enfants obèses, gras, mais dont les chairs sont molles et flasques : « Il y a, dit Comby, des rachitiques gras et des rachitiques maigres, comme il y a des diabétiques gras et des diabétiques maigres. Les rachitiques gras sont ceux dont les capacités digestives sont puissantes et qui assimilent tant bien que mal la nourriture excessive qu'ils absorbent ».

Il existe assez souvent chez l'enfant rachitique des *sueurs* profuses, surtout abondantes au niveau de la tête. On a cru qu'elles correspondaient à l'élimination de l'acide lactique (Peter) ; Comby y voit le signe d'une gêne de circulation veineuse dans la moitié supérieure du corps, par compression de la veine cave supérieure dans le thorax déformé. Dans tous les cas, ces sueurs profuses ne se rencontrent pas exclusivement dans le rachitisme et n'en sont pas un signe pathognomonique. Elles s'observent chez tous les enfants cachectiques et à la suite des infections prolongées.

Telles sont les différentes manifestations cliniques du rachitisme à cette phase de son évolution, qui précède la guérison ou l'apparition des grandes déformations osseuses : *persistance des fontanelles, épaississement des os frontaux, amincissement de l'occipital, anomalies de la dentition, élargissement de la base du thorax et rétrécissement de sa partie supérieure, tuméfaction des épiphyses inférieures des radius et des cubitus, des tibias et des péronés, incurvation légère des diaphyses des os longs, distension de l'abdomen, troubles digestifs, anémie profonde.*

Ces signes se trouvent rarement réunis chez le même enfant et il est fréquent d'observer des rachitiques avec lésions prédominantes au crâne, au thorax ou aux membres. Tel enfant présente surtout des tuméfactions des épiphyses, tel autre des incurvations des jambes ; un troisième aura seulement le thorax déformé, alors qu'un quatrième ne présentera comme seule altération osseuse qu'un amincissement des os du crâne. C'est ainsi, par exemple, que nous avons pu trouver chez un jeune enfant mort de broncho-pneumonie (voir p. 36) un cranio-tabès accentué, alors que les os longs ne présentaient que de minimes altérations. Nous retrouverons, du reste, ces localisations du rachitisme à la période des déformations définitives.

### III. — Complications.

Dans le cours de l'évolution du rachitisme, on voit assez souvent survenir des complications. Il s'agit le plus fréquemment d'affections banales, revêtant une gravité toute particulière chez des enfants dont la résistance est déjà considérablement amoindrie. Plus que tout autre, l'enfant rachitique est exposé aux gastro-entérites aiguës, aux broncho-pneumonies, etc., qui dans presque tous les cas ont une issue mortelle.

Nous n'avons jamais observé, dans nos observations, la tuméfaction des ganglions périphériques, signalée par quelques auteurs (Marfan, Frölich) (1). Les manifestations cutanées sont fréquentes et on rencontre l'urticaire, le prurigo, l'eczéma sec, etc. On observe quelquefois chez l'enfant rachitique des convulsions plus ou moins généralisées : spasme de la glotte, etc. Nous avons vu à propos du cranio-tabès quels peuvent être les rapports du rachitisme avec les manifestations nerveuses.

*Maladie de Barlow.* — Il est une maladie que nous rangerons parmi les complications du rachitisme, bien que certains auteurs n'aient voulu la considérer que comme la forme

---

(1) Fröhlich. Lymphdrüsenschwellung bei Rachitis. *Jahrb. f. Kinderh.*, 1897, XLV, p. 882.

infantile du scorbut : c'est la maladie de Barlow ou rachitisme hémorragique. Nous verrons au chapitre consacré à l'anatomie pathologique quelles relations existent entre le rachitisme et la maladie de Barlow, et comment on peut rapprocher l'une de l'autre ces deux affections dont la deuxième serait la forme hémorragique de la première.

L'historique de la maladie de Barlow est longuement exposé dans le remarquable article de Netter (1). La maladie de Barlow a été observée et décrite successivement par Moller (1857), Stiebel, Adversen (1866), Bohn (1868), Forster (1868), Senator (1875), Charles Furst (1882), Weihl (1883), Barlow (1883) qui rapporte 31 observations, Heubner (1892) qui en donne 50, Bruin (1893) qui en rapporte 170 et Furst (2).

La maladie de Barlow s'observe en général de 7 à 11 mois ; on l'a vu exceptionnellement apparaître avant 4 mois, et dans certains cas elle ne s'est manifestée qu'à 18 mois ou même plus tard (Netter). Elle apparaît généralement chez des enfants pâles, à chairs molles, à muqueuses décolorées, présentant depuis quelque temps des troubles gastro-intestinaux. Les premiers symptômes consistent en douleurs vagues siégeant au niveau des membres inférieurs. Puis, peu à peu, les phénomènes douloureux augmentent et deviennent si intenses qu'il en résulte une impotence fonctionnelle totale. On note ensuite l'apparition aux extrémités diaphysaires de tuméfactions pouvant atteindre le volume d'un œuf de poule. Ces nodosités sont multiples : on peut rencontrer à leur niveau des fractures, mais cette complication est rare, puisque sur 351 cas, la statistique américaine citée par Netter ne donne que 9 fractures. Lorsque l'enfant a des dents, il existe des modifications importantes du côté des gencives qui sont violacées, turgescentes, saignantes. Ces altérations sont la règle, puisque Netter trouve dans la même statistique

---

(1) NETTER. Scorbut infantile. *Semaine médicale*, février 1899.
(2) FURST. *Arch. f. Kinderheilk*, 1894.

16 cas avec gencives normales sur 329 enfants ayant des dents. On peut observer aussi des hémorragies cutanées, des ecchymoses palpébrales, des hémorragies buccales, des épistaxis, etc. La fièvre est en général modérée. « Abandonnée à elle-même, la maladie suit habituellement une marche progressive. L'anémie devient toujours plus marquée ; l'enfant maigrit, perd ses forces, présente une tendance aux syncopes. Les hémorragies se multiplient. Les hématomes s'étendent aux os respectés au début... La mort peut être la conséquence directe d'hémorragies sous-dure-mériennes ou viscérales. Plus souvent l'enfant succombe au marasme ou à une complication (diarrhée, bronchopneumonie ou pneumonie) » (NETTER, *loc. cit.*).

Dernièrement encore, Ausset (1) publiait une intéressante observation de maladie de Barlow, dont voici un court résumé :

Enfant de 16 mois, pâle, amaigri. Alimentation mixte (sein — lait stérilisé). A partir d'août 1896, alternatives de diarrhée et de constipation. A la fin de septembre, les mouvements des membres inférieurs deviennent pénibles et la sensibilité à leur niveau est anormale. A la fin d'octobre il existe de vives douleurs au niveau des membres supérieurs et inférieurs. En même temps les gencives se tuméfient et deviennent *saignantes*. — Le petit malade reste au lit, allongé, craignant les mouvements, remuant un peu les membres supérieurs, le bras gauche surtout et un peu les orteils. Les articulations sont souples et les mouvements communiqués sont moins douloureux que les mouvements spontanés. Œdème de la face dorsale des pieds et des paupières. Gonflement au niveau de l'extrémité inférieure des deux fémurs.

Nous retrouvons donc dans la maladie de Barlow, d'une part les signes du scorbut des adultes et d'autre part les signes du rachitisme. L'altération générale du sang et des tissus, la cachexie, la dépression mentale, les douleurs, la tendance aux hémorragies de la muqueuse buccale, sont des symptômes constants. Par contre, les déformations et lésions osseuses

---

(1) AUSSET. Maladie de Barlow. *Arch. de méd. des enfants*, novembre 1899. Observation du Dr Chalmet.

rachitiques peuvent manquer. On serait donc en droit, d'après Netter, de rapprocher plutôt la maladie de Barlow du scorbut des adultes. Ce rapprochement serait légitimé par la production de lésions osseuses au cours du scorbut classique.

Nous reviendrons plus loin sur cette question. Nous ferons seulement remarquer ici qu'on peut observer des cas de *rachitisme à évolution aiguë* ou tout au moins à début rapide qui pourraient servir de transition entre le rachitisme et le rachitisme hémorragique. Tel est le cas signalé par L. Fuerst (1) :

« Une enfant de 2 ans, sans antécédents syphilitiques ni scrofuleux, mais dont le père a été rachitique, élevée jusqu'à 6 mois avec du lait de vache, de chèvre et du cacao, puis avec de la soupe et des panades, a de la diarrhée verte et des sueurs profuses. Ses dents ne commencent à pousser qu'après la première année. Puis elle a des accès de spasme glottique jusqu'à 20 par jour. Les épiphyses se gonflent et deviennent douloureuses. Au bout de quelques mois surviennent une tuméfaction en masse des membres inférieurs avec peau tendue, luisante, des douleurs et des cris au moindre attouchement ; l'apparence est celle d'une ostéo-myélite avec périostite diffuse ; il y a immobilité à cause de la douleur et fièvre ; l'avant-bras droit présente les mêmes phénomènes. Puis, peu à peu, douleurs et rougeurs, tuméfaction se dissipent, mais laissent à leur suite les déformations des épiphyses caractéristiques du rachitisme et à peu près indolentes. »

### IV. — 3e phase de l'évolution rachitique.

Arrivé à cette période de son évolution, le rachitisme peut se terminer de trois façons différentes :

1° *Les déformations disparaissent, l'état général s'améliore, la guérison survient ;*

2° *Les déformations s'accentuent et persistent après la guérison ;*

---

(1) L. Fuerst. *Jahrb. f. Kinderheilk*, 1882.

3° *La maladie continue lentement sa marche, entraînant la cachexie progressive et la mort.*

Nous étudierons successivement ces divers modes de terminaison du rachitisme.

1° *Guérison sans déformations.* — Il faut distinguer d'abord les cas où les manifestations cliniques du rachitisme sont insignifiantes et où les déformations osseuses manquent totalement. Lorsque la maladie a terminé sa phase aiguë, tout rentre alors dans l'ordre et l'état général se relève rapidement. C'est ainsi que chez nombre d'enfants, le rachitisme existe mais n'est pas soupçonné; le nombre de ces cas doit être considérable mais il est impossible de l'apprécier. Tout au plus peut-on accidentellement constater la présence de lésions osseuses chez des enfants morts d'affections quelconques.

Lorsque les déformations osseuses ont existé, la guérison peut également s'obtenir pleine et entière. Si l'enfant est soumis à un bon régime, si son alimentation est régularisée, les troubles digestifs s'amendent rapidement; la diarrhée s'arrête; l'enfant augmente de poids, grandit; la peau devient plus souple, rosée; les nouures diminuent puis disparaissent, les diaphyses incurvées se redressent; lorsqu'il existe de la cyphose elle se corrige.

Au bout de 1 à 2 ans, il est souvent impossible de trouver le moindre indice des lésions osseuses antérieures. Ce mode de terminaison est heureusement très fréquent, même lorsqu'il s'agit de déformations assez accentuées, et nous ne pouvons mieux faire que de citer comme exemple le cas de 2 enfants (frère et sœur) que nous avons eu l'occasion d'observer.

Observation. — Marcel G..., âgé de 33 mois (pl. 2, fig. 1.) Alimentation vicieuse, troubles gastro-intestinaux. Les jambes commencent à s'incurver vers l'âge de 17 à 18 mois. — L'enfant est vif, éveillé; taille $0^{m},86$; l'état général est bon. — Les fontanelles sont soudées. — Dentition normale. Thorax élargi à la base. — Sternum projeté en avant dans sa moitié supérieure. — Léger degré de lordose. — Les diaphyses des radius et des cubitus sont légèrement incurvées et leurs épiphyses inférieures sont notablement augmentées de volume. — Les 2 membres inférieurs sont fortement arqués en dedans (forme de parenthèse). — Les fémurs et les tibias présentent une courbe à concavité interne et à convexité antérieure. Les articulations du genou et de la cheville sont très tuméfiées.

Observation. — Blanche G..., âgée de 8 ans et demi (pl. 2, fig. 1) sœur du précédent. L'état général est excellent. Du côté du squelette on trouve à peine une très légère inflexion des diaphyses tibiales. Il n'existe aucune autre déformation.

L'histoire de ces deux enfants est des plus intéressantes. En effet, le petit garçon présente les lésions typiques du rachitisme et la fillette, âgée de 8 ans, peut être considérée comme ne présentant aucune déformation osseuse caractéristique. Or, elle a été nourrie de la même façon que son frère et a présenté vers l'âge de 18 à 20 mois les *mêmes troubles digestifs et les mêmes déformations que lui,* peut-être même plus accusées, au dire de la mère. Actuellement il ne reste plus aucune trace de rachitisme et il est probable qu'il en sera de même pour le frère.

2° ***Guérison avec déformations.*** — Il est malheureusement encore beaucoup d'enfants chez lesquels l'évolution du rachitisme n'est pas aussi simple et où les déformations peuvent acquérir une intensité extrême. Dans la grande majorité de ces cas, lorsque la guérison survient, lorsque la consolidation est terminée, les déformations ont persisté ; elles sont devenues définitives. Nos observations se rapportant presque toujours à de très jeunes enfants ; nous avons eu rarement l'occasion d'étudier cette période de rachitisme. Nous avons pu cependant observer des exemples de déformations définitives chez quatre enfants âgés de 5 ans et chez deux autres âgés de 6 et 8 ans. Ces enfants présentaient surtout des incurvations accentuées des diaphyses des tibias.

*Membres.* — Au membre supérieur, on constate généralement une augmentation des courbures normales (exagération de la torsion humérale, flexion en arc de l'avant-bras avec concavité antérieure, pl. II, fig. 4). On peut également noter des courbures à concavité interne de l'humérus, du radius et du cubitus. Dans certains cas, ces deux derniers os peuvent présenter des courbures opposées, de sorte que l'espace interosseux se trouve notablement augmenté. Les déformations les plus accusées se rencontrent aux membres inférieurs. Les fémurs sont le plus souvent arqués, avec une convexité saillante à la face antéro-externe des cuisses (voir pl. I, fig. 4, *c*).

Les jambes présentent habituellement une courbure dont la convexité regarde en avant et en dehors (pl. I, fig. 4, *d*: pl. II, fig. 1 ; pl. III, fig. 4) (1).

Les déformations des jambes ont été longuement décrites par Kirmisson (2) : « Les courbures rachitiques du tibia peuvent revêtir deux formes principales. Tantôt, en effet, elles présentent une courbure à convexité antérieure, tantôt la courbure est dirigée latéralement. Il n'est du reste pas rare de rencontrer les deux formes de courbure associées l'une à l'autre sur un même os. Il est des cas dans lesquels la courbure anormale occupe la totalité de la diaphyse tibiale. Dans d'autres, au contraire, la courbure est limitée à une partie de la diaphyse, soit à son tiers supérieur, soit à son tiers inférieur ». Nous avons surtout observé les courbures à concavité interne du tibia (pl. I, II, III). On peut cependant trouver des incurvations accentuées de cet os à concavité externe (pl. II, fig. 2 et 3).

En même temps que les courbures du tibia, on trouve fréquemment les déviations du genou connues sous le nom de *genu valgum* et de *genu varum*, qui peuvent exister seules ou combinées chez le même sujet.

*Genu valgum.* — Dans le genu valgum la jambe forme avec la cuisse un angle, ouvert en dehors, dont le sommet est formé par le genou (en anglais knock-knee ; en allemand bäckerbein). La déformation peut être double (pl. I, fig. 3) ou seulement unilatérale (pl. I, fig. 4, *b*). Dans tous les cas lorsqu'on fléchit

(1 Voir : PONCET. Traité de chirurgie, t II, p. 771.
(2) KIRMISSON. Traité de chirurgie, t. VIII, p. 1162.

un membre atteint de genu valgum, la jambe pivote autour de l'extrémité inférieure du fémur, et la difformité disparaît presque complètement. Lorsque le genu valgum siège d'un seul côté, le membre se trouve raccourci ; il se produit alors une inclinaison du bassin et une courbure compensatrice de la colonne vertébrale (pl. 1, fig. 4, *b*).

*Genu varum.* — Dans le genu varum la jambe forme avec la cuisse un angle ouvert en dedans (en anglais bow-legs, en allemand sabelbein, pl. I, fig. 4, *b*). La difformité peut être plus ou moins accusée ; Mac Ewen a rapporté un cas où la courbure était tellement prononcée que, les pieds se touchant et les genoux étant écartés au maximum, l'espace libre entre les 2 membres inférieurs avait la forme d'un cercle.

Dans certains cas assez rares la jambe forme avec la cuisse un angle obtus, ouvert en avant ; c'est le *genu recurvatum*. La jambe est en flexion antérieure, la rotule est au sommet de l'angle formé, et le creux poplité se transforme en saillie.

Il est des *cas graves* où les *déformations* sont des plus *accentuées* et où elles atteignent un tel degré que les membres repliés et tordus sur eux-mêmes s'enchevêtrent les uns dans les autres. Tel est le cas du petit malade représenté dans la figure 2 de la planche IV.

Observation. (Observ. de M. le Prof. agr. Vautrin). — Il s'agit d'un enfant de 3 ans et demi, d'apparence chétive, de taille bien au-dessous de la moyenne. — Les membres inférieurs sont repliés plusieurs fois sur eux-mêmes : chaque segment est recourbé. Les fémurs sont pliés vers la région postéro-externe. Une autre courbure dans le même sens se trouve au niveau de l'épiphyse inférieure de l'os. Les jambes ont plusieurs déviations. La principale est dirigée en arrière et en dehors, de sorte que la plante du pied regarde en dehors et que les orteils touchent la partie externe du genou. Les bras sont également déformés, surtout les humérus, qui présentent très exactement la forme d'un S.

Les déformations des membres inférieurs réalisent généralement des types bien définis. C'est ainsi que Froelich (1) classait les déviations rachitiques des jambes en 5 catégories : type en O (pl. II, fig. 1 ; pl. I, fig. 4, *d*) ; type en X (pl. I, fig. 3) ; type en lame de sabre (pl. II, fig. 2) ; type complexe ; type rétro-courbé.

*Rachis.* — La colonne vertébrale n'est pas aussi souvent frappée par le rachitisme que les membres. Par contre lorsque les corps vertébraux sont atteints, il en résulte des déformations intenses et presque toujours ineffaçables.

*Cyphose.* — Dans la cyphose les vertèbres se tassent et la colonne vertébrale forme une courbure à convexité postérieure. La cyphose peut fort bien s'amender et même disparaître complètement à la guérison du rachitisme. Quand elle persiste, voici sous quel aspect elle se présente : on observe une voussure exagérée du rachis, voussure siégeant soit à la région dorsale, soit à la région lombaire. Les côtes sont aplaties et l'effacement de leur courbure provoque l'allongement du thorax d'arrière en avant. « Le sternum projeté lui-même en avant s'infléchit à sa partie moyenne, en formant un angle à concavité antérieure (2) ».

*Scoliose.* — La scoliose est la déformation latérale du rachis. On l'observe d'après Jules Guérin avec une fréquence de 9,7 pour 100. La convexité de la courbure est aussi souvent tournée d'un côté que de l'autre (Kirmisson) ; cependant Lorenz a remarqué que de 2 à 3 ans la convexité gauche est la plus fréquente. L'inflexion latérale peut porter sur toute la hauteur de la colonne vertébrale (scoliose totale) ou sur un de ses segments, mais dans ce dernier cas il existe presque toujours des courbures de compensation au-dessus ou au-dessous de la déformation. Dans la scoliose dorsale, il se produit par torsion des

(1) Froelich. Classification et traitement des déviations rachitiques des jambes. *Rev. mens. des mal. de l'Enf.*, juin 1898.

(2) Kirmisson. *Loc. cit.*, t. III, p. 184.

vertèbres une exagération de l'angle des côtes et un soulèvement de l'omoplate du même côté. Dans le flanc du côté opposé, on remarque alors une dépression provoquée par l'affaissement du thorax (pl. IV, fig. 4).

Nous donnerons, comme type de scoliose avec courbure de compensation, l'observation suivante : scoliose rachitique chez une enfant de 12 ans.

Observation. — J. R..., âgée de 12 ans (pl. 4, fig. 3 et 4), nourrie au sein jusqu'à 15 mois. Bien portante jusqu'à 7 mois. A cette époque apparaissent des nouures aux poignets et aux genoux. — Amaigrissement progressif. L'enfant ne commence à marcher qu'à 4 ans. La déformation de la colonne vertébrale s'installe et augmente peu à peu.

*État actuel.* — Enfant très petite pour son âge. Une fillette de 11 ans a plus d'une tête de plus qu'elle. — Les bosses frontales sont saillantes. Double genu valgum léger. Genoux volumineux. Le rachis présente une scoliose dorsale à convexité gauche. — La courbe formée par les apophyses épineuses déviées répond à la partie moyenne de la région dorsale. — L'omoplate gauche est soulevée. On voit nettement sur la photographie que son angle inférieur est plus élevé que celui de l'omoplate droite et en même temps plus écarté de la ligne médiane. Le côté gauche du thorax est bombé ; le côté droit est affaissé. La concavité exagérée du flanc droit, qu'on devrait observer ici, est masquée par une courbure de compensation de la région lombaire à convexité droite. — Il existe également une légère courbure de compensation de la région cervicale à convexité droite. Vu par sa partie antérieure, le thorax présente un côté droit aplati. Le thorax est asymétrique. — Courbure exagérée des clavicules. — Le bassin est incliné. — L'épine iliaque antéro-supérieure droite est plus élevée que la gauche. — Dans son ensemble, le corps est disproportionné. Le tronc paraît trop court, tassé, par rapport aux membres. Les membres supérieurs surtout sont démesurés, les mains arrivant presque au niveau des genoux.

Même sans courbures anormales du rachis, le thorax peut présenter des déformations. C'est ainsi qu'on observe assez fréquemment une dépression en entonnoir, siégeant au niveau de la partie moyenne du sternum (pl. 4, fig. 1). Dans les cas accentués, le sternum arrive presque au contact de la colonne vertébrale.

Les déformations du thorax entraînent des modifications

importantes du côté des *viscères* (1). Les poumons sont comprimés et ne se développent pas : la diminution de hauteur du thorax et la voussure exagérée du diaphragme les refoulent, avec le cœur vers la partie supérieure de la cage thoracique. Bouvier (2) a vu le cœur refoulé jusqu'à la clavicule gauche. Le cœur est en général plus rapproché que normalement de la paroi thoracique. Au lieu d'amplifier la cage thoracique pendant l'inspiration, les fausses côtes sont attirées en dedans ; il en résulte de l'atélectasie des bases. La petitesse des poumons, l'atélectasie, la faiblesse de l'expansion thoracique, entraînent « une insuffisance fonctionnelle du poumon qui engendre la dyspnée. La dyspnée devient à son tour une cause d'emphysème » (3).

Pour compenser ces lésions pulmonaires, le cœur droit se dilate et s'hypertrophie. Il en résulte que les affections broncho-pulmonaires revêtent chez le bossu une gravité toute spéciale (4). L'aorte et la veine cave suivent en général leur direction normale.

Les organes digestifs sont également comprimés et le foie peut éprouver, en particulier, des modifications de forme et de volume.

La cyphose et la scoliose ou ces deux lésions réunies entraînent des modifications importantes du côté du bassin. La cyphose fait basculer d'avant en arrière l'extrémité supérieure du sacrum, agrandissant ainsi le détroit supérieur et rétrécissant le détroit inférieur. Il en résulte que la cyphose corrige dans une certaine mesure les déformations rachitiques du bassin, que nous

---

(1) Rilliet et Barthez. *Journ. des conn. méd. chir.*, avril 1840.

(2) Bouvier. Mal. chroniques de l'appareil locomoteur. Paris, 1858.

(3) Marfan. *Loc. cit.*

(4) Marfan. Pronostic de la bronchopneumonie chez les bossus. *Arch. gén. de médecine*, septembre 1884. — De Vésiau. Sur la pathologie du poumon et du cœur des bossus. *Thèse*, Paris, 1884.

allons étudier, ce qui a fait dire à Ribemont-Desaignes (1) : « Il vaut mieux pour une rachitique être bossue qu'avoir la colonne vertébrale droite. La scoliose n'a pour résultat que d'exagérer l'asymétrie du bassin ».

*Bassin.* — Les symptômes cliniques du bassin rachitique se réduisent à peu de choses. Il existe un degré d'ensellure assez marqué, reconnaissable à ce qu'on peut facilement passer la main entre la région lombaire et le lit, lorsque la malade est couchée : cette ensellure entraîne une antéversion plus ou moins marquée du bassin (Ribemont-Desaignes). Les os iliaques se boursouflent ; le sacrum bascule en avant par son extrémité supérieure qui se rapproche du pubis, provoquant ainsi un rétrécissement du détroit supérieur. On peut observer également un rétrécissement du détroit inférieur, par la flexion du pubis et de l'ischion. Nous ne rappellerons pas ici les principaux caractères du bassin rachitique, la question étant longuement exposée dans les traités d'obstétrique (2).

Ces nombreuses altérations du squelette (3) ont des conséquences très graves au point de vue de la vie de l'individu et de l'espèce, conséquences générales ou locales. Chez l'enfant il se produit, concurremment à ces déformations osseuses, un arrêt de la croissance qui se traduit par un abaissement de la taille. D'après Marfan la taille s'accroît de 29 centimètres, pendant les 2 premières années, et de 13 centimètres, de 2 à 4 ans. Cette croissance n'existe pas chez l'enfant rachitique ; au lieu d'avoir 78 et 91 centimètres à 2 et 3 ans, le rachitique n'a que 68 ou 70 centimètres. Cet arrêt de développement était manifeste dans toutes nos

---

(1) Ribemont-Desaignes. Précis d'obstétrique. Paris, 1896.

(2) Voir à ce sujet la description du bassin rachitique d'après Depaul. — Legendre. Le Rachitisme. *Traité de médecine*, t. I, p. 391.

(3) On trouvera de beaux types de squelettes de rachitiques adultes dans l'Atlas de Bouvier. Maladies chroniques de l'appareil locomoteur. Paris, 1858.

observations, la taille des petits rachitiques étant toujours inférieure à celle d'enfants normaux du même âge.

Lorsque les déformations ne persistent pas, la croissance peut reprendre dans la suite, mais dans la plupart des cas, on retrouve les conséquences du rachitisme jusque chez l'adulte. L'adulte peut ne s'accroître que dans de faibles proportions ; l'individu touché par le rachitisme reste volontiers petit, les membres restent grêles, très courts par rapport au tronc. Les jeunes gens réformés du service militaire pour défaut de taille, sont presque toujours d'anciens rachitiques (D'Espine et Picot). Ces caractères se transmettant de génération en génération, le rachitisme devient un des facteurs importants de la déchéance de la race.

Si les déformations des membres, de la tête et du thorax, n'entraînent pas dans la majeure partie des cas de suites fâcheuses directes pour la vie de l'individu, il n'en est pas de même des lésions du bassin chez la femme, qui peuvent avoir des conséquences très graves pour la mère et pour l'enfant. Les rétrécissements du bassin sont fréquemment la cause des présentations vicieuses. On avait supposé aussi qu'ils entravaient le développement normal du fœtus et qu'à un petit bassin correspondait un fœtus de petite dimension. Or Budin, Ribemont-Desaignes, Frascani ont montré que, même dans les cas de rétrécissement étroit, le fœtus présente des dimensions normales. Au cours de l'accouchement la contraction utérine est généralement moins régulière, le muscle se contractant avec plus d'intensité devant l'obstacle. La poche des eaux est souvent volumineuse. Dans presque tous les cas, le rétrécissement du bassin nécessite une intervention quelconque, accouchement prématuré, version, application de forceps, opération césarienne, symphyséotomie, interventions dont la moindre peut toujours exposer à des complications.

Lorsque le rétrécissement est reconnu pendant la grossesse, l'accouchement n'a généralement pas, à l'heure actuelle, sauf dans les cas extrêmes, de suites fâcheuses pour la mère. Il n'en est pas de même pour l'enfant. Le travail ayant une durée beaucoup plus longue que normalement, l'enfant peut succomber immédiatement, par asphyxie, ou peu de temps après la naissance, par complications broncho-pulmonaires. La bosse séro-sanguine peut atteindre un volume énorme. Outre le chevauchement des os du crâne. on peut observer de véritables lésions des os (enfoncements, fissures, fractures), qui siègent sur l'un des pariétaux ou sur l'un des frontaux. Enfin, les compressions et les tractions énergiques exercées sur les membres peuvent donner lieu à une paralysie des membres supérieurs, paralysie qui peut devenir permanente (1).

3. ***Cachexie rachitique.*** — En général, l'enfant rachitique ne meurt pas par le fait même du rachitisme. La mort est presque toujours due à une complication broncho-pulmonaire ou autre. Il est cependant des cas où le rachitisme semble dépasser les limites habituelles : le ramollissement osseux atteint une intensité considérable : il en résulte la production de fractures multiples. L'enfant tombe peu à peu dans un état de cachexie profonde et finit par succomber. C'est la *cachexie rachitique.* (Marfan). Nous n'avons jamais pu l'observer.

(1) COMBY. *Soc. méd. des hôp.*, 1890.

## CHAPITRE III

### Durée et pronostic du rachitisme.

*Durée.* — Nous avons décrit l'évolution complète du rachitisme depuis son début jusqu'à la période de guérison (de réparation avec ou sans déformation) ou de cachexie. Tout enfant qui parvient à ce stade terminal passe forcément par les deux précédents, qui ont une durée plus ou moins longue suivant les cas. En général le rachitisme met 8 à 10 mois à parcourir ses différentes périodes, mais la guérison n'est complète et la consolidation n'est parfaite qu'au bout de 15 mois à 2 ans. Mais il n'en est pas toujours ainsi, et le rachitisme peut *s'arrêter au cours de son évolution*. Nous avons vu qu'il peut rétrograder avant que les déformations osseuses ne soient devenues apparentes. Comme le dit Comby, le rachitisme peut s'arrêter à son début, à son milieu, à sa fin ; il peut reculer après avoir fait des progrès rapides et inquiétants. La durée du rachitisme est bien difficile à préciser dans les services hospitaliers, puisqu'il est très rare d'observer l'évolution complète de la maladie. Les différentes phases que nous avons vu parcourir par le rachitisme correspondent aux diverses formes classées par certains auteurs d'après l'intensité des lésions : cas légers, cas moyens et cas graves.

Les *cas légers* « se reconnaissent plus encore aux symptômes fonctionnels qu'aux déformations locales. L'enfant a des troubles digestifs, il est en retard pour la marche, ses dents ne sortent pas, son ventre est gros, sa fontanelle est large et sans tendance à l'ossification. Tout indique le rachitisme, sauf les nouures et les incurvations des membres qui manquent ou sont très atténuées (1) ». Ces cas légers correspondent à la *période de début :* période prérachitique.

Dans les *cas moyens,* les déformations apparaissent au thorax, aux membres, au rachis, les bosses frontales se tuméfient. Ces manifestations disparaissent en général après la guérison. C'est le *rachitisme complet avec terminaison favorable.*

Les *cas graves* peuvent « être l'origine de déformations extraordinaires qui sont susceptibles de s'atténuer, mais qui trop souvent sont fixées au moment de la réparation et restent définitives (2) ». C'est le rachitisme complet avec *déformations osseuses persistantes.*

Il est aussi des cas de *rachitisme incomplet,* tout au moins dans leurs manifestations osseuses. Tel enfant n'est rachitique que par la tête, tel autre par le rachis, tel autre enfin par un membre (genu valgum unilatéral). Cette localisation peut tenir à différents facteurs. Il est probable que tout le squelette est également atteint, mais que certains os réagissent avec une intensité particulière, grâce à une prédisposition spéciale.

***Pronostic.*** — Au cours de l'étude symptomatique du rachitisme, nous avons vu, chemin faisant, quels sont les éléments du pronostic.

En tant que maladie générale, le rachitisme tue rarement, mais il peut conduire l'enfant à un tel état *d'amaigrissement, de cachexie, de déchéance physique,* il entrave tellement le fonctionnement des organes essentiels de la vie de relation, tube digestif, foie, rate, que la moindre complication conduit à une mort à peu près certaine. Le rachitisme joue un rôle indirect considérable dans la mortalité de la première enfance (d'Espine et Picot). L'en-

---

(1) Comby. *Loc. cit.*
(2) Marfan. *Loc. cit.*

fant rachitique meurt de broncho-pneumonie, de rougeole, ou d toute autre maladie aiguë. S'il n'avait pas été rachitique, cet maladie aiguë n'aurait pas été fatale. « Le rachitisme simple guéri presque toujours : le rachitisme compliqué d'une infection grave aboutit souvent à la mort, car la terminaison des maladies dépend avant tout du terrain sur lequel elles ont pris racine, et le rachitisme est un mauvais terrain » (Comby).

Si le rachitisme ne compromet pas directement la vie, il peut créer des dispositions fâcheuses pour l'avenir. Comby a surtout insisté sur la persistance des troubles dyspeptiques. Il retrouve la dilatation stomacale non seulement chez les enfants et chez les adolescents, mais chez les adultes, et il se croit autorisé à dire que la guérison du rachitisme est incomplète et que la dyspepsie ne guérit pas. D'après lui tous les dyspeptiques ne seraient pas d'anciens rachitiques, mais tous les anciens rachitiques seraient dyspeptiques (1).

Quant aux déformations, il est certain qu'elles disparaissent dans un très grand nombre de cas. Nous n'en voulons comme preuve que le fait suivant, qu'on peut observer dans tous les services hospitaliers. Le rachitisme est très fréquent chez l'enfant et les cas de rachitisme sont rares chez l'adulte. Il faut donc que les déformations de l'enfant aient disparu chez l'adolescent et chez l'adulte. Par contre, lorsque les lésions osseuses persistent, elles peuvent entraîner des conséquences des plus fâcheuses Nous avons vu les effets des déformations thoraciques et rachidiennes sur l'état des poumons et du cœur.

Chez la femme, le pronostic est des plus graves en raison des lésions du bassin. La mère peut succomber au cours des différentes interventions pratiquées au moment de l'accouchement et l'enfant meurt fréquemment. C'est ainsi que Comby a vu une femme qui sur 8 enfants avait eu, grâce à un rétrécisse-

(1) COMBY. *Soc. méd. des hôpitaux*, 1887.

ment rachitique du bassin, 7 mort-nés et 1 enfant vivant après insufflation, avec double paralysie radiculaire du plexus brachial par compression et tiraillement au moment de l'accouchement.

Les déformations des membres n'ont pas en général de suites fâcheuses directes. On a cependant rencontré des cas de *rachitisme avec troubles locomoteurs*. Variot (1) a observé 3 frères présentant des déformations rachitiques des radius, des côtes, des jambes, avec troubles locomoteurs graves et prolongés. Hutinel et Aucher (2) ont également cité le cas de 2 sœurs chez lesquelles l'apparition du rachitisme avait coïncidé avec des troubles de la motilité affectant les caractères de paraplégie. Ces cas sont rares et il est bien difficile de préciser d'une façon exacte le rôle qu'il faut attribuer au rachitisme dans la production de ces troubles locomoteurs.

(1) Variot. Rachitisme et troubles locomoteurs. *Soc. méd. des Hôpitaux,* 25 novembre 1897.

(2) Hutinel et Aucher. *Loc. cit.*

# DEUXIÈME PARTIE

## ANATOMIE PATHOLOGIQUE

*Anatomie normale.* — Développement de l'os. — Configuration et structure histologique de l'os de l'enfant. — Ossification normale. — Moëlle osseuse normale chez l'enfant. — *Phase de début du rachitisme.* — Altérations macroscopiques minimes. — Lésions histologiques prédominant au niveau du cartilage de conjugaison. — Érosion de la partie inférieure du cartilage par des anses vasculaires. — Altérations viscérales. — *Période d'état.* — Lésions macroscopiques. — Tuméfaction des épiphyses. — Ramollissement des os. — Hypertrophie du cartilage de conjugaison. — Couches chondroïde et spongoïde. — Lésions sous-périostées. — Tissu ostéoïde. — Aspect feuilleté de la diaphyse. — Lésions microscopiques. — Épaississement considérable du cartilage de conjugaison. — Prolifération des cellules cartilagineuses. — Calcification du cartilage. — Vascularisation intense du cartilage juxta-épiphysaire. — Arrêt de l'ossification. — Lésions banales de la moelle osseuse. — Altérations viscérales. — *Régression des lésions osseuses.* — *Période des déformations.* — Éburnation. — Consomption. — *Nature des lésions du rachitisme.* — Ostéite juxta-épiphysaire et sous-périostée. — *Rachitisme intra-utérin* — Achondroplasie. — *Maladie de Barlow.* — *Physiologie pathologique du rachitisme.* — Arrêt de la marche. — Rôle de la contraction musculaire dans la production des déformations. — Hématologie.

Avant d'aborder la description des lésions osseuses provoquées par le rachitisme, il est indispensable de rappeler en quelques mots le développement de l'os et les modifications subies par la ligne d'ossification. Le processus rachitique atteignant en effet l'os au moment de son développement, et le premier point lésé se trouvant être précisément le cartilage de conjugaison, au niveau duquel l'os est formé d'une manière continue, nous croyons utile de rappeler les différentes phases de l'ossification. Nous pourrons ainsi, au cours de la description pathologique, nous reporter à la configuration et à la structure de l'os normal. Ce paragraphe d'anatomie normale trouvera sa justification dans la suite.

## CHAPITRE PREMIER

### Anatomie normale.

**Développement de l'os.** — L'os est représenté, au début, par une ébauche cartilagineuse dont la forme générale est analogue à celle qu'il présentera lorsque l'ossification sera terminée. Cette masse de cartilage fœtal est entourée par une membrane de nature conjonctive : le *périchondre*. Dans cette masse cartilagineuse apparaissent trois points blanchâtres, un au centre et deux à chaque extrémité, formés par des dépôts de sels calcaires. Sur le pourtour du point central se développe, aux dépens du tissu conjonctif d'enveloppe, une virole osseuse concentrique au cartilage ; à l'intérieur de ce cartilage, les cellules se disposent en séries, bientôt abordées par les vaisseaux, d'où résulte la formation de lamelles osseuses. Le tissu osseux se développe alors en rayonnant autour du point osseux central, pour former la diaphyse, et autour des points périphériques pour former les épiphyses. Ces deux formations osseuses vont à la rencontre l'une de l'autre, tout en restant séparées par une zone de cartilage au niveau de laquelle l'os est continuellement produit. Ce cartilage épiphysaire (de conjugaison) disparaît entre 20 et 25 ans, lors de la soudure des épiphyses à la diaphyse. L'époque d'apparition des différents points osseux est des plus variées : pour le tibia par exemple, dont le point primitif se montre du 35ᵉ au 40ᵉ jour de la vie fœtale, le point complémentaire de l'épiphyse supérieure apparaît au moment de la naissance, tandis que le point inférieur n'apparaît que plus tardivement.

L'os ne reste pas compact et sa destruction au centre de la diaphyse contribue peu à peu à la formation du canal médullaire.

**L'os normal chez l'enfant.** — L'os de l'enfant(1) présente les caractères suivants sur une section longitudinale (pl. 11, fig. 1). A chaque extrémité se trouvent les épiphyses cartilagineuses présentant, ou non, un point d'ossification (noyau spongieux); les deux épiphyses sont séparées par la diaphyse, qui comprend une enveloppe osseuse ayant la forme d'un cylindre régulier, limitant un canal central, le *canal médullaire*. Chaque épiphyse est séparée de la diaphyse par un cartilage de conjugaison. Ce cartilage n'est représenté que par une très mince ligne bleuâtre, qui sépare le cartilage hyalin d'un blanc mat, du tissu spongieux rouge (pl. 11 fig. 1).

Au niveau de l'union des côtes avec les cartilages costaux, on retrouve ce même aspect du cartilage de conjugaison, le tissu spongieux de la côte n'étant séparé du cartilage que par une étroite ligne bleutée.

L'étude microscopique d'une extrémité osseuse en voie d'accroissement permet de constater les particularités suivantes: en allant de la surface articulaire du cartilage épiphysaire vers la diaphyse on trouve successivement: le cartilage normal, une zone étroite de transition entre le tissu cartilagineux et le tissu osseux et enfin l'os. La caractéristique de ces différentes zones, dans l'os normal, est qu'elles sont nettement séparées entre elles; elles se succèdent réciproquement, mais elles n'empiètent pas les unes sur les autres (pl. 15, fig. 1 et pl. 19, fig. 1).

---

(1) Cette description résulte de l'examen des os d'un enfant âgé de 6 ans, mort de broncho-pneumonie.

Nous trouvons (voir ossification normale, pl. 24, fig. 1) d'abord le cartilage formé de cellules encapsulées, les capsules ou chondroplastes, étant séparées les unes des autres par une substance fondamentale transparente, homogène. Ces cellules cartilagineuses sont allongées, aplaties, à la périphérie de l'épiphyse (cartilage articulaire) et disposées sans aucun ordre dans sa portion centrale. A ce cartilage fait suite une zone de cartilage sérié (de Ranvier) ; ce cartilage sérié est composé de groupes allongés verticalement et parallèlement les uns aux autres (rivulation de Broca), chaque groupe comprenant une série de cellules cartilagineuses encapsulées (capsules filles) incluses dans une capsule commune (capsule mère). Au-dessous de ce cartilage sérié, les cellules grossissent, deviennent irrégulières, et la substance fondamentale s'infiltre de sels calcaires (zone de cartilage calcifié). Au-dessous de cette zone apparaît une ligne nettement tranchée, séparant le cartilage de l'os en voie de formation et de l'os définitivement constitué. En effet, au-dessous du cartilage calcifié, on aperçoit une série de cavités, arrondies à leur partie supérieure, et ouvertes à leur extrémité inférieure. Ces cavités sont séparées l'une de l'autre par des piliers de substance fondamentale cartilagineuse, infiltrés de sels calcaires, continuant les travées qui, dans le cartilage, séparaient les cellules. Chaque cavité correspond en moyenne à une ou deux rangées de cellules cartilagineuses ; chacune d'elle renferme des cellules rondes et un vaisseau qui, arrivé au sommet de la cavité, se termine en anse (l'alignement de ces cavités et de ces anses vasculaires constitue la ligne *d'érosion*). A ce niveau les capsules cartilagineuses sont détruites par les vaisseaux et les cellules reviennent à l'état embryonnaire. Parmi les cellules qui entourent les capillaires un certain nombre d'entre elles (ostéoblastes) se disposent le long des travées séparant les cavités, pour y former de l'os. Les lamelles osseuses continuant à se développer autour de ces travées (qui servent de *travées directrices* pour l'ossification), on trouve ensuite l'os définitif composé de lamelles osseuses entourant des alvéoles remplies d'éléments cellulaires et de capillaires (moelle osseuse). Ces cavités finissent par communiquer avec le canal médullaire.

Ce processus d'ossification, dans lequel l'os se développe le long de travées de substance cartilagineuse fondamentale, est appelé ossification *enchondrale* par opposition avec l'ossification *sous-périostée*.

On trouve en effet sous le périoste une couche composée de fibrilles et de cellules rondes. C'est la *couche ostéogène d'Ollier*, encore appelée *moelle sous-périostée*. Les fibrilles conjonctives se recourbent perpendiculairement à l'axe de la diaphyse et s'imprègnent de sels calcaires, pendant que les cellules se disposent à leur surface, se transforment en ostéoblastes et concourent à l'édification des lamelles osseuses (1).

**Moelle osseuse normale de l'enfant.** — Nous avons fait l'examen de 30 moelles prélevées chez des enfants âgés de quelques semaines à 2 ans. Pour nous procurer ces pièces nous avons employé le procédé indiqué par Josué (2) dans son travail si documenté sur la moelle osseuse des tuberculeux (3). Ayant examiné les moelles de tous les os que nous avons eu

---

(1) Cette description résulte de l'examen des coupes de l'épiphyse inférieure du tibia d'un enfant d'un an, mort de broncho-pneumonie en 6 jours. (Voy. pl. 24, fig. 1.)

(2) Josué. Moelle osseuse des tuberculeux. *Thèse*, Paris, 1898.

(3) L'os est scié, parallèlement à son axe, sur deux lignes opposées et symétriques, jusqu'au contact du tissu médullaire ; le cylindre de moelle est ensuite isolé et coupé en tranches minces, fixées dans la liqueur de Flemming (liqueur de Flemming, 24 heures, eau, 24 heures, alcool, xylol, paraffine) ; les coupes sont faites au 1/100e de millimètre. Il est très important, comme le fait très justement remarquer Josué, que toutes les coupes aient la même épaisseur, sans quoi il est très difficile de comparer le degré de prolifération cellulaire. Les coupes ont été colorées par la thionine, le violet de gentiane, l'hématoxyline, l'éosine. Disons en passant qu'avec les os des jeunes animaux, et surtout des jeunes lapins, l'extraction du cylindre médullaire est des plus faciles à réaliser et que, dans ce but, il suffit de serrer légèrement entre les mors d'un petit étau la diaphyse osseuse qui éclate ; on peut alors enlever un à un les fragments osseux pour dégager complètement la moelle, qui de ce fait ne subit aucune altération.

l'occasion d'étudier, nous devions chercher comme terme de comparaison une moelle normale. La moelle osseuse de l'enfant et des jeunes animaux diffère, en effet, de la moelle de l'adulte : elle est plus riche en vaisseaux et en éléments cellulaires. Si la plupart des maladies de l'adulte peuvent modifier l'aspect histologique du tissu médullaire, les altérations se manifestent avec une plus grande fréquence encore chez l'enfant. La moelle osseuse réagit dans le jeune âge avec une intensité considérable, vis-à-vis des infections et des intoxications d'origines et de natures diverses (1).

La moelle qui paraît devoir se rapprocher le plus de la normale a été prélevée au niveau du tibia de l'enfant (1 an) dont les extrémités osseuses nous ont donné un type d'ossification normale (voir page 63). Cette moelle présentait les caractères suivants :

*Enfant d'un an mort en 6 jours de broncho-pneumonie.* — La moelle laisse une trace à peine visible sur la lame. A un faible grossissement on constate qu'elle est formée d'un tissu aréolaire dont les mailles contiennent de la graisse. Au centre existe un vaisseau entouré d'un sinus sanguin. Les travées aréolaires renferment par places des amas de cellules qui se montrent constituées par de gros mononucléaires, de petits mononucléaires en moins grande quantité et par quelques cellules géantes. Somme toute, cette moelle se rapproche du type décrit chez l'homme adulte par Roger et Josué (2).

---

(1) P. HAUSHALTER et L. SPILLMANN. Altérations de la moelle osseuse au cours des infections et des intoxications chez l'enfant et chez les jeunes animaux. *Soc. de biologie*, 22 juillet 1899.

(2) Voir pour tous les détails se rapportant à l'étude de la moelle osseuse ROGER et JOSUÉ. La moelle osseuse à l'état normal et dans les infections. *Monographie clinique*, n° 21. Paris, 1899.

## CHAPITRE II

### Anatomie pathologique du rachitisme.

Dans l'étude des lésions du rachitisme, on a l'habitude de ne s'adresser qu'à des os présentant les altérations caractéristiques de cette maladie. En examinant un grand nombre d'os d'enfants morts d'affections diverses à des âges différents, nous avons pu étudier la marche du processus rachitique au sein du tissu osseux et nous rendre compte des modifications subies par les os aux diverses périodes de l'évolution de la maladie. Nous avons examiné les os chez 44 enfants âgés de quelques semaines à 2 ou 3 ans (extérieurement et sur des sections longitudinales). Nous avons recueilli dans presque tous les cas les tibias, les péronés et les côtes ; chez un certain nombre d'enfants les fémurs, les radius, les cubitus furent également examinés. Il est bon de faire remarquer que, pour des raisons faciles à deviner, l'ablation des os des membres ne peut pas toujours être effectuée aux autopsies. Nous nous sommes vus forcés, pour les mêmes motifs, de renoncer à l'étude des os plats et des os courts, des omoplates, des vertèbres, du bassin. Il serait pourtant du plus haut intérêt d'observer le début des lésions rachitiques dans ces différents os et principalement dans les os du bassin chez les petites filles. Les examens histologiques ont été faits dans 30 cas et ont porté sur les épiphyses et diaphyses de différents os, sur les nouures costales, sur les os du crâne et sur la moelle osseuse (1).

Nous avons vu, en étudiant la marche clinique du rachitisme qu'il évolue suivant trois périodes bien distinctes : période de début ou état latent ; période d'état avec tuméfactions et déformations osseuses légères ; période de guérison, de consolidation ou de cachexie. A chacune de ces phases cliniques correspond une phase anatomique distincte ; c'est ce que nous avons pu vérifier. La transition entre ces différentes phases anatomiques est insensible, et pour établir la succession des lésions, nous avons été obligé d'étudier les cas extrêmes.

De l'examen d'un grand nombre d'os rachitiques, J. Guérin concluait déjà en 1837 que « les altérations de texture qu'ils présentent sont positivement différentes, suivant qu'elles appartiennent à la période d'incubation de la maladie, à la période de déformation où à la période de résolution ».

### I. — Phase de début.

Si les symptômes cliniques de cette phase de début sont vulgaires ou peu accusés, les altérations osseuses sont également

(1) TECHNIQUE. — Les os recueillis aux autopsies ont été conservés suivant la méthode de Kaiserling (*Berl. Klin. Wochenschrift*, 96, n° 35). Grâce à ce procédé, les différents tissus osseux, cartilagineux et médullaires gardaient leurs colorations intactes. Les photographies représentant des sections longitudinales d'os longs et de nouures costales (pl. 11, 13, 14) ont été faites sur des pièces immergées dans la glycérine. Pour l'examen histologique, les os ont été fixés à la liqueur de Müller (6 à 8 semaines), décalcifiés à l'acide chlorhydrique faible (acide chlorhydrique à 3 pour 100 + 10 pour 100 de chlorure de sodium) et inclus au collodion. La fixation au formol picrique et la décalcification rapide à l'aide d'un mélange d'acide chlorhydrique et de phloroglucine (phloroglucine 2 grammes, acide chlorhydrique 60 grammes, eau 200 grammes, chlorure de sodium 0gr,10) nous ont également donné de bons résultats.

Les colorants les plus employés ont été le picro-carmin, l'hématoxyline, le picro-carmin-hématoxyline et l'hématoxyline-éosine).

*Nota.* — Il est bon de faire remarquer que dans la description des lésions du rachitisme nous supposerons toujours que les pièces sont placées verticalement, la partie supérieure correspondant au cartilage articulaire.

fort peu apparentes, si bien que les difficultés rencontrées dans l'étude clinique de cette phase du rachitisme se retrouvent lorsqu'il s'agit de constater l'existence de lésions anatomiques. Les altérations macroscopiques sont si peu caractéristiques en effet, comme nous allons le voir, que, même après une section longitudinale d'un os long, il est difficile d'affirmer si oui ou non le rachitisme est en cause, et il faut attendre l'examen histologique pour se prononcer d'une façon définitive.

Une fois débarrassés de leurs parties molles, les os ne présentent aucun caractère anormal appréciable. Tout au plus peut-on apercevoir une teinte violacée des épiphyses. Sur des sections longitudinales passant par les épiphyses et par les diaphyses on constate que le cartilage de conjugaison est normal ou très légèrement épaissi (pl. 11, fig. 2); la moelle osseuse et le tissu spongieux épiphysaire présentent une coloration rouge sombre. A cette phase, on peut déjà percevoir une tuméfaction notable au niveau de l'union des côtes avec les cartilages costaux. Les os présentent encore leur résistance habituelle.

Voici les observations qui nous ont paru devoir être regardées comme des cas de début.

## Observations

Observation I. — *Enfant de 7 mois. — Absence de lésions macroscopiques. — Érosion de la limite inférieure du cartilage de conjugaison par de petits bourgeons vasculo-conjonctifs.*

Julia N..., âgée de 7 mois, élevée au biberon. Depuis l'âge d'un mois, mange de la viande, des légumes, boit du vin, du café. A toujours eu de la diarrhée. Enfant malingre, chétive, membres grêles, ventre mou dépressible, avec hernie de la ligne blanche. Prolapsus du rectum. Pas de déformations apparentes des os. Entrée au service pour une coqueluche, l'enfant succombe au bout de 2 jours.

A l'autopsie le foie est pâle, la rate est normale. Du côté du squelette, les os ne présentent aucune altération macroscopique apparente.

**Examen histologique.** — Sur une coupe de l'épiphyse supérieure du cubitus, colorée à l'hématoxyline, on constate, qu'au niveau du cartilage de conjugaison, la ligne d'ossification est irrégulière et que le cartilage est échancré en différents points. Ces petites encoches sont constituées par des anses vasculaires entourées de tissu conjonctif à fines cellules étoilées.

*Moelle osseuse du cubitus* (Coupes colorées à la thionine-éosine). — La structure aréolaire est assez marquée, mais on trouve une grande quantité de cellules entre les travées. Les gros mononucléaires prédominent; quelques cellules géantes; beaucoup de globules rouges.

OBSERVATION II. — *Enfant de* 10 *mois. — Absence de lésions macroscopiques. — Érosion de la limite inférieure du cartilage de conjugaison par des bourgeons vasculo-conjonctifs.*

Ernest C..., âgé de 10 mois, nourri exclusivement au sein jusqu'à 6 mois. A partir de ce moment, il est élevé au biberon. A toujours eu de la diarrhée. Meurt au bout de 18 jours.

On trouve à l'autopsie un foyer de broncho-pneumonie à la base gauche. Du côté du squelette les os ne présentent aucune altération apparente : les cartilages de conjugaison sont normaux. On observe cependant de légères nodosités à l'union des côtes et des cartilages costaux. Un ensemencement fait avec la moelle osseuse du tibia reste négatif.

**Examen histologique.** — Des coupes verticales de l'épiphyse supérieure du tibia, de l'épiphyse inférieure du péroné et d'une nouure costale, colorées à l'hématoxyline, montrent les lésions suivantes : Au niveau du cartilage de conjugaison la ligne d'ossification est légèrement sinueuse; elle est échancrée dans sa partie inférieure par des bourgeons vasculo-conjonctifs; les travées directrices sont désordonnées.

Une coupe longitudinale de la diaphyse du tibia, colorée à l'hématoxyline, ne montre aucune lésion.

*Moelle osseuse du tibia* (Coupes colorées à la thionine-éosine). — La structure aréolaire manque complètement. On trouve une énorme quantité de cellules (petits et gros mononucléaires, éosinophiles, cellules géantes, polynucléées abondants, beaucoup de globules rouges).

OBSERVATION III. — *Enfant de* 11 *mois. — Absence de lésions macroscopiques. — Érosion de la limite inférieure du cartilage de conjugaison par des bourgeons vasculo-conjonctifs. Bouleversement des travées directrices d'ossification.*

Gustave G..., 11 mois; nourri au sein; suralimentation; l'enfant boit à toute heure du jour et de la nuit. A toujours eu de la diarrhée et des vomissements. Enfant chétif, incapable de se tenir assis. Ventre énorme; thorax évasé à la base. Grande fontanelle largement béante; pas de dents.

Pas de déformations apparentes des membres. L'enfant meurt avec des symptômes de méningite aiguë.

A l'autopsie on constate entre les méninges la présence de 40 centimètres cubes d'un liquide sanguinolent; affaissement du lobe frontal gauche. Foyers de broncho-pneumonie aux deux bases. Gros foie congestionné, ayant la consistance du caoutchouc; reins pâles; rate normale; ganglions mésentériques très développés.

Du côté du squelette, le chapelet costal est assez marqué. Il n'existe pas de déformations apparentes du tibia, du radius et du cubitus. Les cartilages de conjugaison sont normaux; la moelle osseuse est très rouge.

Un ensemencement pratiqué avec la moelle osseuse du tibia ne donne aucun résultat.

**Examen histologique.** — Des coupes de l'épiphyse supérieure du radius, de la diaphyse du radius et d'une nouure costale, colorées au picro carmin et à l'hématoxyline, montrent les particularités suivantes :

1° *Radius.* — Sur une coupe verticale de l'épiphyse inférieure on ne constate aucune lésion.

2° *Nouure costale.* — Le cartilage de conjugaison n'est pas épaissi d'une façon appréciable. Sa limite inférieure est ondulée et on constate qu'il est échancré à ce niveau par de jeunes capillaires accompagnés de tissu conjonctif.

Les travées directrices d'ossification sont irrégulièrement disposées; les cavités médullaires sont plus volumineuses que normalement. L'os et le cartilage s'emboîtent, s'engrènent l'un dans l'autre au lieu de se superposer.

3° *Diaphyse du radius.* — Sur une coupe verticale, on ne constate aucune lésion.

4° *Moelle osseuse du radius* (Coupes colorées à la thionine-éosine). — L'aspect aréolaire a complètement disparu; la prolifération cellulaire est intense. Les gros mononucléaires prédominent; on constate une quantité considérable d'éosinophiles; les cellules géantes sont peu abondantes. Les parois des vaisseaux sont très épaissies.

Observation IV. — *Enfant de 7 mois. — Nouures costales. — Épaississement du cartilage de conjugaison. Erosion de sa limite inférieure par des bourgeons vasculo-conjonctifs. Prolifération des cellules cartilagineuses.*

René M..., 7 mois, nourri au sein jusqu'à 4 mois; sevré à cette époque. A de la diarrhée depuis 15 jours. Enfant cachectique; peau flasque, pâle; gros ventre. Il meurt 3 jours après son entrée au service.

A l'autopsie, on constate la présence de foyers de broncho-pneumonie aux deux bases; gros foie pâle, mou; rate volumineuse; reins très pâles; myocarde décoloré; ganglions mésentériques très développés; estomac dilaté; les follicules de l'intestin sont saillants.

Du côté du squelette les nouures costales sont assez prononcées. Vus extérieurement les différents os ne présentent aucune particularité appréciable; sur une section longitudinale du tibia droit, on constate que les cartilages de conjugaison sont épaissis et ont une coloration plus foncée que normalement; la moelle a une teinte rouge sombre. Les mêmes altérations se retrouvent au niveau du péroné et du cubitus.

Des ensemencements faits avec la pulpe splénique et la moelle osseuse du tibia restent négatifs.

**Examen histologique.** — Des coupes des épiphyses supérieures et inférieures du tibia et d'une nouure costale, colorées à l'hématoxyline, montrent les lésions suivantes :

1° *Tibia.* — La ligne d'ossification n'a pas sa régularité habituelle et le cartilage de conjugaison est épaissi. Par places, on trouve, sous la zone de cartilage calcifié, les cavités médullaires normales bordées par les travées directrices; en d'autres points, le cartilage calcifié est entouré par de petits domes vasculo-conjonctifs dans lesquels on remarque aussi des cellules rondes; à ce niveau les travées directrices sont disposées d'une façon irrégulière et le cartilage se trouve séparé du tissu spongieux épiphysaire par une zone formée de tissu conjonctif et de vaisseaux. Sous le périoste, on trouve une couche épaisse de fibres conjonctives enchevêtrées contenant des cellules fusiformes; cette couche conjonctive s'introduit entre les lamelles osseuses de la diaphyse.

2° *Nouure costale.* — Au niveau de la nouure costale les lésions semblent plus accentuées. Le cartilage de conjugaison est nettement épaissi. La ligne d'ossification est plus irrégulière encore que dans l'épiphyse du tibia. On trouve ici une grande quantité de vaisseaux entourés de tissu conjonctif et pénétrant dans le cartilage, dont la limite inférieure se trouve ainsi érodée par places. En certains endroits, on trouve, au pourtour des cavités médullaires, des travées dans lesquelles on distingue encore les cellules cartilagineuses. Au voisinage des bourgeons vasculo-conjonctifs qui pénètrent dans le cartilage, on trouve une prolifération marquée des cellules cartilagineuses. Sous le périoste on constate la présence d'un tissu conjonctif feutré qui arrive jusqu'au voisinage de la cavité médullaire;

3° *Moelle osseuse du tibia* (Coupes colorées à la thionine-éosine). — La structure aréolaire de la moelle a presque complètement disparu. Il existe une prolifération cellulaire des plus nettes. Les éléments cellulaires sont constitués par de petits mononucléaires et par une grande quantité de polynucléées; les cellules géantes sont très nombreuses. Les tuniques externes et internes des artérioles sont très épaissies et la lumière de ces vaisseaux est réduite à une fente (endo-périartérite). On constate par places la présence de traînées de cellules fusiformes. Les globules rouges sont peu nombreux.

Observation V. — *Enfant de 5 mois. — Absence de lésions macroscopiques. — Érosion de la limite inférieure du cartilage par des bourgeons vasculo-conjonctifs. Bouleversement des travées directrices d'ossification.*

Berthe R..., âgée de 5 mois. Enfant malingre, chétive, élevée au biberon. Diarrhée verte abondante depuis un mois. Pas de déformation apparente des os. Mort au bout de 5 jours.

A l'autopsie, foyers de broncho-pneumonie dans les deux bases ; foie ardoisé, ferme ; rate petite. Du côté du squelette, on trouve de légères nodosités au niveau des cartilages costaux. Les cartilages de conjugaison du tibia sont normaux ; la moelle a une coloration rouge foncée.

**Examen histologique.** — Des coupes verticales de l'épiphyse inférieure du tibia colorées au picro-carmin et à l'hématoxyline montrent les particularités suivantes : le cartilage ne paraît pas plus épais que sur un os normal. La ligne d'ossification par contre est très irrégulière et on trouve au-dessous du cartilage une zone vasculaire épaisse. Le cartilage est échancré à sa partie inférieure par des anses vasculaires accompagnées de tissu conjonctif ; ces vaisseaux dépassent la ligne d'ossification. Les travées directrices ne sont plus normalement dirigées et on trouve directement au-dessous du cartilage des lamelles osseuses dirigées dans tous les sens, obliques, parallèles, mais non verticales comme dans l'os normal. Au-dessous de la ligne juxta-épiphysaire on trouve de petits blocs cartilagineux, isolés, entourés de vaisseaux et de tissu conjonctif.

*Moelle osseuse du tibia* (Coupes colorées à la thionine-éosine). — La structure aréolaire est en grande partie conservée, mais on trouve à l'interstice des travées une grande quantité des éléments cellulaires habituels (petits et gros mononucléaires, polynucléés, éosinophiles, quelques cellules géantes, globules rouges).

Observation VI. — *Enfant de un an. — Chapelet costal. — Epaississement des cartilages de conjugaison du tibia. — Érosion de la limite inférieure du cartilage par des bourgeons vasculo-conjonctifs. Bouleversement des travées directrices d'ossification* (pl. 11, fig. 2 ; pl. 19, fig. 2 ; pl. 22, fig. 2 ; pl. 24, fig. 2).

Olivier M..., âgé de un an. Nourri au biberon ; lait concentré pendant les 6 derniers mois. A de la diarrhée depuis un mois. Enfant chétif, peau flasque, abcès sous-cutanés multiples. Chapelet costal très net. Les épiphyses inférieures des radius et des tibias paraissent augmentées de volume. L'enfant succombe 8 jours après son entrée au service.

On trouve à l'autopsie des foyers de broncho-pneumonie disséminés dans les deux poumons ; foie blanc, mou ; rate friable, reins pâles. L'estomac est très dilaté ; on trouve sur la muqueuse des mucosités noirâtres et du sang.

Du côté du squelette, le chapelet costal est très net. Le crâne est déformé ; le frontal a 1 centimètre d'épaisseur, la table externe étant séparée de la table interne par un tissu spongieux lamellaire très épais ; l'occipital très aminci est réduit à l'épaisseur d'une feuille de papier et se laisse couper au couteau. Vus par transparence les os du crâne sont très vasculaires.

Sur une section longitudinale du tibia on constate que le cartilage de conjugaison est très épaissi et présente au niveau de l'épiphyse supérieure : une première zone violacée et une seconde grisâtre, épaisse de 1 centimètre (pl. 11, fig. 2). Le tissu spongieux qui borde cette dernière zone a une coloration jaunâtre qui tranche nettement avec la coloration rouge vif du tissu spongieux situé en dessous.

Un ensemencement fait avec la moelle osseuse du tibia donne un résultat négatif.

**Examen histologique.** — Des coupes de l'épiphyse inférieure du tibia colorées au picro-carmin et à l'hématoxyline montrent les altérations suivantes :

*Tibia* (Coupe verticale de l'épiphyse inférieure). — Le cartilage de conjugaison est légèrement épaissi. La ligne d'ossification est irrégulière. Sur une coupe, elle se montre formée d'une ligne onduleuse, érodée par de petits cônes vasculo conjonctifs (pl. 19, fig. 2).

A un fort grossissement, on constate que les travées directrices d'ossification sont irrégulièrement disposées. Les cavités médullaires situées entre ces travées directrices de substance fondamentale cartilagineuse et au-dessous du cartilage sont plus vastes et plus irrégulières que dans l'os normal ; elles renferment un nombre considérable de gros capillaires entourés de cellules étoilées (pl. 24, fig. 2). De ces cavités partent en certains points des capillaires arborisés qui pénètrent dans le cartilage à l'état isolé ou sous forme de bouquets entourés de cellules conjonctives. Ce sont de véritables bourgeons charnus qui envahissent le cartilage à sa partie inférieure. Le long du cartilage un certain nombre de ces capillaires apparaissent coupés en travers (pl. 22, fig. 2).

*Moelle osseuse du tibia* (Coupes colorées à la thionine-éosine). — La structure aréolaire a presque entièrement disparu. Çà et là on trouve encore quelques petites cavités graisseuses mais la plus grande partie de la moelle est formée d'un amas compact de cellules tassées les unes contre les autres.

A un fort grossissement on constate la présence d'une énorme quantité de gros mononucléaires ; on trouve également un certain nombre de petits mononucléaires, des polynucléés, quelques cellules géantes, quelques globules à granulations éosinophiles. Un grand nombre de ces cellules ont des noyaux en voie de division et on trouve tous les intermédiaires entre les mononucléaires et les cellules géantes. En certains endroits existent des amas de globules rouges, des cellules allongées et de petits tourbillons conjonctifs. La tunique interne des artérioles est très épaissie.

Observation VII. — *Enfant de 2 mois et demi. — Chapelet costal. — Epaississement des cartilages de conjugaison du tibia. — Envahissement du cartilage par des bourgeons vasculo-conjonctifs.*

Henriette L..., âgée de deux mois et demi, entrée au service pour rougeole et morte le jour même. Pas de déformation apparente du squelette. Nous n'avons pu recueillir aucun renseignement sur cette enfant.

A l'autopsie, foyers de broncho-pneumonie aux deux bases ; tubercules disséminés à la surface du foie et de la rate.

*Squelette.* — Nouures costales énormes. Extérieurement, le tibia ne présente aucune altération. Sur une section longitudinale, on constate que le cartilage de conjugaison est épaissi et présente les deux couches chondroïde et spongoïde; la moelle a une coloration rouge vif.

**Examen histologique.** — *Épiphyse inférieure du tibia.* (Coupes verticales colorées au picro-carmin et à l'hématoxyline). — La ligne d'ossification est bouleversée et le cartilage est envahi au niveau de sa limite inférieure par des bourgeons conjonctifs renfermant un grand nombre de gros capillaires arborisés.

*Diaphyse du tibia* (Coupes longitudinales colorées au picro-carmin et à l'hématoxyline). — On trouve entre le périoste et l'os diaphysaire une épaisse couche de tissu conjonctif feutré dans laquelle sont noyées de petites lamelles osseuses déchiquetées.

*Nouure costale* (Coupes longitudinales colorées au picro-carmin et à l'hématoxyline). — On retrouve les mêmes lésions qu'au niveau du tibia, c'est-à-dire, l'envahissement du cartilage par des bourgeons vasculo-conjonctifs.

Dans ces 7 observations les altérations macroscopiques étaient uniquement constituées par un léger épaississement des cartilages de conjugaison des os longs. Dans quelques cas, les nodosités costales étaient déjà apparentes. L'examen histologique des différents os permit de se rendre compte des lésions déjà importantes, qui siégeaient au niveau des lignes d'ossification.

La lésion primitive paraît être l'envahissement du cartilage, au niveau de sa limite inférieure, par des anses vasculaires accompagnées de tissu conjonctif à fines cellules étoilées (pl. 24, fig. 2 et pl. 22, fig. 2). Cette ascension des vaisseaux au sein du cartilage rend la ligne d'ossification irrégulière. Tandis que dans l'os normal, à un faible grossissement, le cartilage calcifié est suivi brusquement par une zone plus foncée dans laquelle on trouve les travées directrices d'ossification séparées par des vaisseaux et des cellules rondes, puis les lamelles osseuses et la moelle, on voit qu'au début du rachitisme la bordure inférieure du cartilage calcifié présente des créneaux (pl. 19, fig. 2) renfermant des capillaires dilatés entourés de tissu conjonctif (pl. 22, fig. 2). Cet aspect est des plus nets dans les observations I et II. La présence de ces bourgeons vasculo-conjonctifs a pour premier résultat de disloquer les travées directrices d'ossifications qui ne sont plus disposées verticalement comme dans l'os normal (Obs. III). Ces travées ne sont plus continuées par les lamelles osseuses ; les cavités médullaires sont agrandies et renferment d'énormes capillaires. A un degré plus avancé on constate une prolifération des cellules cartilagineuses autour des bourgeons vasculo-conjonctifs (Obs. IV) et on observe au-dessous du cartilage, isolés au milieu des vaisseaux et du tissu conjonctif, de petits blocs compacts composés de cellules cartilagineuses calcifiées, (Obs. V et VI) reconnaissables sur les coupes colorées au picrocarmin à leur coloration rouge intense. Somme toute, alors que dans l'os normal le tissu spongieux (os définitif et os en voie de formation, c'est-à-dire travées directrices d'ossification) est directement apposé au cartilage, les deux zones qui le composent sont engrenées, l'une dans l'autre, au début du rachitisme.

La caractéristique histologique du rachitisme au début est donc l'*irrégularité de la ligne d'ossification due à la pénétration de bourgeons vasculo-conjonctifs dans le cartilage.*

Tandis que ces phénomènes se passent au niveau du cartilage juxta-épiphysaire, on constate dans certains os, sous le périoste, l'apparition d'une épaisse couche de fibres conjonctives enchevêtrées, renfermant des cellules fusiformes et des capillaires ; cette couche conjonctive s'introduit entre les lamelles osseuses de la diaphyse (Obs. VII).

*La moelle osseuse présentait dans tous ces cas de profondes altérations, mais elles ne différaient en rien de celles que l'on rencontre au cours des infections ou intoxications sans lésions osseuses.*

A cette période du rachitisme, les différents organes présentent les altérations banales, communes à toutes les infections ou intoxications digestives aiguës ou chroniques de l'enfance. Dans nos 7 observations le foie était pâle, la rate était augmentée de volume ; l'estomac et l'intestin étaient dilatés. Nous n'avons pas fait de recherches histologiques.

### II. — Période d'état (ramollissement).

Cette période suit insensiblement la précédente. Elle est caractérisée cliniquement, à son début, par l'apparition des nouures épiphysaires et des déformations légères des diaphyses.

Dans tous les cas que nous avons eu l'occasion d'examiner anatomiquement, le rachitisme n'avait provoqué du côté du squelette que des tuméfactions, mais les os présentaient déjà d'importantes modifications de structure sur des sections longitudinales et de profondes lésions histologiques. Chez les jeunes enfants dont nous rapporterons plus loin les observations, le rachitisme en était arrivé à la phase qui précède les grandes déformations ou le retour à l'état normal. Si ces enfants n'étaient pas morts de complications, broncho-pulmonaires ou autres, les lésions osseuses auraient rétrocédé ou les os se seraient ployés sous l'influence des contractions musculaires.

Nous donnerons la description des différentes lésions observées à cette période du rachitisme, en commençant par le squelette, et en finissant par les viscères. Nous étudierons d'abord l'aspect macroscopique des différents os.

*Lésions macroscopiques.* — Les os sont ramollis et le ramollissement peut être tellement accentué que des os volumineux comme le fémur ou le tibia (enfants de un à deux ans) se laissent sectionner au couteau avec la plus grande facilité. Nous avons même pu faire des coupes histologiques sur un os, fixé à l'alcool, sans décalcification préalable, ce qui nous a permis de faire toute la série des opérations de coloration pour la recherche des éléments microbiens au sein du tissu osseux ; cette recherche n'aurait pas été possible après le passage dans les liquides décalcifiants. Les os ainsi ramollis peuvent être aisément ployés et nous avons pu courber, sans les casser, certains péronés jusqu'à ce que leurs deux épiphyses soient au contact l'une de l'autre.

Vus extérieurement, les os ne présentent en général que peu d'altérations. Les épiphyses seules ont une teinte violacée très prononcée et sont régulièrement augmentées de volume suivant tous leurs diamètres. Il en résulte, dans bien des cas, une disproportion considérable entre la diaphyse et les épiphyses tuméfiées. L'os prend ainsi la forme d'une massue (voir pl. 14, fig. 4). Dans certains cas la diaphyse est épaissie et l'os devient massif, court, trapu (pl. 11, fig. 5). On constate dans presque tous les cas des tuméfactions très accentuées à l'union des côtes et des cartilages costaux (pl. 14, fig. 2). Ces tuméfactions sont globuleuses ; leur partie saillante est aplatie circulairement, et lorsqu'on regarde la nouure par transparence, on voit dans la portion réfringente des traînées rougeâtres (vaisseaux) s'étendant de l'os au cartilage.

Les os du crâne peuvent être très épaissis et mesurer jusqu'à un centimètre et même un centimètre et demi d'épaisseur. Par contre, ils sont souvent amincis et, dans ce dernier cas, l'os est réduit à une lamelle élastique (crânio-tabes) donnant au doigt la sensation du parchemin. Un tel os, vu par transparence, présente une vascularisation intense qui produit en rouge les arabesques les plus compliquées (voir pl. 14, fig. 1). Les os frontaux sont en général boursouflés, épaissis, tandis que l'amincissement siège surtout au niveau de l'occipital et des pariétaux.

*Sur les sections longitudinales* des os longs et des nouures costales (pl. 14, fig. 3), les lésions les plus importantes siègent au niveau du cartilage de conjugaison. Ce cartilage qui normalement se présente sous l'aspect (pl. 11, fig. 1) d'une mince ligne bleutée, servant de transition entre le cartilage et le tissu spongieux épiphysaire, épaisse de un à deux millimètres, voit son épaisseur considérablement augmenter, puisqu'il peut atteindre 1 centimètre à 1 centimètre et demi. Dans la grande majorité des cas on distingue à son niveau deux couches superposées ; la première, contiguë au cartilage, dont elle est séparée par une ligne sinueuse (pl. 11, fig. 4 et pl. 12, fig. 1), a une coloration violacée ; elle est sillonnée de traînées rougeâtres, parallèles les unes aux autres (vaisseaux). La seconde, séparée de la première par une bandelette rougeâtre, cranelée, a une teinte rose et un aspect granité. Cette couche inférieure se continue insensiblement avec le tissu spongieux épiphysaire. On a donné à ces deux zones du cartilage de conjugaison les noms de *couche chondroïde* et de *couche spongoïde*. Rufz de Lavison (1) a donné le premier la description de ce tissu spongoïde. « Au-dessous du point où finit le cartilage, dit-il, commence un tissu rougeâtre très élastique, réticulaire, semblable à une éponge très fine, à mailles très serrées, d'entre lesquelles on fait suinter par la pression du sang en abondance. » Jules Guérin croyait que ce tissu était un épanchement de sang. Nous verrons que l'examen histologique démontre bien la vascularisation extrême de cette zone. On ne distingue pas toujours aussi nettement ces deux couches chondroïde et spongoïde, et, sur certains os, le cartilage de conjugaison, très épaissi, se montre seulement sous forme d'une bande bleue à limites irrégulières et sinueuses (pl. 11, fig. 3).

Le noyau spongieux et le tissu spongieux de l'épiphyse ont généralement une coloration rouge sombre ; dans d'autres cas, ils sont rosés (pl. 12, fig. 1) ou même jaunâtres (pl. 12, fig. 3). D'importantes altérations siègent également au niveau de la dia-

---

(1) Rufz de Lavison, *loc. cit.*

physe. Le canal médullaire est rétréci par suite de la dissociation des lamelles osseuses diaphysaires (pl. 11, fig. 4 et pl. 12, fig. 1) et peut même être complètement obturé. Il prend alors la forme dite en sablier. Dans certains os et notamment au niveau du radius, du cubitus et du péroné, le canal médullaire peut disparaître totalement et se trouver réduit à de petites lacunes longitudinales remplies de moelle (pl. 12, fig. 2).

La moelle a des teintes variant du jaune au rouge sombre. Le périoste est rougeâtre, épaissi, surtout dans la portion moyenne de l'os.

Au-dessous du périoste existe un tissu de nouvelle formation (tissu *ostéoïde* de Virchow), rappelant le tissu spongoïde. Il forme le long de l'os diaphysaire des traînées plus ou moins épaisses (pl. 12, fig. 3) qui donnent naissance à des prolongements pénétrant entre les lamelles osseuses. Il en résulte que l'os de la diaphyse prend un aspect aréolaire. Ce tissu ostéoïde peut se retrouver au centre du canal médullaire qu'il obture alors plus ou moins complètement (pl. 12, fig. 3). Dans les cas où ces lésions de la diaphyse sont très accentuées, le cartilage de conjugaison ne présente souvent que de légères altérations (pl. 12, fig. 3).

Ces lésions de l'épiphyse (cartilage de conjugaison), du canal médullaire et de la diaphyse varient d'aspect avec les différents os. Les lésions les plus caractéristiques se rencontrent au niveau du tibia, du péroné, du radius et du cubitus. « Le tissu spongoïde, disait Broca (1), paraît d'abord sur les points où le travail de croissance est le plus actif, c'est-à-dire précisément là où les couches chondroïdes normales présentent le plus d'épaisseur. Ces points sont : l'extrémité inférieure du fémur, du péroné, du radius ou du cubitus ; l'extrémité supérieure de l'humérus, les deux extrémités du tibia. » Lorsque le rachitisme continue

(1) Broca. *Bulletin Soc. anatomique*, 1852, p. 568.

son évolution, on retrouve ce tissu sur l'extrémité supérieure du fémur et sur l'extrémité inférieure de l'humérus.

Avant d'aborder l'étude des lésions microscopiques, nous donnerons les observations des enfants rachitiques chez lesquels nous avons pratiqué l'examen histologique des os.

## Observations

Observation VIII. — *Enfant de un an. — Absence de déformations osseuses pendant la vie. — Envahissement du cartilage par des vaisseaux entourés de tissu conjonctif. — Calcification du cartilage au pourtour de ces vaisseaux. — Blocs de cartilage calcifié isolés. — Lamelles osseuses séparées par du tissu conjonctif.*

Camille N..., âgé de 1 an. Nourri au sein pendant six semaines, puis placé dans un hospice où il est élevé au biberon. A toujours eu de la diarrhée. Enfant très maigre, peau flasque, pâle; gros ventre distendu, thorax évasé à la base; pas de déformations des membres. Entré au service pour rougeole, il succombe au bout de 19 jours (broncho-pneumonie, otite, conjonctivite suppurée, kératite).

**Autopsie.** — Foyers de broncho-pneumonie dans le poumon droit; myocarde pâle; foie congestionné; grosse rate; ganglions mésentériques volumineux.

Squelette. — *Chapelet costal.* — Le chapelet costal est très accentué, surtout au niveau des dernières côtes. On constate, à l'union du cartilage costal et de la côte, la présence d'une tuméfaction énorme, globuleuse, ayant à peu près une largeur double (18 millimètres) de celle de la côte (8 millimètres). La partie saillante, moyenne, est aplatie circulairement e transparente; l'extrémité de la côte est violacée. Vue par transparence, on voit dans la portion réfringente des traînées rougeâtres, verticales (vaisseaux).

Sur une coupe longitudinale le tissu spongieux de la côte est rouge et se continue par une zone rosée présentant des travées plus foncées. Au delà de cette zone on en trouve une seconde, violacée. La ligne de séparation avec le cartilage est irrégulière, crénelée.

*Tibia.* (Voir pl. 11, fig. 4 et pl. 12, fig. 1).

Extérieurement le tibia présente une courbe accentuée à concavité postérieure. L'épiphyse inférieure est très augmentée de volume. Sur une coupe longitudinale on trouve des lésions très accentuées.

1. — *Epiphyse et cartilage de conjugaison.* — Le cartilage de conjugaison est très épais et mesure 7 millimètres de hauteur. Il se divise en 3 zones :

Une *supérieure* séparée du cartilage par une ligne sinueuse. Cette zone est de coloration violacée et présente des traînées rougeâtres, verticales, séparées de la première par une bandelette rouge sinueuse ; une *inférieure* rosée, granitée, séparée de la zone *moyenne* par une ligne sinueuse et se continuant avec le tissu spongieux. Le tissu spongieux épiphysaire est de coloration rose pâle avec des placards brunâtres.

2. — *Diaphyse.* — Le diaphyse a la forme classique en sablier. Le canal médullaire est obturé à sa partie moyenne et comblé par des travées fibroïdes jaunâtres. Au-dessus et au-dessous, la moelle est d'un rouge vif. L'os diaphysaire va en épaississant jusqu'à la partie moyenne de l'os où il présente $3^{mm},5$ d'épaisseur. Le périoste est épaissi.

3. — *Epiphyse inférieure.* — Mêmes lésions qu'au niveau de l'épiphyse supérieure.

*Péroné.* — Le péroné est aplati extérieurement dans le sens antéro-postérieur. Il est très mou, flexible, et présente une courbe à concavité postérieure. Les épiphyses présentent au niveau du cartilage de conjugaison des lésions analogues à celles du tibia.

Sur une coupe longitudinale, le canal médullaire est très rétréci et reporté à la partie postérieure de l'os. La cavité médullaire présente des foyers jaunâtres, gélatiniformes, alternant avec des foyers rouges. A la partie antérieure, l'os diaphysaire est épaissi ; il donne naissance sur sa face interne à des travées fibroïdes disposées verticalement, entre-croisées et obturant presque totalement à ce niveau le canal médullaire.

*Radius.* — L'épiphyse inférieure est très augmentée de volume et violacée.

*Cubitus.* — Le cubitus présente une courbe à concavité interne. L'épiphyse supérieure est violacée, très augmentée de volume.

**Examen histologique.** — *Epiphyse supérieure du tibia* (Coupes verticales colorées au picro-carmin et à l'hématoxyline, pl. 15, fig. 2).

La limite entre le cartilage et le tissu spongieux est des plus irrégulières. La couche chondroïde et la couche spongoïde mesurent chacune trois millimètres. Le cartilage sérié forme des blocs de cellules irrégulièrement agencées et disposées, séparés par de la substance fondamentale cartilagineuse calcifiée. Le cartilage pénètre plus au moins loin dans la zone spongoïde, soit sous forme de blocs cartilagineux compactes, soit sous forme de blocs cartilagineux contenant dans leur épaisseur des vaisseaux ou des amas de tissu conjonctif. D'autre part le cartilage est pénétré par de nombreux bouquets vasculaires terminés en pelotons glomérulaires et noyés dans du tissu conjonctif finement fibrillaire, avec de nombreuses cellules fusiformes, surtout abondantes au pourtour des vaisseaux ; ces vaisseaux sont coupés en long ou transversalement. Par places les vaisseaux sont en nombre tellement considérable que le cartilage présente l'aspect d'un tissu caverneux. Les bords des îlots cartilagineux sont très déchiquetés et on observe qu'à ce niveau, au voisinage des vaisseaux, la substance fondamentale et les capsules des cellules cartilagineuses sont fortement calcifiées. Le tissu spongoïde présente une limite inférieure assez nettement tranchée. Au niveau de son union avec la couche chondroïde, la zone de transition est irrégulière, anfractueuse. D'une façon générale, le tissu spongoïde est constitué par des lamelles de cartilage calcifié, déchiquetées, circonscrivant de larges espaces irréguliers, remplis de tissu conjonctif formé de longues cellules fusiformes ou de cellules arborisées à prolongements anastomosés. Au milieu du tissu conjonctif on trouve un grand nombre de vaisseaux. On voit les ostéoblastes se disposer d'une façon régulière le long des travées calcifiées.

Au fur et à mesure qu'on se rapproche du tissu spongieux on voit les lamelles osseuses succéder au cartilage calcifié, mais ces lamelles osseuses sont encore entourées de tissu conjonctif. L'os se formant autour des blocs calcifiés, on voit en certains points de petits amas de cellules cartilagineuses calcifiées entourés d'une auréole osseuse. Plus loin, les lamelles osseuses sont séparées par de grandes cavités renfermant exclusivement des cellules rondes (os spongieux normal) (pl. 20, fig. 1).

*Epiphyse inférieure du radius* (Coupes verticales colorées au picro-carmin et à l'hématoxyline).

La couche chondroïde mesure 3 millimètres et la couche spongoïde $2^{mm},5$. A la limite du cartilage sérié et de la couche spongoïde, les capsules calcifiées sont encore plus nombreuses qu'au niveau du tibia. Entre le cartilage et le tissu spongieux se trouvent mélangés et entre-croisés en tous sens du cartilage calcifié, des lamelles osseuses, des vaisseaux et du tissu conjonctif.

*Epiphyse supérieure du radius* (Coupes verticales colorées au picro-carmin et à l'hématoxyline).

Les lésions du cartilage de conjugaison sont moins accentuées qu'au niveau de l'épiphyse inférieure. La couche chondroïde ne mesure que 2 millimètres et la couche spongoïde $1^{mm},5$. La limite entre le cartilage sérié et la couche spongoïde est assez régulière ; on voit seulement des bouquets vasculaires entourés de cellules fusiformes échancrer le cartilage.

*Nouure costale* (Coupes longitudinales colorées au picro-carmin et à l'hématoxyline).

Les couches chondroïde et spongoïde mesurent chacune 3 millimètres d'épaisseur et sont engrenées l'une dans l'autre (pl. 16, fig. 2).

On voit de grandes masses fortement colorées partir du tissu spongieux et envahir le cartilage sur les deux tiers de sa hauteur. Ces masses, à contours irréguliers, arborisés, à bords déchiquetés, sont formées par des amas de vaisseaux entourés d'une gangue conjonctive ; les tractus vasculo-conjonctifs sont bordés par des bandes cartilagineuses calcifiées. Ces bandes cartilagineuses sont rongées, sur toute leur longueur, par de petits capillaires issus des gros troncs qui se trouvent au milieu des espaces conjonctifs. Les vaisseaux et le tissu conjonctif montent jusqu'au niveau du cartilage articulaire. Entre les travées cartilagineuses calcifiées, on trouve de volumineuses cellules cartilagineuses en voie de prolifération. Au niveau de la couche spongoïde, on voit les bandes de cartilage calcifié se continuer avec les lamelles osseuses; les lamelles osseuses, d'abord séparées par du tissu conjonctif réticulé, délimitent ensuite des alvéoles remplis de cellules rondes (moelle normale).

*Diaphyse du radius* (Coupe verticale colorée à l'hématoxyline).

Sur cette coupe le périoste est notablement épaissi. Au niveau de la partie la plus épaissie, la face interne du périoste est tapissée par une couche de cellules allongées, feutrées, envoyant dans l'os sous-jacent des prolongements en forme de dents de scie. Ces prolongements sont constitués par des vaisseaux entourés de tissu conjonctif. Les cavités situées au milieu des lamelles osseuses sont très grandes, communiquent les unes avec les autres et sont remplies de tissu conjonctif fibrillaire et de cellules rondes disposées autour des vaisseaux. Le canal médullaire est rempli de cellules rondes.

(Coupe transversale colorée à l'hématoxyline, pl. 17, fig. 2).

L'os diaphysaire est transformé en un tissu lacunaire dont les cavités irrégulières, anfractueuses, sont remplies de tissu conjonctif fibrillaire avec quelques cellules allongées. Les cavités les plus rapprochées de la cavité médullaire ne renferment que des cellules rondes.

*Moelle osseuse du tibia* (Coupes colorées à la thionine-éosine).

La structure aréolaire a complètement disparu, sauf au pourtour du vaisseau central où quelques lacunes persistent. Cellules éosinophiles abondantes; globules rouges en grande quantité; beaucoup de cellules géantes; le reste des éléments cellulaires est constitué par des amas de gros mononucléaires. En certains points, on constate au voisinage des vaisseaux des amas de cellules allongées limités par de fines fibrilles conjonctives.

OBSERVATION IX. — *Enfant de un an et demi. — Epaississement considérable du cartilage de conjugaison. — Envahissement de ce cartilage par des vaisseaux entourés de tissu conjonctif. — Degré avancé de la calcification du cartilage (cartilage d'aspect fibreux).*

Auguste J..., âgé d'un an et demi. Enfant cachectique mort le jour de son entrée au service. Nous n'avons pu recueillir sur lui aucun renseignement.

**Autopsie.** — Foyers de broncho-pneumonie disséminés dans les deux poumons; foie blanchâtre : rate volumineuse; myocarde décoloré.

Du côté du squelette, les os du crâne sont très amincis et donnent à la palpation la sensation de carton. Nouures costales énormes. Genu valgum double accentué.

*Fémur.* — L'épiphyse inférieure du fémur est énorme et absolument disproportionnée avec la diaphyse et l'épiphyse supérieure. Le cartilage de conjugaison mesure près d'un centimètre d'épaisseur et présente les deux zones caractéristiques (chondroïde et spongoïde) engrenées l'une dans l'autre (pl. 14, fig. 4). Le canal médullaire, rempli par une moelle rouge, est rétréci à sa partie moyenne.

*Tibia.* — Le tibia forme avec le fémur un angle ouvert en dehors. Le cartilage de conjugaison de l'épiphyse inférieure est considérablement augmenté d'épaisseur.

*Péroné.* — Les mêmes lésions existent au niveau du péroné.

*Radius* (pl. 12, fig. 2). — Le cartilage de conjugaison est très épais. Le canal médullaire a presque entièrement disparu et se trouve remplacé par un tissu fibroïde jaunâtre laissant persister çà et là de minces lames de tissu médullaire. Le tissu spongieux de l'épiphyse inférieure est notamment transformé en une masse jaunâtre, dans laquelle il est impossible de distinguer l'os ou les cavités médullaires.

*Humérus. Cubitus.* — Épaississement considérable des cartilages de conjugaison.

**Examen histologique.** — *Epiphyse inférieure du fémur* (Coupes verticales colorées au picro-carmin et à l'hématoxyline).

Le cartilage de conjugaison est considérablement augmenté d'épaisseur et mesure 9 millimètres (couche chondroïde, 4 millimètres; couche spongoïde, 5 millimètres). Sur une coupe colorée au picro-carmin, il paraît composé de deux zones, une supérieure incolore et une inférieure très fortement colorée en rouge.

La partie supérieure est composée de cartilage sérié dans lequel pénètrent des anses vasculaires déliées, délicates, fines, entourées de petits pinceaux conjonctifs ou des anses vasculaires réunies en bouquets. Ces vaisseaux partent de la zone spongoïde et sont séparés par des amas de cartilage calcifié (substance fondamentale et capsule), la calcification étant plus intense au niveau des cellules bordant les espaces conjonctifs.

La zone fortement colorée en rouge (spongoïde) présente les aspects les plus divers. En certains endroits, et notamment à la périphérie, on trouve un tissu cartilagineux d'aspect fibrillaire, formé de petites cellules arrondies, tassées les unes contre les autres et groupées en amas séparés par de petites bandes très fines de substance fondamentale (phase avancée de la calcification du cartilage). Ailleurs, on trouve des bandes fortement colorées, finement déchiquetées, sinueuses, renfermant des cellules cartilagineuses à capsules calcifiées ; ces cellules isolées ou groupées en petits blocs donnent un aspect tigré à ces travées de cartilage calcifié. Çà et là on rencontre de petites lamelles peu colorées, bordées d'une zone opaque, le long de laquelle se rangent les ostéoblastes (os jeune entourant l'os ancien). Toutes ces travées sont séparées par un tissu vasculo-conjonctif dense. On voit en certains points les ostéoblastes se disposer au pourtour des travées de cartilage calcifié et la phase ultérieure de ce processus d'ossification est démontrée par la présence de cartilage au sein de lamelles osseuses concentriques nouvellement formées (pl. 25, fig. 4). En se rapprochant du tissu spongieux épiphysaire, on voit des lamelles osseuses déchiquetées entourant des cavités remplies de cellules rondes.

Ce cartilage de conjugaison se prête donc difficilement à une description d'ensemble. Il se compose d'un mélange confus d'éléments divers et on trouve entassés de la façon la plus irrégulière, au milieu d'un tissu conjonctif renfermant de nombreux vaisseaux, des blocs cartilagineux, calcifiés ou non, du tissu cartilagineux atrophié, stratifié, ayant un aspect fibrillaire et enfin de jeunes lamelles osseuses.

*Épiphyse inférieure du tibia* (Coupes verticales colorées au picrocarmin) (pl. 15, fig. 3). — L'aspect général est le même que dans la coupe précédente, mais la vascularisation est plus considérable. Les jeunes vaisseaux qui pénètrent dans le cartilage sont entourés de cellules rondes, tandis que dans la zone spongoïde les vaisseaux, compris entre les travées calcifiées et les lamelles osseuses, sont noyés dans du tissu conjonctif fibrillaire avec cellules étoilées anastomosées. En certains points, le tissu conjonctif est formé de cellules fusiformes tassées les unes contre les autres.

*Nouure costale* (Coupes verticales colorées au picro-carmin et à l'hématoxyline) (pl. 16, fig. 3). — Le cartilage de conjugaison est considérablement augmenté de volume et se trouve sillonné en tous sens par de nombreux capillaires (pl. 19, fig. 4). A un faible grossissement, on constate en effet, au sein de ce cartilage, la présence de traînées arborisées fortement colorées, qui, à un plus fort grossissement, se montrent formées de cavités vasculo-conjonctives limitées par des bandes de cartilage calcifié.

Un assez grand nombre de capillaires sont entourés de cellules rondes. On voit également de nombreux vaisseaux partir du périchondre et envahir ensuite le cartilage.

A la périphérie de la nouure, au niveau de la zone spongoïde et à la limite supérieure du tissu spongieux épiphysaire, on trouve une masse fortement colorée, composée de la façon suivante : au milieu d'une substance fondamentale opaque, on trouve de nombreuses cavités renfermant de petites cellules arrondies ; la substance fondamentale présente en certains points l'aspect de tourbillons. Çà et là, on aperçoit de fines fibrilles conjonctives avec de petits capillaires. Cette masse se confond d'une façon insensible avec le périoste et se trouve séparée du cartilage par une bande, plus foncée, ayant la même structure. Elle est limitée du côté du tissu spongieux par une zone de grosses cellules cartilagineuses calcifiées.

*Moelle osseuse du tibia* (Coupes colorées à la thionine-éosine). — La structure aréolaire a complètement disparu et la moelle est formée d'une accumulation d'éléments cellulaires. Les gros mononucléaires prédominent ; les cellules éosinophiles et les cellules géantes sont assez nombreuses. Peu de globules rouges. On trouve une grande quantité de cellules allongées et des traînées de fibrilles conjonctives.

Observation X. — *Enfant de 17 mois. — Chapelet rachitique. — Nouures épiphysaires. — Vascularisation extrême des couches chondroïde et spongoïde. — Capillaires géants séparés par du tissu conjonctif. — Envahissement du cartilage par des capillaires issus du périchondre.*

Alice L..., âgée de 17 mois, nourrie au biberon jusqu'à l'âge de 6 mois. Sevrée à 6 mois. N'a jamais marché. Gastro-entérite depuis l'âge de 16 mois. Enfant très maigre, peau sèche, ventre énorme, proéminent, estomac dilaté. Bosses frontales saillantes. Aplatissement de la région occipitale. Fontanelles béantes. 2 incisives supérieures et 2 incisives inférieures. Thorax évasé à la base ; sternum saillant à la partie moyenne. Chapelet rachitique accentué. Épiphyses inférieures des radius et des cubitus, des tibias et des péronés, augmentées de volume. L'enfant meurt de broncho-pneumonie un mois après son entrée au service.

**Autopsie.** — Congestion intense des deux bases avec foyers de broncho pneumonie disséminés. Cœur pâle. Foie volumineux jaunâtre. Grosse rate.

*Crâne.* — La grande fontanelle mesure 3 centimètres de largeur sur 6 centimètres de longueur. A la section du crâne, on constate que les temporaux sont notablement augmentés d'épaisseur ; les autres os, et principalement les pariétaux, sont très amincis, n'offrent qu'une faible résistance à la pression et présentent une vascularisation intense.

*Thorax* (pl. 14, fig. 2 et 3). — Nouures très accentuées à l'union des côtes et des cartilages costaux. Aplatissement latéral des côtes.

*Fémur.* — La tête fémorale semble faire partie du corps de l'os et il en résulte que le col est peu apparent. L'épiphyse supérieure est augmentée de volume ; l'épiphyse inférieure est énorme. Ces deux épiphyses présentent une coloration violacée. La diaphyse est légèrement incurvée dans le sens antéro-postérieur. Sur une section longitudinale, on constate que le cartilage de conjugaison est très épaissi et présente deux zones : une supérieure formée d'une large bande bleuâtre, et une inférieure rosée, granitée, se confondant insensiblement avec le tissu spongieux épiphysaire. Par transparence, les caractères de ces deux bandes sont encore plus accentués, et on voit nettement des tractus rougeâtres (vaisseaux) partir de la zone inférieure et se rendre dans la zone supérieure où ils forment des stries, parallèles entre elles, et à l'axe de la diaphyse. La moelle osseuse a une coloration rouge foncé.

*Tibia, Péroné, Cubitus.* — Ces trois os présentent les mêmes lésions que le fémur.

*Radius.* — L'épiphyse inférieure est énorme, violacée. La diaphyse présente une courbe à convexité tournée en dehors ; l'os diaphysaire est épaissi. Épaississement considérable du cartilage de conjugaison ; moelle osseuse rouge.

**Examen histologique.** — 1. *Radius* (Coupes verticales de l'épiphyse supérieure colorées au picro-carmin et à l'hématoxyline).

*Faible grossissement* (loupe). — Le cartilage de conjugaison est très augmenté d'épaisseur ; il est impossible de trouver de limite précise entre le cartilage normal et le tissu spongieux. Les couches chondroïde et spongoïde sont traversées par des tractus arborisés, partis du tissu spongieux, et montant jusqu'aux confins du cartilage articulaire. On est frappé de l'abondance extrême des vaisseaux aussi bien dans le cartilage que dans la zone située au-dessous.

*Fort grossissement* (Zeiss. Gr. = 125). — Au niveau de sa limite inférieure, le cartilage est échancré et les paquets de cellules cartilagineuses sont rongés par des créneaux vasculo-conjonctifs (pl. 20, fig. 2) ; ces créneaux sont formés de capillaires arborisés, entourés d'un tissu fibrillaire fin renfermant des cellules rondes et des cellules étoilées à prolongements anastomosés. Outre ces gros tractus vasculo-conjonctifs, on voit de petits capillaires arborisés, accompagnés de tissu conjonctif, s'infiltrer entre les colonnes cartilagineuses.

Au cartilage sérié fait suite une couche de cellules cartilagineuses volumineuses, arrondies et en voie de prolifération ; cette zone est continuée par des placards fortement colorés en rouge (picro-carmin) dans lesquels la calcification, après avoir envahi la substance fondamentale, s'étend aux capsules des cellules cartilagineuses.

En se rapprochant du tissu spongieux, on trouve des amas présentant une coloration rouge intense, tigrés et composés d'une gangue englobant des éléments cellulaires, arrondis et ratatinés (degré avancé de la calcification cartilagineuse). A un examen superficiel, ce cartilage calcifié rappelle la structure du tissu osseux. Ces différentes variétés de cartilage (cartilage proliféré, cartilage plus ou moins calcifié) sont déchiquetées et forment des travées, limitant des aréoles, qui renferment des vaisseaux et du tissu conjonctif. Le nombre de ces vaisseaux est considérable ; ce sont de gros capillaires boursouflés, dilatés (calibre des gros vaisseaux et parois des capillaires) qui forment en certains endroits de vrais lacs sanguins (voir pl. 21, fig. 1 et pl. 25, fig. 3). Ils sont coupés en tous sens et donnent à cette partie du cartilage de conjugaison l'aspect d'un tissu érectile. Ces capillaires géants sont entourés de cellules rondes et de fines fibrilles conjonctives. Le nombre des vaisseaux s'accroît au fur et à mesure qu'on se rapproche du tissu spongieux ; à ce niveau, on constate la présence de petites masses arrondies, présentant des prolongements arborisés, et l'on peut observer toutes les transitions entre ces éléments cellulaires et les jeunes capillaires (cellules vaso-formatives). En se rapprochant du tissu spongieux, on voit apparaître les lamelles osseuses entourées de vaisseaux et de tissu conjonctif.

Cette coupe présente donc à considérer les particularités suivantes, en allant du cartilage vers la cavité médullaire : cartilage normal, cartilage sérié, cartilage proliféré, cartilage calcifié (substance fondamentale et capsules), lamelles osseuses, os spongieux épiphysaire. Le cartilage proliféré, le cartilage calcifié et les lamelles osseuses forment des travées déchiquetées, noyées dans une gangue conjonctive renfermant un nombre considérable de vaisseaux.

2. *Nouure costale* (Coupes longitudinales colorées au picro-carmin et à l'hématoxyline).

*Faible grossissement* (loupe) (pl. 16, fig. 4). — Le cartilage de conjugaison est très épaissi; le cartilage est envahi sur ses parties latérales par des bouquets de capillaires issus du périchondre (voir pl. 18, fig. 4).

*Fort grossissement* (Zeiss G = 125). — De la face interne du périchondre, qui est tapissée par une couche épaisse de cellules fusiformes, partent de nombreux vaisseaux qui pénètrent le cartilage sous forme de franges ; ces vaisseaux sont accompagnés de cellules rondes. Le cartilage est envahi à sa partie inférieure par des bouquets capillaires arborisés, devenant de plus en plus fins au fur et à mesure qu'on se rapproche des cellules cartilagineuses. La structure des couches chondroïde et spongoïde est la même qu'au niveau du radius.

3. *Moelle du radius* (Coupes colorées à la thionine-éosine).

La structure alvéolaire a complètement disparu ; prolifération cellulaire intense; globules rouges en quantité considérable. On constate la présence d'un grand nombre de cellules géantes. Les autres éléments cellulaires sont identiques à ceux de la moelle normale.

Observation XI. — *Enfant de un an. — Absence de déformations osseuses pendant la vie. — Envahissement du cartilage par des vaisseaux entourés de tissu conjonctif et de cellules rondes. — Calcification du cartilage autour de ces vaisseaux.*

Joséphine L..., âgée de un an, élevée au sein jusqu'à l'âge de 2 mois, puis au biberon. Constipation habituelle. Enfant maigre, chétive; gros ventre distendu. Pas de déformations apparentes au niveau du squelette.

Cette enfant meurt de broncho-pneumonie 6 jours après son entrée au service.

**Autopsie.** — Foyers de broncho-pneumonie disséminés aux deux bases; foie volumineux, jaunâtre; grosse rate; reins décolorés.

*Squelette.* — Nouures costales énormes. Le tibia et le péroné sont très mous et se laissent ployer, et couper au couteau, avec la plus grande facilité. Les cartilages de conjugaison, très épais, présentent les deux couches caractéristiques (chondroïde et spongoïde). La moelle osseuse a une coloration rose pâle.

**Examen histologique.** — *Épiphyse inférieure du tibia* (Coupes verticales colorées au picro-carmin et à l'hématoxyline).

Le cartilage de conjugaison est considérablement épaissi. Le cartilage est échancré au niveau de sa limite inférieure par des bouquets de capillaires. Ces capillaires sont entourés de cellules rondes ou de tissu conjonctif fasciculé ; ces tractus vasculo-conjonctifs sont bordés par des bandes fortement colorées renfermant de petites cellules cartilagineuses. Ces parties de cartilage calcifié ressemblent, à s'y méprendre, à de l'os. Les capillaires sont ramifiés et échancrent le cartilage. Aux confins des bouquets de capillaires, on voit ces jeunes vaisseaux détruire les capsules des cellules cartilagineuses qui sont ainsi mises en liberté.

Le cartilage calcifié pénètre dans le tissu spongoïde sous forme de travées déchiquetées, entourées de tissu conjonctif. En certains points on trouve des bandes très colorées, tigrées (degré avancé de la calcification cartilagineuse) se continuant, soit avec le cartilage normal, soit avec les lamelles osseuses.

Le tissu spongoïde est constitué par des lamelles osseuses plongées dans un tissu conjonctif à cellules arborisées renfermant un grand nombre de vaisseaux. A ce niveau, on voit les ostéoblastes se disposer le long des travées osseuses.

La couche chondroïde et la couche spongoïde sont engrenées l'une dans l'autre et les différents éléments qui constituent le cartilage de conjugaison sont disposés de la façon la plus irrégulière. La transition entre le cartilage calcifié à petites cellules et l'os est parfois tellement graduée qu'il est difficile sinon impossible de trouver une zone précise de différenciation. Le cartilage calcifié présente seulement sur les coupes colorées au picro-carmin une teinte rouge plus vive et les éléments cellulaires y sont plus nombreux que dans les lamelles osseuses.

Au niveau du périchondre, le cartilage est envahi sur ses parties latérales par des bourgeons conjonctifs et par des vaisseaux, qui délimitent de petits amas de cellules cartilagineuses normales et de petits blocs cartilagineux calcifiés.

Le point le plus particulier présenté par cette coupe est la présence de cellules rondes, autour des vaisseaux, au niveau de la couche chondroïde ; dans la couche spongoïde, on ne trouve que du tissu conjonctif et au fur et à mesure qu'on se rapproche de l'os spongieux normal, on voit réapparaître les cellules rondes.

*Nouure costale* (Coupes longitudinales colorées au picro-carmin et à l'hématoxyline).

Le cartilage de conjugaison, considérablement épaissi, est complètement bouleversé. En descendant vers le tissu spongoïde, on trouve une zone épaisse, constituée par un mélange confus, de travées cartilagineuses déchiquetées, de blocs cartilagineux calcifiés et de lamelles mi-partie osseuses et mi-partie cartilagineuses, découpées de la façon la plus irrégulière par du tissu vasculo-conjonctif.

Sous le périoste, on constate la présence d'une épaisse couche de tissu conjonctif renfermant de nombreux capillaires, qui dissocie les lamelles osseuses de la diaphyse et pénètre jusqu'au niveau du canal médullaire.

*Moelle osseuse du tibia* (Coupes colorées à la thionine-éosine).

La structure aréolaire a complètement disparu et la moelle est constituée par un amas de cellules parmi lesquelles on distingue les éléments habituels (mononucléaires, éosinophiles, globules rouges, cellules géantes).

OBSERVATION XII. — *Enfant de 9 mois. — Absence de déformations osseuses pendant la vie. — Envahissement du cartilage par des vaisseaux entourés de tissu conjonctif et de cellules rondes. — Calcification du cartilage. — Ossification autour du cartilage calcifié.*

Paul S..., âgé de 9 mois, nourri au biberon. Gastro-entérite depuis l'âge de 5 ans. Enfant obèse; ventre volumineux. Thorax bombé en avant, sternum saillant, grande fontanelle béante (6 centimètres de largeur). Laryngospasme. Pas de déformations osseuses apparentes. Mort au bout de 21 jours.

**Autopsie.** — A l'autopsie, on constate la présence d'un gros ganglion comprimant la bronche droite; dilatation des bronches au sommet droit; foie pâle, volumineux; grosse rate.

*Squelette.* — L'occipital, les temporaux et les pariétaux sont très amincis et donnent au doigt une sensation de carton (cranio-tabès). Nouures costales volumineuses. Le tibia et le péroné se laissent ployer et couper avec la plus grande facilité.

Le tibia est court, trapu (voir pl. 11, fig. 5), la diaphyse est très épaissie et l'os est formé à ce niveau de lamelles longitudinales séparées par une substance gélatiniforme, jaunâtre. Les cartilages de conjugaison présentent les deux zones chondroïde et spongoïde.

L'épiphyse supérieure du péroné est augmentée de volume; sur une section longitudinale, on constate que le canal médullaire est en partie disparu et remplacé par des lamelles osseuses, déchiquetées, noyées dans une masse jaunâtre. (Voir pl. 13, fig. 4.)

**Examen histologique.** — *Epiphyse inférieure du tibia* (Coupes verticales colorées au picro-carmin et à l'hématoxyline).

Le cartilage de conjugaison est épaissi et mesure 7 millimètres de hauteur. Le cartilage est envahi, au niveau de sa limite inférieure, par de nombreux bouquets vasculo-conjonctifs, composés de vaisseaux dilatés et enchevêtrés, noyés dans du tissu conjonctif fibrillaire, ou par de fins capillaires entourés de cellules fusiformes ou étoilées. Les blocs de cartilage dissociés par ces vaisseaux, se continuent par des travées de cartilage calcifié (substance fondamentale et capsules des cellules cartilagineuses). Le tissu spongoïde est composé de lamelles déchiquetées de cartilage calcifié limitant des cavités remplies de cellules rondes.

A un fort grossissement, on constate que ces cellules rondes sont plongées dans un tissu conjonctif finement fibrillaire. Le long des travées calcifiées on voit se déposer des cellules fusiformes. Par places, de minces lamelles osseuses sont en voie de formation au pourtour du cartilage calcifié (voir pl. 25, fig. 2).

A la limite inférieure du tissu spongoïde les lamelles osseuses sont tapissées par une épaisse couche de cellules fusiformes. Les cavités médullaires du tissu spongieux épiphysaire sont remplies de cellules rondes disposées au milieu de fines fibrilles conjonctives. Cet aspect se continue jusqu'aux confins de la cavité médullaire.

Sous le périoste se trouve une couche de tissu réticulé constitué par un fin réseau enserrant des cellules arborisées. Cette couche réticulée, qui mesure 2 millimètres d'épaisseur, pénètre entre les lamelles osseuses sous-périostées qui, de ce fait, sont déchiquetées et découpées. Elles sont séparées par un tissu riche en fibres conjonctives, en cellules arborisées et en jeunes vaisseaux. Entre l'os et la cavité médullaire, on retrouve également une épaisse couche de tissu conjonctif.

*Moelle osseuse du tibia* (Coupes colorées à la thionine-éosine).

L'aspect aréolaire a complètement disparu. Les cellules sont tassées les unes contre les autres. Prédominance des gros mononucléaires ; cellules géantes nombreuses ; peu de globules rouges ; cellules éosinophiles en nombre considérable.

Observation XIII. — *Enfant de 7 mois. — Chapelet rachitique. — Légère incurvation des diaphyses. — Prédominance des lésions diaphysaires. — Oblitération du canal médullaire. — Altérations légères du cartilage de conjugaison.*

Auguste G..., âgé de 7 mois. Mère âgée de 28 ans, ouvrière à la manufacture des tabacs, alcoolique ; a eu 6 enfants ; trois sont morts (un premier de convulsions à six semaines, un second de gastro-entérite à 7 semaines et un troisième, rachitique, à 2 ans). Sur les 3 vivants, un garçon de 8 ans est idiot et un autre garçon de 7 ans présente encore actuellement des déformations rachitiques. L'enfant a été nourri au sein par sa mère pendant six mois. Alternatives de constipation et de diarrhée.

Enfant chétif, maigre, chairs flétries ; ventre volumineux ; pas de dents ; grande fontanelle béante ; bosses frontales saillantes ; chapelet rachitique accentué. Épiphyses inférieures des radius et des cubitus, des tibias et des péronés augmentées de volume ; les diaphyses des tibias sont légèrement incurvées ; blépharo-conjonctivite ; diarrhée. Cet enfant meurt de broncho-pneumonie au bout de huit jours.

**Autopsie.** — Foyers de broncho-pneumonie aux deux bases ; foie blanc, ferme ; grosse rate ; ganglions mésentériques très développés ; entérite folliculaire.

*Squelette.*

Le *chapelet costal* est très accentué, surtout au niveau des côtes inférieures, sous forme d'une tuméfaction globuleuse à surface mamelonée.

*Tibia* (pl. 12, fig. 3 et pl. 13, fig. 1). — Extérieurement les deux tibias présentent une courbe assez accentuée à convexité interne et une courbe à convexité antérieure. A l'union du tiers supérieur avec les deux tiers inférieurs existe une tuméfaction ovoïde. A ce niveau, l'os a une couleur rouge sombre; sa consistance est molle et on peut le plier sans le casser.

Sur une section longitudinale, on constate que les lésions sont considérables. Au niveau du cartilage de conjugaison, on trouve les deux zones habituelles (chondroïde et spongoïde) : zone violacée, et zone rosée d'aspect grenu rappelant le tissu spongieux. Ces deux couches sont cependant peu apparentes. On trouve ensuite un tissu spongieux rose pâle se continuant avec le canal médullaire.

Les lésions les plus caractéristiques siègent au niveau de l'os diaphysaire et principalement au niveau de la tuméfaction précédemment décrite.

Le périoste est très épaissi, surtout vers la portion moyenne de l'os qui est constitué par une série de fines travées disposées parallèlement les unes aux autres et formant de chaque côté du canal médullaire trois ou quatre lames osseuses séparées par une substance gélatiniforme jaunâtre. Au niveau de la portion tuméfiée le canal médullaire est rempli par une masse jaunâtre d'aspect fibreux qui divise le cylindre médullaire en deux parties (une supérieure et une inférieure).

*Péroné* (pl. 13, fig. 3). — Extérieurement, le péroné présente une courbe à convexité interne très accentuée et une courbe à concavité antérieure de telle sorte que l'espace interosseux (entre le tibia et le péroné) se trouve réduit à une fente. L'os est mou et se laisse plier avec la plus grande facilité. On retrouve à la partie moyenne du péroné une tuméfaction analogue à celle du tibia. Sur une section longitudinale on constate que le périoste est très épaissi et que l'os est formé de travées déchiquetées, le canal médullaire étant réduit à l'état d'une ligne sinueuse remplie de moelle rouge. Au niveau de la tuméfaction existe une portion fibreuse comme au niveau du tibia.

*Radius* (pl. 13, fig. 2). — Extérieurement le radius présente une courbe légère à convexité interne et une courbe à convexité postérieure. L'épiphyse supérieure est tuméfiée et violacée. Sur une section longitudinale, on constate que le canal médullaire a presque totalement disparu, et n'est représenté que par une mince traînée de tissu médullaire rouge. Le périoste est épaissi. L'os est formé d'une substance aréolaire, lamellaire, qui donne au radius l'aspect d'un os poreux.

**Examen histologique.** — *Épiphyse inférieure du cubitus* (Coupes verticales colorées au picro-carmin et à l'hématoxyline).

Le cartilage de conjugaison mesure 4 millimètres d'épaisseur. Le cartilage est envahi et rongé au niveau de sa limite inférieure par des tractus très déchiquetés renfermant un nombre considérable de capillaires entourés de cellules fusiformes. Dans certains bouquets vasculo-conjonctifs, on voit les cellules fusiformes s'orienter sous forme de faisceaux qui montent jusqu'aux confins du cartilage articulaire, envoyant de chaque côté des prolongements échancrés en dents de scie. Entre le cartilage et le tissu spongoïde se trouve une couche de tissu conjonctif fasciculé disposée transversalement.

Le cartilage est envahi sur ses parties latérales par des bourgeons conjonctifs issus du périchondre et plus loin du périoste. La zone spongoïde, d'une structure des plus irrégulières, est composée de lamelles osseuses entourées de gros capillaires et de cellules arborisées. Au fur et à mesure qu'on se rapproche du canal médullaire, on voit apparaître, au centre des cavités limitées par les travées osseuses, des cellules rondes, de sorte qu'au voisinage de la moelle le tissu conjonctif a complètement disparu.

*Nouure costale* (Coupes verticales colorées à l'hématoxyline et au picro-carmin).

Le cartilage de conjugaison est très épaissi et mesure 5 millimètres (couche chondroïde, 2 millimètres, couche spongoïde, 3 millimètres). Le cartilage est envahi par des bourgeons vasculo-conjonctifs et au pourtour de ces bourgeons on observe une calcification accentuée de la substance fondamentale et des capsules des cellules cartilagineuses. La couche chondroïde est en effet composée de cartilage calcifié entouré de tissu conjonctif et de gros capillaires.

*Diaphyse du tibia* (Coupes longitudinales colorées au picro-carmin et à l'hématoxyline).

A la loupe on constate sous le périoste la présence de lamelles osseuses assez compactes (pl. 26, fig. 1). Au centre de la coupe on trouve le canal médullaire déformé, irrégulier, interrompu sur une partie de sa longueur par un tissu d'aspect spongoïde. De l'autre côté du canal médullaire sont des lamelles osseuses très déchiquetées, puis des lamelles perpendiculaires à l'axe de la diaphyse et enfin le périoste.

A un fort grossissement on observe successivement les zones suivantes en traversant la coupe dans sa largeur (pl. 26, fig. 1). Sous le périoste, une couche de lamelles osseuses, à direction parallèle à l'axe de la diaphyse, séparées par du tissu conjonctif, puis une bande de lamelles osseuses plus compactes; au milieu du tissu conjonctif à cellules étoilées, se trouvent de nombreux capillaires coupés en tous sens. Aux deux extrémités de la coupe on aperçoit les deux extrémités du canal médullaire remplies de cellules rondes; entre ces deux cavités médullaires se trouve un amas de lamelles osseuses, fines, déchiquetées, plongées dans une gangue conjonctive renfermant de nombreux capillaires. En se rapprochant de l'autre face de l'os, on trouve une série de travées osseuses parallèles les unes aux autres, entourées de fibrilles conjonctives puis une bande de lamelles osseuses dirigées perpendiculairement au grand axe de l'os et séparées par des tractus vaculo-conjonctifs, en forme de dentelure, partis du périoste. On voit les ostéoblastes se déposer le long de ces lamelles.

*Diaphyse du tibia* (Coupes transversales faites en un point où le canal médullaire existe, colorées à l'hématoxyline et au picro-carmin).

En partant de la face interne du périoste, on voit de petits bouquets de capillaires entourés de cellules étoilées et de fibrilles conjonctives pénétrer entre les lamelles osseuses pour y former des lacunes irrégulières, déchiquetées, dont quelques-unes forment de vastes lacs vasculo-conjonctifs. Ces lacunes arrivent jusqu'au contact de la cavité médullaire qui se trouve constituée par un amas de cellules rondes tassées les unes contre les autres.

*Moelle osseuse du tibia* (Coupes colorées à la thionine-éosine).

La structure aréolaire a complètement disparu. Les éléments cellulaires sont formés, en grande partie, de cellules éosinophiles. On trouve également un grand nombre de gros mononucléaires. A la périphérie du cylindre médullaire on trouve des amas de cellules fusiformes et de fines fibrilles conjonctives.

Observation XIV. — *Enfant de 2 ans. — Chapelet rachitique. — Nouures épiphysaires. — Incurvation des diaphyses. — Envahissement du cartilage par des bourgeons vasculo-conjonctifs. — Calcification du cartilage. — Épaississement considérable des os frontau.*

Charles F..., âgé de 2 ans, élevé au biberon ; sevré à l'âge de 15 mois. A commencé à marcher à 13 mois. A de la diarrhée depuis près de 2 mois. Enfant malingre, chairs flétries. Bosses frontales saillantes, région occipitale aplatie. {Chapelet thoracique. Thorax évasé à la base. Tuméfaction des épiphyses inférieures des radius. Incurvation des fémurs et des tibias à convexité antérieure. L'enfant succombe au bout de 5 jours.

**Autopsie.** — Tubercules disséminés, dans les deux poumons, à la surface de la rate, du foie, de l'intestin, sur le péritoine. Granulations tuberculeuses sur les méninges.

Au niveau du squelette on constate la présence de nouures costales volumineuses. Le fémur ne présente aucune déformation extérieure ; ses épiphyses sont augmentés de volume. Sur une section longitudinale, le cartilage de conjugaison, très épaissi, mesure un centimètre ; il se présente sous l'aspect d'une large bande bleutée, sillonnée de stries rouges parallèles (vaisseaux). La moelle a une coloration rouge noirâtre.

Le tibia présente les mêmes lésions, mais la limite du cartilage de conjugaison est plus irrégulière ; ce cartilage est séparé du tissu spongieux par une zone rosée, dentelée. Au niveau du radius, le canal médullaire est remplacé par un tissu jaunâtre, d'aspect fibreux, renfermant de petites lacunes remplies de moelle.

Au niveau du crâne, le frontal est considérablement épaissi et présente, sur une coupe, un aspect granité et une coloration violacée.

**Examen histologique.** — *Épiphyse inférieure du tibia* (Coupes verticales colorées au picro-carmin et à l'hématoxyline).

Le cartilage de conjugaison mesure 5 millimètres d'épaisseur. Le cartilage est découpé par des bourgeons conjonctifs renfermant de gros capillaires dilatés (pl. 21, fig. 2). Ces bourgeons délimitent des travées de cartilage calcifié. Au fur et à mesure qu'on se rapproche du tissu spongieux, ces travées calcifiées s'entourent d'une mince lame de substance osseuse.

On trouve donc successivement les trois couches suivantes : cartilage normal ou calcifié envahi par des anses vasculaires, cartilage calcifié autour duquel se forme de l'os, lamelles osseuses. Tous ces éléments sont plongés dans du tissu conjonctif fasciculé renfermant des cellules étoilées, anastomosées et quelques cellules rondes.

*Nouure costale* (Coupes longitudinales colorées au picro-carmin et à l'hématoxyline). — On retrouve les mêmes lésions qu'au niveau du tibia mais les lamelles osseuses sont plus proches du cartilage et le cartilage calcifié est moins abondant ; les vaisseaux sont également en nombre moins considérable.

*Crâne* (frontal) (Coupes comprenant toute l'épaisseur de l'os, colorées au picro-carmin et à l'hématoxyline). — Le frontal mesure (pl. 18, fig. 3) 12 millimètres d'épaisseur ; l'os est formé de lamelles osseuses déchiquetées de la façon la plus irrégulière et séparées par des amas de cellules rondes.

Observation XV. — *Enfant de 2 ans. — Nouures épiphysaires. — Incurvation des diaphyses. — Envahissement du cartilage par des vaisseau u entourés de tissu conjonctif. — Calcification du cartilage.*

Germaine G..., âgée de 2 ans, nourrie au sein pendant 20 mois. Alimentation défectueuse à partir de l'âge de 4 mois. A toujours eu un gros ventre. Depuis l'âge de 18 mois marche difficilement et pleure quand on touche ses membres. Enfant malingre, chairs flasques ; ventre étalé avec distension de la ligne blanche ; grande fontanelle béante ; bosses frontales saillantes ; sternum évasé à la base ; scoliose légère. Epiphyses inférieures des radius et des cubitus très augmentées de volume ; fémurs arqués en dehors ainsi que les tibias ; épiphyses inférieures des tibias et des péronés saillantes. Cette enfant meurt au bout de 11 jours.

**Autopsie.** — Foyers de broncho-pneumonie aux deux bases ; foie pâle, volumineux ; grosse rate ; myocarde décoloré.

*Squelette.* — Le *chapelet costal* est très accentué. A la coupe d'une nouure on constate que le tissu spongieux de la côte est séparé du cartilage par une zone violacée épaisse de un centimètre.

*Tibia.* — L'épiphyse inférieure est tuméfiée. Le cartilage de conjugaison est très épaissi et comprend deux couches superposées ; une supérieure bleutée présentant des stries rouges verticales (vaisseaux) et une inférieure, rosée à limite dentelée sinueuse. Le canal médullaire est rétréci dans sa partie moyenne. Le périoste est très épaissi à ce niveau ainsi que l'os diaphysaire qui mesure 1 centimètre d'épaisseur.

*Péroné.* — Le canal médullaire est remplacé par un tissu jaunaâtre, d'aspect fibroïde.

Le *radius* présente les mêmes lésions.

**Examen histologique.** — *Epiphyse inférieure du tibia* (Coupes verticales colorées au picro carmin).

Le cartilage de conjugaison mesure un centimètre d'épaisseur (couche chondroïde, 0,04 millimètre, couche spongoïde 0,06). Des anses vasulaires pénètrent le cartilage par sa partie inférieure. On trouve sous ce cartilage un amas composé de lamelles osseuses et de blocs de cartilage en partie ou totalement calcifiés, le tout plongé dans une gangue conjonctive renfermant un nombre considérable de vaisseaux.

Aux confins du tissu spongoïde et du tissu spongieux, les lamelles osseuses sont séparées l'une de l'autre par du tissu conjonctif, et au fur et à mesure qu'on se rapproche du canal médullaire, on voit apparaître des cellules rondes qui remplacent peu à peu les fibres conjonctives et les cellules étoilées.

Observation XVI. — *Enfant de 9 mois. — Absence de déformations osseuses pendant la vie. — Envahissement du cartilage par des vaisseaux entourés de tissu conjonctif. — Calcification du cartilage. — Lamelles osseuses déchiquetées séparées par du tissu conjonctif.*

Paul J..., âgé de 9 mois, nourri au sein pendant les trois premiers mois, puis au biberon. Sevré à l'âge de 8 mois, il présente à cette époque de la diarrhée. Enfant très amaigri, gros ventre, pas de déformations apparentes du squelette. Mort au bout de 2 jours.

**Autopsie.** — Foyers de broncho-pneumonie à la base gauche ; broncho-pneumonie peudo-lobaire du lobe supérieur droit avec exsudat purulent sur la plèvre correspondante ; gros foie blanc, rate volumineuse ; reins décolorés.

*Squelette.*— Nouures costales très accentuées. Le tibia ne présente pas de déformations extérieures mais sur une section longitudinale, on constate que le cartilage de conjugaison est épaissi ; la moelle a une coloration rouge sombre.

Le *radius* présente les mêmes altérations.

**Examen histologique.** — *Epiphyse inférieure du tibia* (Coupes verticales colorées au picro-carmin et à l'hématoxyline).

Le cartilage de conjugaison n'est pas très épaissi et les lésions sont relativement peu accentuées à ce niveau. La ligne de séparation entre le cartilage et le tissu spongieux épiphysaire est irrégulière, échancrée, sinueuse. Le cartilage est envahi au niveau de sa limite inférieure par des dômes vasculo-conjonctifs renfermant des bouquets de capillaires entourés de cellules rondes et de cellules fusiformes; quelques-uns de ces dômes montent très haut dans le cartilage. Au-dessous de ce cartilage on trouve une bande étroite, ondulée, de tissu conjonctif, à laquelle font suite les cavités médullaires normales du tissu spongieux. Les travées directrices d'ossification sont encore apparentes sur bien des points mais elles diffèrent de celles de



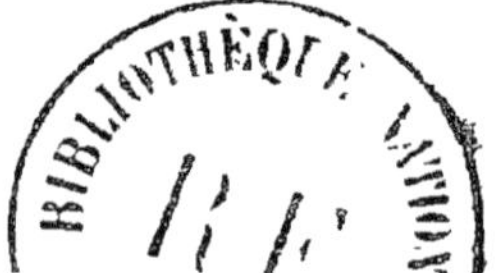

l'os normal en ce qu'elles renferment jusqu'à leur extrémité des cellules cartilagineuses calcifiées.

*Epiphyse inférieure du radius* (Coupes verticales colorées au picro-carmin et à l'hématoxyline).

Les lésions sont bien plus accentuées à ce niveau. On voit de petits capillaires issus du périchondre pénétrer dans le cartilage sur ses parties latérales. Ce cartilage est également érodé au niveau de sa partie inférieure par des faisceaux conjontifs d'où partent de petits bouquets de capillaires arborisés qui pénètrent entre les cellules cartilagineuses. Au pourtour de ces vaisseaux le cartilage est calcifié.

Aux confins du cartilage et du tissu spongieux on observe un mélange indescriptible de tissu conjonctif, de vaisseaux, de travées cartilagineuses calcifiées, déchiquetées et de lamelles osseuses. Au niveau du tissu spongieux, le tissu conjonctif se continue avec les espaces médullaires remplis de cellules rondes.

Au niveau de la diaphyse on trouve sous le périoste une épaisse couche de tissu conjonctif dilacérant les lamelles osseuses : ces lamelles délimitent de vastes cavités conjonctives qui font place à des lacunes remplies de cellules rondes, au fur et à mesure qu'on se rapproche du canal médullaire.

*Lésions microscopiques.* — Les différentes altérations macroscopiques que nous avons constatées sur des sections longitudinales, au niveau des épiphyses et des diaphyses des os longs, et au niveau du crâne, sont très apparentes lorsqu'on examine les coupes à un faible grossissement (1).

*Epiphyses.* — En prenant comme termes de comparaison un os normal (pl. 15, fig. 1), on est frappé de l'épaisseur considérable du cartilage de conjugaison de l'os rachitique, qui, sur des coupes colorées au picro-carmin, se montre formé de deux zones superposées : une supérieure incolore (couche chondroïde) et une inférieure séparée de la première par une ligne dentelée et formée d'un tissu aréolaire à fines lacunes (couche spongoïde). Cette couche spongoïde se continue avec le tissu

---

(1) Ces coupes sont reproduites sur les photographies des planches 15, 16, 17, 18. Ces photographies ont été obtenues par agrandissement direct avec un objectif Zeiss anastigmat: F. 110$^{mm}$ (le grossissement linéaire ne dépassant pas 6 diamètres).

spongieux normal, au niveau duquel on distingue les lamelles osseuses séparées par les cavités médullaires (pl. 15, fig. 2 : grossissement linéaire = 5).

La couche spongoïde s'engrène parfois avec le tissu spongieux, et la zone de transition peut être difficile à percevoir (pl. 15, fig, 3 : grossissement linéaire = 5).

*Nouures costales.* — Cet aspect général du cartilage de conjugaison est encore plus net au niveau des nouures costales. La différence entre le cartilage de conjugaison d'une côte normale et celui d'une nouure est très apparente sur les coupes représentées dans la planche 16. Le cartilage normal (fig. 1) est étroit, incolore (coupes colorées au picro-carmin) et se continue par une zone rectiligne avec le tissu spongieux. Le cartilage rachitique est épais et présente de grandes traînées opaques arborisées (espaces vasculo-conjonctifs) montant du tissu spongoïde jusqu'aux confins du cartilage articulaire (fig. 2, 3, 4 ; grossissement linéaire = 6).

*Diaphyse.* — Les diaphyses présentent, sur des coupes longitudinales et sur des coupes transversales, un aspect aréolaire des plus nets. Tandis que sur une coupe d'os normal (pl. 17, fig. 1) on trouve, entre le périoste et le canal médullaire, l'os diaphysaire compact percé de canaux de Havers, on constate sur une coupe d'os rachitique la présence d'un réseau de fines lamelles osseuses déchiquetées (fig. 2, 3 et 4, pl. 17). Dans ce dernier cas le canal médullaire est très rétréci et peut même disparaître complètement (pl. 17, fig. 5. Coupe longitudinale. Le canal médullaire est encore visible aux deux extrémités de la coupe).

*Crâne.* — Il nous a été impossible d'examiner des os du crâne présentant des lésions récentes, mais nous pouvons nous rendre compte cependant de la configuration générale de tels os en étudiant la coupe représentée figure 3, planche 18. L'os frontal est considérablement épaissi par rapport à l'os normal (pl. 18, fig. 2). Les deux tables osseuses sont séparées par un réseau de lamelles osseuses déchiquetées, délimitant des aéroles remplies de cellules rondes. Au début du rachitisme le tissu qu'on rencontre à ce niveau, à la place du diploé, a les plus grandes analogies avec le tissu ostéoïde que nous décrirons à propos des lésions sous-périostées.

Dans le rachitisme, les lésions siègent au niveau du cartilage de conjugaison et de la diaphyse. Elles présentent, dans chacun de ces points, des caractères particuliers que nous décrirons successivement.

*Épiphyse* (*Lésions du cartilage de conjugaison*). — Nons avons vu que dans l'os normal, les travées directrices d'ossification faisaient suite au cartilage en voie de calcification (substance fondamentale) et que la zone de transition entre ces deux couches était rectiligne (pl. 19, fig. 1 et pl. 24, fig. 1). Nous avons également vu qu'au début du rachitisme cette ligne d'ossification était crénelée et que des vaisseaux entourés de cellules rondes et de tissu conjonctif envahissaient le cartilage (pl. 19, fig. 2 et pl. 24, fig. 2). Lorsque le processus rachitique continue à évoluer, les vaisseaux se multiplient, se ramifient, s'anastomosent, pénètrent entre les colonnes de cartilage qu'ils découpent de la façon la plus irrégulière (voir pl. 20, fig. 2 et pl. 24, fig. 3). Cette prolifération vasculaire pathologique est constante. « Elle ne manque jamais, pas même dans les degrés les plus légers et dans les stades les plus récents du rachitisme... Cette prolifération vasculaire pathologique se caractérise par le nombre des vaisseaux, par leur volume et enfin par la composition anormale de la moelle osseuse qui les enveloppe » (1). Au fur et à mesure que ces vaisseaux gagnent des points du cartilage de plus en plus éloignés de la ligne d'ossification, leur calibre diminue. Kassowitz les regardait comme les dernières

(1) Kassowitz. Die normale Ossification und die Erkrankungen des Knochensystems bei Rachitis und hereditärer Syphilis. Vienne, 1882.

branches de vaisseaux issus du périchondre et ramifiés à l'intérieur du cartilage ; il constatait que sur des coupes longitudinales, on remarquait un grand nombre de ces vaisseaux coupés transversalement ; ces vaisseaux descendants s'anastomosaient ensuite avec les vaisseaux venus du tissu spongieux. Nous avons pu cependant nous rendre compte que ces vaisseaux formaient, au sein du cartilage, de véritables petits glomérules et nous n'avons jamais pu constater la moindre continuité entre ces capillaires ascendants et les capillaires issus du périchondre. La vascularisation du cartilage le long du périchondre se rencontre surtout (Obs. X) au niveau des nouures costales : on voit alors de petits bouquets de capillaires arborisés pénétrer au milieu des corpuscules cartilagineux (voir pl. 18, fig. 4), sur les côtés du cartilage de conjugaison.

Le cartilage sérié n'existe plus dans l'os rachitique, et les cellules cartilagineuses sont irrégulièrement tassées les unes contre les autres. Au pourtour des cavités vasculaires, ces cellules prolifèrent activement et on observe le long des capillaires une calcification de la substance fondamentale et des capsules des cellules du cartilage (pl. 24, fig. 3). Kassowitz avait déjà signalé la calcification hâtive de ces parties cartilagineuses en bordure. Le cartilage se trouve donc découpé, par suite de la présence de vaisseaux dans son intérieur, en un grand nombre de petits blocs déchiquetés, présentant parfois de grands espaces de substance fondamentale.

Les capillaires qui montent entre les colonnes de cellules cartilagineuses sont le plus souvent entourés de fines fibrilles conjonctives et de cellules étoilées à prolongements anastomosés. Dans certains cas, on trouve au milieu de ce tissu conjonctif de petits amas de cellules rondes (pl. 25, fig. 2).

Cette portion de cartilage envahi, et découpé par les vaisseaux, correspond à la *couche chondroïde*. Elle est séparée du tissu spongieux par une zone épaisse, très vasculaire (*couche spongoïde*). En suivant les travées cartilagineuses déchiquetées de la couche chondroïde, on constate que plus on se rapproche du tissu spongieux et plus la calcification du cartilage augmente (substance fondamentale et capsules des cellules). Le rachitisme, tout au moins au début, « produit une extension énorme de la calcification » (1). Au niveau du tissu spongoïde, la vascularisation atteint une intensité considérable, et certains os donnent l'aspect d'un tissu caverneux (pl. 21, fig. 1 et 2). On voit en effet d'énormes capillaires boudinés, donnant naissance à des ramifications qui s'anastomosent et découpent la limite inférieure du cartilage calcifié. Il en résulte qu'on trouve de petits blocs de cartilage calcifié entourés, sur toutes leurs faces, par des vaisseaux et, par conséquent, complètement isolés du cartilage.

C'est en somme là une des caractéristiques du tissu spongoïde : la présence de cartilage calcifié noyé dans un lacis vasculaire (pl. 23, fig. 2). Kassowitz avait déjà insisté sur l'énorme développement des vaisseaux entre le cartilage et le tissu spongieux. « Le premier pas vers les degrés les plus avancés de l'affection rachitique est constitué par la formation de vaisseaux sanguins colossaux, avec une lumière énorme ». Les globules rouges semblant tassés les uns contre les autres ; on pourrait songer à une hémorragie médullaire, mais on peut déceler, sur le pourtour de ces amas de globules, la présence d'une fine membrane endothéliale. Nous rappellerons la description suivante de Kassowitz qui s'applique tout particulièrement aux coupes que nous avons pu examiner.

« On voit très nettement qu'on a affaire à des lumières de vaisseaux nettement limités, arrondis ou elliptiques, dont les dimensions dépassent de 20 à 30 fois celles des vaisseaux normaux du cartilage. Il est commun, dans des cas graves de rachitisme, de trouver des coupes de vaisseaux arrondis, ayan

(1) Kassowitz. *Loc. cit.*

un diamètre d'un demi-millimètre et plus, qu'on reconnaît comme tels à l'œil nu ou à la loupe. Souvent, dans un seul espace médullaire, on trouve plusieurs de ces lumières vasculaires énormes, séparées par de minces travées de tissu médullaire ». Les figures 1 et 2 de la planche 21 et la figure 3 de la planche 25 représentent quelques-uns de ces capillaires géants.

Cette néoformation vasculaire intense, jointe à la prolifération des cellules du cartilage et à l'écartement des travées cartilagineuses et osseuses par le tissu de nouvelle formation, explique la tuméfaction des épiphyses et la production des nouures costales.

Le cartilage calcifié se présente sous des aspects différents suivant l'intensité du processus rachitique et la période à laquelle il est arrivé. On peut observer tout d'abord une calcification de la substance fondamentale et des capsules des cellules du cartilage, les cellules conservant leur forme habituelle (pl. 24, fig. 3). A un degré plus avancé, les cellules deviennent plus petites et la substance fondamentale paraît plus épaisse (pl. 22 et 23, fig. 1). On peut enfin observer des amas, fortement colorés au picro-carmin, constitués par une gangue calcifiée entourant de petites cellules cartilagineuses ratatinées (degré extrême de la calcification cartilagineuse pl. 23, fig. 2); ces amas calcifiés ressemblent, par bien des points, à de l'os jeune, et il est évident que l'erreur est facile à commettre, d'autant plus que les corpuscules du tissu osseux peuvent se montrer avec les mêmes caractères que ceux de ces cellules cartilagineuses. « Ce sont alors des cellules jeunes, fœtales pour ainsi dire, et autour desquelles le chevelu caractéristique des canalicules propres des os n'est pas encore développé » (1). Entre le cartilage calcifié à petites cellules et l'os jeune à cellules arrondies, la différenciation est souvent difficile à faire,

---

(1) Assada. (Le même aspect se retrouve dans le tissu osseux d'un maxillaire inférieur chez un fœtus de 10 à 11 millimètres.) *Loc. cit.*

surtout lorsque les deux éléments se trouvent rassemblés au même endroit (pl. 22, fig. 1).

Comme à l'intérieur du cartilage, les gros capillaires anastomosés autour du cartilage calcifié sont entourés de fibrilles conjonctives, de cellules allongées et de cellules étoilées.

Du côté de la couche chondroïde, la limite de la zone spongoïde est irrégulière. Elle commence à l'endroit où on observe des amas de cartilage calcifié isolé. En se rapprochant du tissu spongieux, on voit peu à peu les lamelles osseuses succéder au cartilage calcifié; les cellules rondes apparaissent au milieu du tissu conjonctif et on arrive insensiblement au niveau des cavités médullaires remplies de cellules rondes et bordées par des lamelles osseuses (os spongieux normal).

Dans un os rachitique présentant les caractères sur lesquels nous venons d'insister, les travées directrices d'ossification font totalement défaut et on ne retrouve en aucun point la transition entre la substance fondamentale cartilagineuse calcifiée et les lamelles osseuses, observée dans l'os normal. L'os rachitique présente un entassement d'éléments divers, disposés irrégulièrement les uns à côté des autres. « Dans le rachitisme, tout est pêle-mêle; là du tissu médullaire; au-dessus du tissu ostéoïde ou de l'os; à côté, du cartilage calcifié, au-dessous, peut-être du cartilage encore conservé » (1).

Pour se rendre compte de la disposition de ces éléments, il est nécessaire d'examiner une coupe d'épiphyse ou de nouure costale, au niveau du cartilage de conjugaison, en allant du cartilage articulaire vers le canal médullaire. On voit alors les éléments se succéder dans l'ordre suivant (pl. 19, fig. 4).

Le long de la surface articulaire, cartilage à cellules aplaties ; cartilage à cellules arrondies ; zone de prolifération des cellules cartilagineuses et d'envahissement des colonnes de cellules par

(1) Virchow. *Loc. cit.*

des travées vasculo-conjonctives, avec calcification des cellules de bordure ; blocs isolés de cartilage calcifié entourés de tissu conjonctif et de gros capillaires anastomosés (tissu caverneux), lamelles osseuses séparées par des amas de cellules rondes (tissu spongieux), canal médullaire.

A cette phase de l'évolution rachitique, on trouve seulement les ostéoblastes au pourtour des lamelles osseuses. Mais à un stade plus avancé, on voit des cellules allongées se disposer le long des travées cartilagineuses calcifiées (voir pl. 25, fig. 1 et pl. 23, fig. 1) ; quelques-unes d'entre elles étant déjà en partie incluses dans une gangue calcaire, on assiste ainsi à la formation de jeunes lamelles osseuses autour du cartilage calcifié, qui sert en quelque sorte de travée directrice, Les travées de cartilage calcifié étant découpées et déchiquetées, les lamelles osseuses qui se substituent à elles auront la même forme. La phase ultérieure de ce processus d'ossification est démontrée par la présence de cartilage au sein de lamelles osseuses concentriques nouvellement formées (voir pl. 25, fig. 4).

*Diaphyse*. — Nous avons vu qu'à l'état normal des fibres conjonctives, émanées de la couche sous-périostique, s'imprégnaient de sels calcaires, pendant que les cellules rondes, transformées en ostéoblastes, se rangeaient autour d'elles pour former de l'os. Les fibres conjonctives jouent ainsi le rôle des travées directrices de l'ossification enchondrale. Dans le rachitisme on trouve au-dessous du périoste, très épaissi, une couche dite *ostéoïde*, formée de lamelles osseuses déchiquetées, limitant des cavités remplies de vaisseaux et de tissu conjonctif (fibrilles conjonctives et cellules étoilées à prolongements anastomosés). Ces lamelles osseuses sont généralement disposées perpendiculairement à l'axe de la diaphyse (pl. 26, fig. 1). Au-dessous de cette couche ostéoïde, l'os ancien est envahi par le tissu de nouvelle formation, et on trouve à ce niveau de longues lamelles osseuses dissociées, séparées par du tissu vasculo-conjonctif ; les lames osseuses s'écartent les unes des autres ; la diaphyse devient ainsi feuilletée. Dans les cas où le canal médullaire est en partie comblé, on trouve à sa place le même mélange d'os et de tissu conjonctif qu'au niveau de l'os diaphysaire.

Cette description des lésions du rachitisme est une description d'ensemble, mais il est évident que les lésions varient avec les sujets et, pour un même sujet, dans les différents os. On peut ainsi retrouver les différentes phases d'une même période de l'évolution anatomique du rachitisme chez des individus différents, ou dans les différents os d'un même individu. Dans certains cas nous avons surtout observé une vascularisation intense (Obs. X). Dans d'autres, la calcification avancée du cartilage semblait être la lésion dominante (Obs. IX). On peut voir les cavités médullaires, remplies de cellules rondes, s'avancer jusqu'aux confins du cartilage (Obs. IX), tandis qu'ailleurs on trouve, entre le cartilage et l'os, une couche de tissu conjonctif englobant les vaisseaux, le cartilage calcifié et les lamelles osseuses. L'épaississement du cartilage est plus ou moins accentué. Certains os présentent des lésions intenses au niveau du cartilage de conjugaison, alors que, sur d'autres, la diaphyse est surtout altérée; il en résulte que sur certains os les déformations prédominent à l'épiphyse qui paraît tuméfiée, volumineuse (pl. 13, fig. 1), tandis qu'ailleurs c'est la diaphyse qui est épaissie et boursouflée (pl. 12, fig. 3). Le rachitisme peut atteindre certains os de préférence à d'autres et on peut observer des cas où les os du crâne sont seuls lésés et où les os longs ne présentent que de minimes altérations.

Il est enfin un fait des plus importants, c'est que l'intensité de la lésion n'est pas en rapport avec l'intensité des symptômes généraux. L'examen clinique ne peut en rien faire préjuger le degré des altérations osseuses. Nous avons observé des lésions profondes du squelette chez des enfants d'une bonne constitution apparente, tandis que des enfants chétifs, maigres, cachectiques, ne présentaient que de très légères altérations osseuses.

*Moelle osseuse.* — La moelle prend une part active à l'édification de la substance osseuse, puisqu'elle donne naissance aux ostéoblastes qui concourent à la formation des lamelles osseuses. Il semblerait que dans le rachitisme, où des lésions considérables entravent le processus d'ossification, cette moelle osseuse doive présenter d'importantes modifications.

Sur les pourtours du canal médullaire on constate, dans le rachitisme, la présence d'un tissu conjonctif qui se continue d'une façon insensible avec le tissu conjonctif rencontré au milieu des lamelles osseuses de la diaphyse ; il semble cependant qu'au centre du cylindre médullaire, et aux confins du tissu spongieux des épiphyses, la moelle ne présente aucun caractère spécial, différent de celui qu'on lui attribue au cours d'infections et d'intoxications quelconques, sans lésions osseuses. C'est du moins ce qui résulte des recherches que nous avons effectuées sur les moelles d'enfants rachitiques.

Que le rachitisme soit à sa phase de début, ou qu'il soit plus avancé, dans son évolution, la moelle présente les mêmes altérations et on constate à son niveau une disparition totale de l'aspect aréolaire normal et une accumulation d'éléments cellulaires à l'intersection des travées conjonctives qui limitaient les aréoles graisseuses. Ces éléments cellulaires sont toujours les mêmes, quelle que soit la moelle examinée, et on trouve en plus ou moins forte proportion, suivant les cas, de gros et de petits mononucléaires, des cellules éosinophiles, des cellules géantes, des cellules allongées, des traînées de globules rouges et des amas de pigment. Dans certains cas nous avons observé une augmentation considérable du nombre des globules sanguins ; dans d'autres, les cellules éosinophiles constituaient, presque à elles seules, la masse des éléments cellulaires ; ailleurs on observait au niveau des artérioles de l'endo-périartérite. Mais nous devons ajouter que ces altérations de structure ne diffèrent en rien de celles que nous avons pu observer (1) chez de jeunes

(1) P. Haushalter et L. Spillmann. Altérations de la moelle osseuse au cours

enfants morts d'infections quelconques, sans que leur squelette ait présenté la moindre altération. C'est ainsi que chez 5 enfants morts de broncho-pneumonie au cours de gastro-entérite, la moelle osseuse présentait les mêmes altérations que dans nos observations de rachitisme (L'examen histologique ayant permis de confirmer d'une façon certaine l'absence de lésions osseuses).

Comme le plus grand nombre, sinon la totalité des enfants rachitiques, dont nous avons examiné les os et la moelle, sont morts de broncho-pneumonie et au cours d'infections ou intoxications digestives, il est rationnel de penser que les altérations médullaires ne doivent pas être attribuées au rachitisme.

Même dans les cas de rachitisme accentué, la moelle osseuse réagit pour son compte propre vis-à-vis des infections ou intoxications. Il semble qu'elle réagisse de la même façon, lorsque l'os est normal et lorsqu'il est altéré dans sa structure, quel que soit le degré de cette altération.

*Lésions viscérales.* — Nous n'insisterons pas ici sur les lésions viscérales rencontrées d'une façon constante dans le rachitisme : dilatation gastrique, hypertrophie du foie, de la rate, des ganglions mésentériques, congestion de l'intestin. Ces lésions viscérales sont des lésions banales, curables, et on ne trouve dans aucun organe de lésions spéciales analogues à celles qu'on rencontre au niveau du tissu osseux, tant il est vrai que la cause du rachitisme a bien une action élective marquée, produisant des effets toujours identiques à eux-mêmes.

En tout cas, chez le rachitique, on ne constate dans aucun autre organe (rein, foie, cerveau, moelle épinière, vaisseaux, cœur, etc.) de lésions comparables à celles du tissu osseux. D'ailleurs, si de telles lésions existaient, elles devraient, à leur période jeune, donner lieu aux symptômes de la néphrite, de

---

des infections et des intoxications chez l'enfant et chez les jeunes animaux. *Société de biologie*, 22 juillet 1899.

l'encéphalite, de la myélite aiguë, etc., et, ultérieurement, aux symptômes de néphrite chronique, de paralysies durables, etc.; or il ne semble pas que les rachitiques, qui ont dépassé la phase d'installation des lésions osseuses, même s'ils ont de profondes et irrémédiables déformations, portent des lésions ou des tares organiques plus que les autres enfants.

*Régression des lésions osseuses* — Lorsque le rachitisme en est arrivé à cette phase de son évolution qui précède les déformations, il peut s'arrêter. Les lamelles osseuses, édifiées autour du cartilage calcifié et aux dépens des faisceaux de tissu conjonctif, forment, entre le cartilage et le tissu spongieux, une nouvelle couche de tissu spongieux normal. Au niveau de la diaphyse le tissu ostéoïde fait place à du tissu osseux, et il en résulte que l'os diaphysaire reste toujours plus épais que normalement.

Dans les cas de rachitisme en voie de régression, on constate que le cartilage de conjugaison reprend peu à peu son épaisseur normale ; la néoformation vasculaire diminue, puis s'arrête, et le processus d'ossification reprend son évolution habituelle. C'est ce que nous avons pu observer sur les os d'un enfant de 3 ans mort de granulie, chez lequel les premières manifestations du rachitisme étaient apparues à l'âge de 15 mois. On constatait dans ce cas, au niveau du cartilage de conjugaison, que la moelle osseuse arrivait jusqu'aux confins du cartilage, dont elle était séparée par une bande de cartilage calcifié, seul reste de la lésion rachitique.

Cornil (1) avait déjà émis cette hypothèse, qu'au moment de la guérison, une moelle osseuse normale apparaît dans les lacunes du tissu osseux rachitique et que l'ossification nouvelle se fait par un mécanisme analogue à celui de l'ossification physiologique.

---

(1) Cornil. Du rachitisme. *Semaine médicale*, 1891.

Observation XVII. — *Enfant de 3 ans. — Rachitisme en voie de régression. — Vascularisation peu intense de la couche chondroïde. — Moelle osseuse normale aux confins du cartilage.*

Émile D..., âgé de 3 ans, élevé au sein jusqu'à 11 mois (alimentation mixte depuis l'âge de 2 mois, viande, légumes, etc.). A toujours eu un gros ventre. Les premières manifestations rachitiques ont apparu à l'âge de 15 mois, époque à laquelle l'enfant, qui commençait à faire quelques pas, cessa de marcher.

Enfant gras, obèse ; ventre distendu ; tête énorme (diamètre occipito-frontal = 18 centimètres; diamètre bi-temporal = 15 centimètres); bosses frontales proéminentes; les tibias présentent une courbure à concavité interne ; épiphyses inférieures du radius très augmentées de volume. L'enfant meurt de granulie à l'âge de 3 ans et demi. Du côté du squelette on constate seulement, sur des sections longitudinales des os longs, que les cartilages de conjugaison sont légèrement épaissis.

**Examen histologique** (Coupes verticales de l'épiphyse inférieure du tibia colorées au picro-carmin et à l'hématoxyline).

Le cartilage de conjugaison est relativement peu épaissi ; il est échancré à sa partie inférieure par de petits bourgeons conjonctifs renfermant des vaisseaux plus grêles que dans les coupes d'os rachitique décrites plus haut. Les travées directrices d'ossification manquent totalement. La moelle osseuse arrive jusqu'aux confins du cartilage dont elle n'est séparée que par une mince bande de cartilage calcifié. Au-dessous de ce cartilage calcifié on trouve de jeunes lamelles osseuses qui se confondent peu à peu avec le tissu spongieux normal.

*Moelle osseuse du tibia* (Coupes colorées à la thionine-éosine). — La structure aréolaire est très apparente mais on constate cependant, à l'intersection des travées, une grande quantité d'éléments cellulaires. Les cellules géantes sont peu nombreuses ; absence de cellules éosinophiles.

Chez les rachitiques, qui sont en apparence guéris, et dont les os ne présentent plus les altérations de structure du rachitisme, on a décrit une bandelette blanche, dure, crétifiée, siégeant entre le cartilage et le tissu spongieux et correspondant au tissu spongoïde (1). Nous avons eu l'occasion d'examiner les os d'une enfant de 9 ans, morte de méningite tuberculeuse, qui présentait

(1) Poncet. Obs. de Pollosson. *Traité de chir.*, p. 777.

des déformations rachitiques des tibias et des fémurs. A l'autopsie on constata des courbures accentuées des diaphyses, mais les cartilages de conjugaison étaient normaux.

### III. — Période des déformations.

Lorsque le rachitisme continue son évolution, et que la présence du tissu ostéoïde au sein de l'os diaphysaire a diminué la résistance du cylindre osseux, on voit apparaître les déformations.

Les déformations se remarquent d'abord aux os à diaphyse étroite, tels que le péroné, le radius, le cubitus (voir fig. 2 et 3, pl. 13). Dans les cas de rachitisme accentué tous les os sont déformés et on observe toutes les courbures décrites pendant la vie.

Nous avons pu, grâce à l'extrême obligeance de M. le Professeur Prenant, directeur du musée de l'Institut anatomique, photographier une série d'os rachitiques, et notamment le squelette d'un enfant qui présente toutes les déformations que l'on peut rencontrer dans le rachitisme : tête volumineuse avec bosses frontales saillantes, courbure des humérus, des radius et des cubitus, à concavité interne, thorax évasé à la base et aplati latéralement dans sa moitié supérieure, sternum saillant, scoliose dorsale, aplatissement latéral du bassin, courbure accentuée des péronés à concavité interne (pl. 8, fig. 1).

Les déformations les plus accentuées se rencontrent généralement au niveau des fémurs, et on observe des courbures à concavité interne (fig. 3, pl. 8) ou postérieure (fig. 4, pl. 8). Au niveau des tibias la déformation la plus fréquente est une courbure à concavité postérieure (fig. 1, 2 et 3, pl. 9) ; mais on peut observer aussi une courbure à concavité antérieure (fig. 5, pl. 8). Nous retrouvons à la colonne vertébrale les altérations décrites au cours de l'étude clinique : cypho-scoliose avec courbures de compensation et déformations du thorax consécutives, consistant en un aplatissement siégeant du même côté que la convexité de la scoliose (fig. 2, pl. 8).

Lorsque le ramollissement osseux est considérable, les os se brisent avec la plus grande facilité, et il en résulte des fractures souvent mal consolidées qui donnent aux différentes pièces du squelette les aspects les plus bizarres (fig. 2, 5, 6, pl. 10).

*Eburnation.* — Lorsque le rachitisme guérit, après avoir provoqué de pareilles déformations, le processus de guérison est le même que celui décrit plus haut, mais il arrive fréquemment que les courbures des diaphyses persistent et on constate sur des sections longitudinales que le tissu ostéoïde s'est transformé en un os dur, compact, *éburné*.

Comme dans les cas de grosses déformations le canal médullaire est rejeté à la périphérie de l'os, où il est même souvent interrompu, une des moitiés de la diaphyse présente une épaisseur considérable (voir fig. 5, pl. 13). « Si la déformation persiste, disait Broca, c'est au niveau de la concavité que l'on trouvera la plus grande épaisseur de tissu compact ».

*Consomption.* — Si les lésions osseuses ne rétrocèdent pas, les os deviennent « d'une porosité, d'uue légèreté et d'une fragilité excessive (1) ». L'os sec est creusé de multiples cavités aréolaires, les épiphyses se détachent et il suffit d'une très faible pression pour réduire la diaphyse en poussière.

Tel est l'aspect présenté par les os figurés planche 10 (fig. 1-2-3-4-5-6-7).

### IV. — Nature de la lésion osseuse.

L'étude anatomique de la seconde phase de l'évolution rachitique permet de constater que le rachitisme est dû à un pro-

(1) Comby, *loc. cit.*

cessus inflammatoire débutant au niveau du cartilage de conjugaison et de la couche ostéogène du périoste. Macroscopiquement les os présentent tous les signes d'une inflammation générale : les épiphyses sont tuméfiées et congestionnées, la moelle et le tissu spongieux sont gorgés de sang, le périoste est épaissi et vasculaire. A l'examen histologique on observe une néo-formation vasculaire intense, qui provoque une prolifération irritative des cellules cartilagineuses.

Dans l'os sain, un vaisseau correspond à une ou deux rangées de cellules cartilagineuses sériées ; il érode les capsules pendant que les ostéoblastes se disposent le long des travées de substance fondamentale pour édifier des lamelles osseuses. Dans l'os rachitique, on voit de gros capillaires monter dans le cartilage et circonscrire par leurs ramifications des paquets de cellules cartilagineuses laissées intactes. Ces capillaires semblent se frayer un chemin dans la substance fondamentale du cartilage et au travers des cellules qu'ils rencontrent, si bien qu'on peut les voir, en certains endroits, entourés de capsules en partie détruites et de cellules rondes provenant, soit des éléments médullaires qui les ont accompagnés, soit de cellules cartilagineuses revenues à l'état embryonnaire. Il semble que les cellules rondes qui entourent les capillaires se transforment en cellules fixes du tissu conjonctif, et on voit alors, autour des vaisseaux, des cellules fusiformes ou des cellules étoilées à prolongements anastomosés. Il résulte de cette transformation des éléments médullaires, que les ostéoblastes ne concourent plus à l'édification du tissu osseux. Les cellules cartilagineuses non utilisées se calcifient, la calcification débutant au niveau des parties en bordure. L'ossification ne reprend qu'à un stade ultérieur : on voit alors la néoformation vasculaire diminuer, puis s'arrêter ; des cellules se disposent le long des parois cartilagineuses calcifiées et le long des fibres conjonctives également calcifiées (processus analogue à celui de l'ossification périostique). On assiste ainsi à la formation de lamelles osseuses nouvelles, qui transformeront peu à peu le tissu rachitique en un tissu osseux nouveau, spongieux au niveau de l'épiphyse, compact et éburné au niveau de la diaphyse.

La néoformation vasculaire est la lésion primitive : la prolifération des cellules du cartilage, la calcification défectueuse, les troubles de l'ossification sont des lésions secondaires.

Nous retrouvons dans l'os rachitique tous les termes de l'inflammation : néoformation de cellules conjonctives, différenciation de ces cellules (cellules fusiformes, étoilées), enfin et surtout, formation abondante de néo-capillaires. Des phénomènes analogues s'observent au niveau du périoste, *si bien qu'on doit considérer le rachitisme comme une ostéite à la fois juxta-épiphysaire et sous-périostée.*

Kassowitz (1) a le premier montré que le rachitisme était dû à un processus inflammatoire local, se traduisant par la néoformation exagérée de vaisseaux dans les tissus qui concourent à l'ossification (périchondre, cartilage, périoste), ensuite par la prolifération irritative des éléments du cartilage et du tissu sous-périostique, enfin, par la production autour des vaisseaux congestionnés et néoformés. de tissu indifférent, impropre à l'ossification, remplaçant les tissus cartilagineux et osseux. Il comparait ce processus à celui de l'hépatite interstitielle, où l'on voit le tissu embryonnaire se substituer aux éléments du parenchyme hépatique.

Depuis lors quelques auteurs, parmi lesquels on peut citer Marfan et Baginsky, ont également vu dans les lésions rachitiques une forme d'ostéite, dont les caractères spéciaux dépendraient de la période de développement du tissu osseux pendant laquelle elle survenait.

Ollier et Vincent (2) ont décrit, sous le nom de *rachitisme in-*

---

(1) Kassowitz. *Wien. med. Jahrb. Heft.*, IV, p. 451, 1884.

(2) Ollier et Vincent. Ostéopathies scrofulo-tuberculeuses. *Encyclopédie internat. de chirurgie.*

*flammatoire local*, des altérations du cartilage de conjugaison observées chez une jeune fille de 15 ans, traitée pour une coxalgie suppurée et morte de méningite tuberculeuse. On observait au niveau du cartilage juxta-épiphysaire des amas de noyaux cartilagineux, séparés par du tissu spongoïde. L'inflammation à distance semblait avoir déterminé « un arrêt d'ossification au niveau du cartilage conjugal en même temps qu'un défaut d'ossification des couches ostéogènes sous-périostiques et la médullisation de l'ancien os » (3). Il paraît cependant assez difficile de rapprocher ce cas isolé du rachitisme.

---

(3) GANGOLPHE. Mal. infectieuses et parasitaires des os. Paris, 1894.

# CHAPITRE III

## Maladie de Barlow. — Rachitisme intra-utérin.

Connaissant les lésions de l'os rachitique aux différentes périodes de l'évolution de la maladie, nous étudierons comme corollaire : d'une part, les lésions osseuses qui ont été décrites dans un certain nombre de cas de maladies de Barlow, et qui paraissent pouvoir être attribuées au rachitisme ; d'autre part, les curieuses altérations du squelette fœtal qui ont reçu le nom de rachitisme intra-utérin.

### Maladie de Barlow. — Rachitisme hémorragique.

Si la maladie de Barlow a de nombreuses connexions avec le rachitisme, elles ne sont pas toujours confirmées par l'examen anatomique.

Barlow(1) reconnaît, comme seul trait caractéristique, les hémorragies sous-périostées qui se montrent surtout au niveau des os longs du membre inférieur. « Le point de départ dans les os longs est généralement situé près de la jonction de la diaphyse avec l'épiphyse, et il peut y avoir une zone d'extravasation près de chaque extrémité de la diaphyse. Dans les cas où les lésions

(1) Barlow. Scorbut infantile. *Traité des mal. de l'Enf.*, t. II.

sont plus accentuées, le corps de l'os est entièrement enveloppé d'un dépôt de coagulum. Il est clair que le sang épanché vient du périoste, le périoste est soulevé comme une gaine, et sur sa surface interne, on peut voir un grand nombre de vaisseaux engorgés, ramifiés. »

Dans un grand nombre de cas on ne peut retrouver aucune lésion analogue à celles du rachitisme. C'est ainsi que dans l'observation de Nägeli(1), citée par Netter(2), où il y avait hémorragie sous-périostée avec fracture au-dessus du cartilage de conjugaison, « ce cartilage ne présentait pas les proliférations irrégulières et l'état spongieux qui caractérisent le rachitisme. » Cependant dans une récente étude sur le rachitisme hémorragique, Ausset(3) décrit des lésions rachitiques trouvées sur les os d'un enfant qui présentait les signes cliniques de la maladie de Barlow. Sur des coupes du fémur faites au niveau du cartilage de conjugaison, Ausset constate les lésions suivantes : le cartilage de conjugaison est bien développé et offre au niveau de la ligne d'ossification des contours sinueux. Les cellules du cartilage sont nombreuses, d'assez grandes dimensions, disposées en zones séparées par des travées plus ou moins larges de substance cartilagineuse. Ces travées osseuses ont une forme irrégulière, et sont plus colorées dans leur partie moyenne. Au milieu des travées osseuses, on remarque des espaces conjonctifs plus clairs où se trouvent des vaisseaux. Ces espaces interosseux contiennent du tissu conjonctif jeune, dont les fibres sont fines, délicates, et forment un feutrage très serré au milieu duquel on voit de petites cellules conjonctives étoilées. Dans le tissu conjonctif se trouvent des vaisseaux contenant encore des globules sanguins ; le calibre de ces vaisseaux est augmenté.

---

(1) Nægeli. Zur pathologischen Anatomie und zum Wesen der Morbus Barlow. *Centr. bl. f. allg. Pathol.*, 1er septembre 1897, p. 687.
(2) Netter. *Loc. cit.*
(3) Ausset. *Loc. cit.*

Il est évident que ces lésions rappellent celles de tous les cas de rachitisme que nous avons pu examiner. Du reste, en comparant les coupes de l'os dans la maladie de Barlow avec celles d'un rachitisme simple banal, Ausset constata une analogie frappante entre les deux lésions.

Nous devons attirer l'attention sur un point très important de cette étude, c'est que les os, au niveau desquels les coupes furent faites, ne présentaient aucune modification macroscopique appréciable du cartilage de conjugaison. Ces lésions du cartilage de conjugaison étaient donc des lésions de début, analogues à celles que nous avons vu exister à la première phase de l'évolution du rachitisme. Il ne suffit donc pas, pour nier l'existence d'altérations osseuses de nature rachitique dans la maladie de Barlow, de constater l'absence de déformation du squelette ; il faut aussi pratiquer l'examen histologique, qui seul donne des résultats indiscutables Le seul fait de trouver dans la maladie de Barlow les lésions osseuses du rachitisme n'implique du reste pas que ces deux maladies doivent être identifiées. Il est possible qu'on se trouve en présence de cas analogues à ceux que nous décrirons dans la syphilis héréditaire. Nous verrons en effet que le rachitisme peut se développer, avec tous ses caractères propres, chez des enfants hérédo-syphilitiques. On pourrait donc admettre que la maladie de Barlow est une maladie, d'ailleurs intéterminée, apparaissant chez l'enfant au cours de l'évolution rachitique.

Il n'en reste pas moins vrai que la caractéristique de la maladie de Barlow est la dilatation vasculaire considérable siégeant au sein du tissu osseux et entraînant la production d'hémorragies sous-périostées. Or nous avons pu constater au niveau de certains cartilages de conjugaison d'os rachitiques une vascularisation telle, qu'on pouvait se demander s'il n'existait pas de foyers hémorragiques. En l'absence d'observations personnelles, nous ne pouvons évidemment pas conclure d'une façon précise, mais il est toutefois permis de se demander si les lésions de la maladie de Barlow ne seraient pas dues uniquement à l'exagération des lésions du rachitisme simple. La maladie de Barlow mériterait donc bien alors le nom de *rachitisme hémorragique* qui lui a été donné par certains auteurs.

**Rachitisme intra-utérin. — Achondroplasie.**

Le rachitisme intra-utérin est une maladie du fœtus dans laquelle le squelette présente des déformationss particulières, qui ont semblé pouvoir être rapprochées, à première vue, des déformations rachitiques. Les membres supérieurs et inférieurs sont courts et massifs, tandis que le tronc et la tête paraissent avoir un développement normal ; le ventre est volumineux et le thorax est évasé à sa base ; la peau est dure, épaisse, plissée ; les os sont raccourcis, épais et compacts. Ce rachitisme intra-utérin survient dès les premiers mois de la vie fætale et « parcourt toute son évolution dans la première moitié de la grossesse. Il en résulte que lorsque l'enfant nait, soit à terme, soit avant terme, on se trouve en face de lésions guéries et les lésions initiales ont toujours échappé à l'observation(1). »

L'examen histologique des os dans le rachitisme intra-utérin démontre que les lésions ne présentent aucune analogie avec celles du rachitisme. C'est ainsi qu'on ne trouve jamais, ni la couche chondroïde, ni la couche spongoïde. Le cartilage est par contre à peu près dépourvu, comme nous le verrons, de la propriété ostéogénique et c'est pourquoi Parrot donna à cette maladie le nom d'*achondroplasie* (α, privatif, χονδρος, cartilage, πλαδδειν, former) ; c'est celui qui doit prévaloir actuellement, le terme de rachitisme intra-utérin, sous lequel on a décrit diverses lésions osseuses du fœtus, entraînant des confusions fâcheuses.

On peut séparer actuellement parmi les altérations osseuses

(1) Porak. De l'achondroplasie. *Archives d'obstétrique et de gynécologie*, 1889.

observées chez le fœtus : la syphilis, le rachitisme vrai, l'achondroplasie et « l'ostéogenésis imperfecta ».

Nous ne décrirons pas ici les lésions de la syphilis osseuse qui sont presque toujours caractéristiques.

Le rachitisme vrai se développant chez le fœtus dans la seconde moitié de la grossesse, provoque des lésions qui sont encore en pleine activité au moment de la naissance. Ces lésions sont circonscrites et habituellement isolées ; elles s'accompagnent de tuméfaction osseuse et de ramollissement. Rarement les courbures des os sont symétriques. Les côtes sont presque toujours atteintes et le siège d'élection des lésions ne se trouve pas nécessairement sur les os longs des membres. Le tissu osseux enfin n'est pas dur et compact, mais au contraire médullisé (1). Ce rachitisme vrai, observé chez le fœtus, doit être identifié avec les cas de rachitismes congénitaux signalés par certains auteurs.

Il semble, en effet, d'après quelques statistiques, que les déformations rachitiques peuvent s'observer au moment de la naissance. Il faudrait admettre dans ces cas que le début de la lésion osseuse remonte à la vie intra-utérine. C'est ainsi que J. Guérin (1837) observait 3 cas de rachitisme congénital sur 346 observations de rachitisme, et que Tripier concluait de ses recherches (1874) que le rachitisme pouvait débuter au troisième mois de la vie fœtale. Kassowitz (2) trouvait également chez le fœtus les lésions typiques du rachitisme vrai avec une fréquence considérable. Sur 26 enfants nés avant terme, dans les quatre derniers mois de la grossesse, il constate 20 fois des lésions rachitiques. Sur 28 enfants nés avant terme, mais morts peu de temps après la naissance, il trouve 26 fois des lésions de rachitisme, et sur 28 enfants morts dans le cours des trois premiers

(1) Porak. *Loc. cit.*
(2) Kassowitz. *Loc. cit.*

mois après la naissance, il observe 24 fois le rachitisme. Ces chiffres semblent à première vue très exagérés et il en est de même de certaines statistiques (1) qui sur 500 nouveau-nés donnent 379 rachitiques, soit une proportion de 75 pour 100 ! La question est assez importante pour nécessiter des recherches précises, et il est évident que le simple examen clinique ne peut pas permettre d'affirmer le rachitisme à la naissance ; l'examen histologique des os est indispensable pour renseigner sur la nature de la lésion (2).

Dans tous les cas, si le rachitisme congénital existait, il devrait être distingué, par ses caractères cliniques, par son évolution et par ses caractères anatomiques, de l'achondroplasie.

Déja en 1871 Winckler (3) séparait du rachitisme fœtal, avec micromélie, le rachitisme congénital ou annulaire. Dans le premier cas la maladie débutait vers le 4e mois de la grossesse, et son évolution étant terminée à la naissance, les lésions étaient guéries. Dans le second cas, la maladie survenait dans les derniers mois de la vie intra-utérine et continuait son évolution après la naissance. Le rachitisme fœtal de Winckler devint l'achondroplasie de Parrot.

Il est nécessaire de bien préciser ces différents termes : d'une part le rachitisme fœtal, avec brièveté des membres, c'est-à-dire l'*achondroplasie* ; d'autre part le *rachitisme congénital*, c'est-à-dire le rachitisme vrai, avec lésions du cartilage de conjugaison et du périoste, et déformations consécutives.

Il existe un grand nombre d'observations d'achondroplasie. En 1851 Depaul citait l'observation suivante : Une femme multipare, non rachitique, accouchait d'un enfant qui, quoique né vivant, ne respira pas et ne tarda pas à succomber malgré tout ce que l'on put tenter. Les membres de ce fœtus étaient

(1) Schwartz. Rachitisme des nouveau-nés. *Wien. med. Jahrb.*, p. 495, 1887.

(2) Voir : Margarucci. 10e *Réunion de la Société italienne de chirurgie*, 1895.

(3) Winckler. Ein fall von Rachitis mit Micromelie. *Arch. f. gynaek.*, 1871, p. 102.

d'une brièveté remarquable qui contrastait avec le développement du tronc et le volume de la tête. Dans un travail paru à ce sujet en 1877 (1), Depaul rapportait une quarantaine d'observations analogues et cherchait à établir une ligne de démarcation bien tranchée entre ces altérations du squelette et le rachitisme. Les différents points de l'histoire de l'achondroplasie sont longuement exposés dans le mémoire de Porak (2), et nous croyons inutile d'insister sur les nombreux cas qui ont été successivement signalés.

Nous devons à l'extrême bienveillance de notre maître M. le Prof. Hergott, d'avoir pu pratiquer l'autopsie d'un fœtus qui présentait tous les signes de l'achondroplasie ; cette observation nous permettra de préciser les caractères cliniques et anatomiques de la maladie (3).

## Observation

Observation XVIII (Clinique de M. le Prof. Hergott. Année 1895. Obs. n° 245. Collection de la maternité.)

La nommée Clémence X..., âgée de 23 ans, est enceinte pour la deuxième fois. Les parents sont bien portants, mais elle a perdu 12 frères et sœurs, morts pour la plupart en bas-âge ; plusieurs ont succombé à la tuberculose. Il ne lui reste plus qu'un frère et une sœur ; cette dernière est également atteinte de tuberculose pulmonaire. Elle-même est devenue tuberculeuse à 18 ans, après avoir eu une fièvre typhoïde. Cette femme qui avait commencé à marcher vers 10 mois fut obligée de garder le lit jusqu'à 3 ans à cause d'une maladie qui lui aurait déformé les jambes, si un médecin ne les avait maintenues droites à l'aide de planchettes.

De taille moyenne, elle ne présente pas de lésions rachitiques bien nettes. Les bosses frontales sont peu développées. Le thorax est petit. Les

(1) Depaul. *Arch. de Tocologie*, 1877, p. 640.

(2) Porak. *Loc. cit.*

(3) Hergott. Communication à la Société de médecine de Nancy. Novembre 1899.

tibias ne sont pas incurvés. Seules les extrémités osseuses articulaires semblent un peu plus volumineuses. Toutefois le diamètre utile est notablement plus petit que normalement ; il n'est que de 8 centimètres environ, le diamètre promonto-sous-pubien étant de 9 centimètres et demi.

Réglée à l'âge de 15 ans, elle devint enceinte pour la première fois à 22 ans ; elle accoucha spontanément d'un garçon qu'elle a nourri au sein jusqu'à 6 mois. Cet enfant est bien portant et bien conformé.

Elle redevint enceinte l'année suivante ; cette nouvelle grossesse fut normale. L'accouchement se fait par présentation de la face. L'enfant, qui est une fille, fait quelques inspirations, mais ne tarde pas à succomber ; il pèse 2kgr,200. Le placenta dont le poids est de 440 grammes ne présente aucune altération.

Cet enfant (pl. 5, fig. 1 et 2) présente à un haut degré les déformations plastiques que l'on observe d'habitude dans les présentations de la face, la bosse sanguine étant surtout localisée au pourtour de l'orifice buccal ; mais ce qui frappe surtout, c'est le volume de la tête qui semble contraster avec le développement du tronc et surtout avec celui des membres supérieurs et inférieurs. La tête est volumineuse ; le nez est aplati ; la langue pend hors de la bouche. Le thorax est petit ; il semble rétréci à sa partie supérieure et évasé à sa partie inférieure. Les 4 membres sont remarquables par leur peu de longueur. Les cuisses surtout sont d'une brièveté tout à fait extraordinaire. La peau est épaisse, indurée, plissée.

M. le Prof. agrégé Guilloz a bien voulu mettre à notre disposition une radiographie (planche 6) qui fait nettement ressortir les différentes particularités du système osseux.

L'autopsie permet de constater que le cœur et les vaisseaux sont normaux ; le corps thyroïde ainsi que le thymus sont bien développés. Il n'existe aucune malformation. Par contre, si les organes examinés ne présentent rien de spécial, il n'en est plus de même du squelette et surtout des os des membres qui présentent des particularités vraiment remarquables. Les os sont petits, trapus, ramassés, la diaphyse est très courte, comme réduite. En comparant ces os avec ceux d'un fœtus normal à terme, on voit (pl. 7) que si les épiphyses ont à peu de chose près les mêmes diamètres dans les deux cas, il n'en est plus de même de la diaphyse de l'os altéré. Celle-ci a une longueur bien moindre que celle de l'os pris comme terme de comparaison. C'est ainsi que la diaphyse de l'humérus normal (fig. 1) a 6 centimètres de longueur, alors que la diaphyse de l'os malade n'en mesure que 2, tout en ayant cependant la même épaisseur. Cette disproportion du corps de l'os par rapport à la tête humérale a pour conséquence de la faire paraître énorme (fig. 2 et 3), plus grosse qu'elle ne l'est en réalité.

Les mêmes disproportions existent pour le radius et le cubitus (fig. 7 et 8). Ces os mesurent 3cm,3 de longueur alors que chez un fœtus normal, ils ont 7 centimètres de longueur.

Le fémur (fig. 4, 5, 6) est également très court et présente une courbure générale à convexité antérieure. Ici encore les 2 épiphyses comparées à la diaphyse semblent énormes. Sa longueur totale est de 45 millimètres tandis que celle d'un fémur normal est de 95 millimètres, c'est-à-dire plus du double.

Le tibia (fig. 9 et 10) présente une courbure à concavité externe et le péroné une courbure à concavité interne ; l'espace interosseux, limité par ces os, a par le fait une forme ovalaire et les deux épiphyses inférieures se trouvent inclinées l'une contre l'autre à angle aigu.

La longueur du tibia et du péroné n'est que de 4 centimètres ; elle est le double [8 centimètres], pour le tibia et le péroné normaux.

Ce qui frappe surtout notre attention dans le squelette de ce fœtus, c'est la brièveté remarquable des diaphyses des os longs comparée au volume des épiphyses qui conservent leur développement normal.

Sur une coupe longitudinale vue à un faible grossissement le cartilage épiphysaire se continue brusquement, sans espace de transition avec le tissu spongieux. Au-dessous de ce tissu spongieux aréolaire se trouve le canal médullaire limité sur un de ces côtés par une épaisse couche de lamelles osseuses (voir fig. 1, pl. 18).

**Examen histologique.** — *Epiphyse inférieure du fémur* (Coupes verticales colorées au picro-carmin et à l'hématoxyline).

Le cartilage de conjugaison semble ne pas exister ou tout au moins on ne trouve pas à son niveau les différentes couches qui le constituent habituellement. L'épiphyse est entièrement formée de cartilage à cellules encapsulées disposées sans aucun ordre : au niveau de la surface articulaire, elles sont tassées les unes contre les autres. En aucun point on ne trouve de cartilage sérié. Le cartilage est séparé du tissu spongieux par une zone étroite au niveau de laquelle les éléments sont disposés de la façon la plus irrégulière. Sur presque toute son étendue cette zone est formée de cartilage calcifié (calcification de la substance fondamentale et des capsules des cellules cartilagineuses) dans lequel on aperçoit de grosses cellules arrondies. Du côté du cartilage, la limite de ce cartilage calcifié est assez régulière, mais du côté du tissu spongieux elle est crénelée ; les créneaux sont remplis de cellules rondes. En certains points existent des amas formés de cellules cartilagineuses aplaties, tassées, enserrées dans une gangue calcifiée fortement colorée (fig. 2, pl. 26). En d'autres points enfin, la moelle (cellules rondes) arrive jusqu'au niveau du cartilage. Au-dessous de cette zone de calcification on trouve des lamelles osseuses déchiquetées limitant des cavités remplies de cellules rondes. Cet aspect s'observe jusqu'au niveau du canal médullaire qui se trouve également rempli de cellules rondes.

*Epiphyses inférieures du tibia, du radius et de l'humérus* (Coupes verticales colorées au picro-carmin et à l'hématoxyline).

On retrouve le même aspect qu'au niveau de l'épiphyse inférieure du fémur.

*Diaphyse du radius* (Coupes transversales colorées au picro-carmin et à l'hématoxyline).

Sur ces coupes le canal médullaire est très étroit; sur une des moitiés de la coupe le tissu osseux est dense et ne présente que de rares cavités médullaires, tandis que, sur l'autre moitié, l'os est formé de nombreuses lamelles déchiquetées limitant de vastes lacunes remplies de cellules rondes. Ce dernier aspect correspond à la structure aréolaire de l'os diaphysaire vu en coupe longitudinale (voir fig. 1, pl. 18).

Ce qui frappe surtout à l'examen des os de ce fœtus, c'est le défaut d'accroissement en longueur de la diaphyse; ce défaut d'accroissement paraît s'expliquer par l'absence de cartilage de conjugaison, c'est-à-dire par l'absence de zone d'ossification cartilagineuse; cette zone n'existant pas, l'os ne se forme plus entre l'épiphyse et la diaphyse et cette dernière cesse de croître en longueur. Le volume normal des épiphyses et la largeur de la diaphyse font supposer que l'ossification périostée ne faisait pas défaut comme l'ossification cartilagineuse. C'était déjà l'opinion de Müller (1) qui concluait de ses recherches sur le rachitisme fœtal: « C'est une dystrophie spéciale du cartilage primordial. L'os ne se développe pas ou se développe mal dans le sens longitudinal. La formation du tissu osseux se produit d'une façon très active du côté du périoste (2). » Au niveau de l'épiphyse l'os est en rapport avec le cartilage dont il n'est séparé en certains endroits que par des amas de cartilage calcifié. Ailleurs les cavités médullaires du tissu spongieux viennent au contact du cartilage.

En présence des lésions de l'achondroplasie on ne peut émettre que deux hypothèses sur la nature de cette maladie fœtale: celle d'une anomalie de structure du cartilage, entraînant l'absence du processus d'ossification ou celle d'une lésion guérie. La présence de cartilage calcifié semble indiquer qu'il s'agit là d'une lésion ancienne ayant évolué au cours de la vie

(1) MULLER. Ueber fœtale Rachitis. *Wurzburger med. Zeit.*, B. I, 1860.

intra-utérine, et ayant provoqué un arrêt de la prolifération du cartilage. C'est ainsi que Porak regardait l'achondroplasie comme une dystrophie du cartilage primordial, qui accompagne la première poussée ostéogénétique du 3e au 6e mois de la vie fœtale, et qui a parcouru toute son évolution dans le dernier tiers de la grossesse.

Reste à savoir quelle est la nature de la lésion qui a provoqué cet arrêt de développement du squelette. Si on considère l'achondroplasie comme une disparition de la propriété ostéogénique du cartilage ce ne peut être que la conséquence d'une lésion primitive qui reste indéterminée. On pourrait à la rigueur regarder l'achondroplasie comme la dernière période de l'évolution rachitique; mais il faudrait admettre alors, comme le fait si justement remarquer Kassowitz, que la lésion ait marché avec une rapidité qui ne lui est pas habituelle, puisqu'elle serait arrivée en quelques semaines à son dernier terme chez le fœtus, alors qu'il lui faut des années pour l'atteindre chez l'enfant (1).

L'étude de l'achondroplasie nous permet donc seulement de constater les faits suivants : aspect caractéristique du fœtus, brièveté considérable des membres avec développement normal du tronc ; épaississement et induration de la peau ; arrêt de développement en longueur des os longs ; coïncidant avec l'absence de cartilage de conjugaison. L'examen histologique montre une lésion guérie et ne peut nullement faire préjuger la nature intime du processus morbide qui est en cause. L'aspect général du fœtus, l'évolution de la maladie et le caractère des lésions osseuses différencient l'achondroplasie du rachitisme vrai, congénital, dans lequel on retrouve les lésions du cartilage de conjugaison et les tuméfactions des épiphyses, les lésions sous-périostées et les déformations des diaphyses.

Il faut également distinguer l'achondroplasie du myxœdème

---

(1) Porak. *Loc. cit.*

congénital ; un certain nombre d'enfants naissent myxœdémateux et leur facies rappelle par bien des points celui que nous avons décrit dans l'achondroplasie : la tête est volumineuse, la peau de la face est épaissie, ridée, les paupières sont bouffies, bleuâtres, la bouche largement fendue laisse apercevoir une langue épaisse, pendante : les extrémités sont grosses, bouffies et offrent des incurvations. La peau est épaisse, gonflée, ridée, plissée (1). Dans l'observation que nous avons rapportée plus haut, le fœtus présentait tous ces mêmes caractères, mais chez lui le corps thyroïde était normalement développé, tandis que dans le myxœdème l'absence du corps thyroïde est la règle.

Le fœtus achondroplasique succombe généralement à la naissance. Porak prétend cependant que cette maladie est compatible, à un certain degré, avec la vie intra-utérine et qu'elle se caractérise chez l'adulte par l'exiguïté de la taille qui dépasse rarement $1^{m},20$, par le volume normal du tronc et par la petitesse très marquée des membres.

*Nota.* — Parmi les lésions osseuses fœtales, il faut encore ranger les altérations du squelette décrites par certains auteurs allemands sous le nom d' « osteogenesis imperfecta »; Scheib (Ueber Osteogenesis imperfecta, *Beiträge zur Klinischen Chirurgie*, 1899, Band XXVI, Heft 1) en publiait récemment une observation dont voici le résumé : enfant de 4 mois ; membres courts et incurvés ; peau mince, brunâtre ; peau de la face plissée ; cachexie progressive ; mort. A l'autopsie on constata que les os étaient courts, fragiles, et présentaient des cals multiples. A l'examen histologique, les cartilages de conjugaison étaient normaux, mais la formation osseuse enchondrale et périostée était arrêtée ; il existait, en même temps, un processus de résorption exagérée des travées osseuses. Cette maladie fœtale, dont l'étiologie est inconnue, semble atteindre le squelette à une époque assez avancée de la vie intra-utérine. Tout en présentant quelques analogies avec l'achondroplasie, elle s'en distingue essentiellement par la présence de cartilages juxta-épiphysaires normaux.

---

(1) Combe. Myxœdème congénital. *Traité des mal. de l'Enfance*, t. III.

## CHAPITRE IV

### Physiologie pathologique.

Une des premières conséquences du développement du rachitisme est l'*arrêt de la marche*.

L'enfant ne marche que très tard et, s'il avait déjà commencé à faire quelques pas, s'arrête pour ne recommencer qu'au moment de la guérison des lésions osseuses. L'enfant bien nourri commence à marcher vers le 12$^{e}$ mois mais quelques sujets marchent avant (9, 10 mois) et beaucoup marchent après (13, 14 mois) sans être rachitiques. Dans le rachitisme, l'enfant peut ne pas marcher avant 2 et 3 ans. Dans presque toutes nos observations les petits malades avaient commencé à marcher de 10 à 12 mois ; les premiers signes du rachitisme apparaissant à cette époque, ils restaient pendant plusieurs mois sans pouvoir se tenir sur leurs jambes et sans même avoir la force de rester assis dans leur lit. Cet arrêt de la marche coïncide presque toujours avec l'apparition de douleurs osseuses vagues, les enfants poussant de petits cris plaintifs quand on les prend entre les bras. Nous avons ainsi observé un jeune enfant de 14 mois, chez lequel une pression même légère au niveau des parties latérales du thorax était douloureuse. Le phénomène douleur joue le principal rôle dans le retard apporté à la marche et il est évident que le moindre effort musculaire agissant sur les extrémités osseuses tuméfiées, provoque une réaction douloureuse qui force instinctivement l'enfant à immobiliser ses membres malades. Un grand nombre d'auteurs incriminent surtout l'atrophie musculaire et l'impotence qui s'ensuit, mais nous croyons que cette atrophie musculaire ne s'observe que plus tard et consécutivement à la longue inaction de l'enfant.

Les *déformations* des os longs doivent être attribuées à l'action des muscles prenant point d'appui sur des os ramollis. Les courbures anormales du tibia se produisent surtout, en effet, au moment où l'enfant cherche à marcher, et lorsqu'on peut maintenir le petit malade couché, les courbures sont bien moins accentuées. Nous trouvons du reste une preuve du rôle des contractions musculaires, dans ce fait, qu'au début du rachitisme, alors que pendant la vie les membres étaient incurvés d'une façon sensible, on constate, sur la table d'autopsie, que les os sont mous, mais rectilignes. Du vivant de l'enfant rachitique, les muscles, en se contractant, provoquaient une incurvation des diaphyses, le point d'insertion n'étant plus résistant, mais lorsque l'action musculaire était supprimée l'os se redressait de lui-même. Ce fait explique également la production des déformations définitives et montre bien que s'il est une période du rachitisme ou l'action des muscles doit être autant que possible annihilée, c'est au moment de la réparation des lésions, car si l'os est alors courbé, il se consolidera dans cette position vicieuse. L'enfant rachitique doit donc être maintenu aussi immobile que possible ; sans cette précaution, on observe ce qui se produirait dans des cas de fractures diaphysaires où on attendrait la guérison sans immobiliser le membre malade.

L'action de la pesanteur se manifeste dans le rachitisme au niveau des os plats et c'est de cette façon qu'on explique le plus généralement la production du cranio-tabes.

« Il n'existe pas de régions où les os soient plus exposés au frottement et aux lésions de décubitus que les parties postérieures et latérales du crâne. Uniquement recouverts par les téguments qui les protègent mal, supportant le poids de la tête qui est une des parties les plus lourdes de l'organisme du jeune enfant, que les muscles sont encore presque incapables de soulever et qui a souvent besoin d'un appui, l'occipital, le pariétal et le temporal, lorsqu'ils sont sérieusement altérés par le rachitisme, doivent fatalement s'amincir, s'user et se perforer (1) ». Tout en reconnaissant l'importance du décubitus comme facteur de cranio-tabes, Marfan considère avec J. Renault : « que la compression des os rachitiques par le cerveau en voie de développement est la cause la plus efficace de l'amincissement et des perforations dans le cranio-tabes ».

Dans tous les cas, ces deux facteurs semblent agir chacun de leur côté pour provoquer une véritable usure des os du crâne et principalement de l'occipital et des pariétaux.

*Hématologie.* — On observe toujours dans le rachitisme un certain degré d'anémie qui se traduit par des variations dans la composition du sang. Luzet (2) observe dans certains cas une légère diminution du nombre des hématies qui sont plus pauvres en hémoglobine et une leucocytose légère. A un degré plus élevé, l'hypoglobulie augmente et la richesse de chaque globule rouge en hémoglobine diminue encore ; les hématies sont inégales ; la leucocytose est plus forte ; on voit apparaître quelques globules rouges à noyaux. Enfin on peut observer une anémie intense avec déformation des hématies, et leucocytose croissante ; les globules rouges à noyau sont nombreux et offrent des figures de karyokynèse.

Luzet cite dans sa thèse les observations de deux enfants rachitiques chez lesquels l'état du sang allait en déclinant, parallèlement à l'aggravation des lésions osseuses. C'est ainsi que chez une fillette de 20 mois présentant une hypertrophie de la rate et du foie, une première numération donnait :

N = 2,783,800, R = 2,110,000, Rn = 2,500, B = 14,229

(1) MARFAN. *Loc. cit.*

(2) LUZET. La mégalosplémie rachitique. *France méd.*, 4 décembre 1891. — Étude sur les anémies de la première enfance. *Thèse*, Paris, 1891.

et une seconde, faite au bout de 15 jours : N = 2,077.000, R = 1,994,000, Rn = 4,030, B = 16,151. Malgré une anémie assez marquée et l'hypertrophie de la rate, le rachitisme s'accompagnait dans ces deux cas d'une prolifération assez médiocre des cellules rouges.

Le rachitisme s'accompagne généralement d'une anémie dont l'intensité est proportionnelle à celle du processus rachitique. D'après Morse(1), la forme commune d'anémie est celle dans laquelle le nombre des corpuscules rouges est normal ou presque normal, mais où le pourcentage de l'hémoglobine est diminué. Cette anémie est, ou non, accompagnée de leucocytose.

En somme, l'anémie du rachitisme est analogue à celle qu'on rencontre au cours des intoxications chroniques d'origine gastro-intestinale (2). Dans 11 cas de gastro-entérites chroniques graves avec cachexie plus ou moins profonde, P. d'Orlandi (3) constate une diminution du nombre des globules rouges et une augmentation ou une diminution du nombre total des globules blancs. « L'équilibre leucocytaire est rompu ; le nombre des mononucléaires est toujours diminué ; celui des polymorphes toujours augmenté ; le nombre des lymphocytes et des polynucléaires est augmenté ou normal ; les éosinophiles font défaut dans la moitié des cas ; les globules rouges à noyau sont présents dans 3 cas. »

On retrouve également la diminution du nombre des globules rouges et de l'hémoglobine (4) dans l'anémie des nourrissons qui se caractérise par l'hypertrophie des organes héma-

---

(1) Morse. A Study of the blood in rickets. *Boston med. surg. Journ.*, 22 avril 1897.

(2) Voir aussi : Audeoud. Anémies de la première enfance. *Tr. des mal. de l'Enf.*, t. II.

(3) P. d'Orlandi Les globules blancs du sang dans les troubles digestifs des nourrissons. *Rev. mens. mal. enf.*, juillet 1899.

(4) Marfan. Considérations sur les anémies des nourrissons. *Arch. de méd. des enfants*, 1898, n° 12, p. 712.

topoiétiques et l'apparition dans le sang de globules rouges à noyau.

Il n'y a du reste aucune raison pour que le sang présente, dans le rachitisme, des caractères particuliers, puisqu'on trouve au niveau des organes hématopoiétiques, qui jouent le principal rôle dans les variations de composition du sang, des altérations banales. Si les lésions de la moelle (1), de la rate, n'offrent aucun caractère spécial dans le rachitisme, il en est de même des altérations sanguines.

Le rachitisme est tellement fréquent dans le jeune âge qu'il doit intervenir pour une large part dans la production des différentes anémies de l'enfance. Mais il est d'autant plus difficile ici de définir le rôle du rachitisme que l'examen microscopique du sang donne peu de renseignements précis sur la nature de l'anémie. Dans le cours de la première enfance en effet (2) les leucocytes présentent un tel degré de polymorphisme que certaines espèces de leucocytes, considérées comme ayant une signification pathologique à une période plus avancée de la vie, font normalement partie du sang du nourrisson.

---

(1) P. Haushalter et L. Spillmann. *Loc. cit.*

(2) Fischl. Les anémies de la première enfance. *Jahrb. f. Heinderheik.*, 1899, vol. XLIX, p. 26.

# TROISIÈME PARTIE

## ÉTIOLOGIE

I. — *Étiologie du rachitisme chez l'homme.* — Distribution géographique. — Fréquence du rachitisme en Europe parmi les classes pauvres et les populations ouvrières des grandes villes. — Rareté du rachitisme dans les pays où l'allaitement artificiel n'existe pas. — Influence des mauvaises conditions hygiéniques. — Influence des saisons. — Age. — Sexe. — Hérédité. — Influences maternelles. — Age et profession des parents. — Syphilis et rachitisme. — Lésions osseuses rachitiques chez des hérédo-syphilitiques. — Rôle de l'alimentation défectueuse et des troubles gastro-intestinaux. — Rachitisme chez les enfants nourris au sein. — Causes prédisposantes et causes nécessaires.

II. — *Rachitisme animal.* — Importance de la pathologie comparée dans l'étude du rachitisme. — Symptomatologie. — Le rachitisme chez le porc, le chien, le cheval, le bœuf, les gallinacés. — Observations de rachitisme *animal* (poulets, canards, porc). — Anatomie pathologique. — Étiologie. — Analogie du rachitisme animal et du rachitisme de l'espèce humaine. — Les animaux deviennent moins souvent rachitiques que les enfants, parce qu'ils sont nourris d'une façon plus rationnelle. — La goutte chez les gallinacés. — Maladie du reniflement chez le porc. — Maladie du son chez le cheval.

III. — *Expérimentation.* — Expériences sur l'influence des mauvaises conditions hygiéniques et de l'alimentation défectueuse. — Elles provoquent des troubles digestifs et consécutivement de la cachexie, mais ne conduisent pas nécessairement au rachitisme.

## CHAPITRE PREMIER

### Étiologie du rachitisme chez l'homme.

***Distribution géographique.*** — Le rachitisme est très fréquent en Europe. May (1) remarque que le rachitisme augmente quand on s'avance vers le nord. C'est une maladie de l'hémisphère septentrional, qui prédomine surtout dans la zone tempérée et devient très rare au sud de l'équateur (2).

---

(1) MAY. *Loc. cit.*

(2) KÖNEN. *Dissert. inaug.* Munich, 1886, et *Centrabl. f. Klin. medic.* 1887.

D'après de nombreux auteurs, le rachitisme serait très rare et même inconnu dans les pays suivants : en Norvège (1), en Grèce (Poncet), à Alger et dans tout le nord de l'Afrique (2), dans l'Amérique centrale, aux Antilles, au Mexique, au Pérou (de Saint-Vel, 1868, et Rufz de Lavison, 1869), à Tahiti, à la Martinique, à Ceylan, au Sénégal, au Japon (3), en Chine (E. Martin, méd. de la lég. française à Pékin), aux Indes, à Java, Calcutta (Norman Chivers), dans l'Hindoustan et en Birmanie (4), aux iles Far-oë (Volland), en Syrie, en Arabie, en Australie. Le rachitisme est également rare en Égypte (5).

Il est par contre très fréquent en Angleterre, en Hollande, en France, en Allemagne, en Russie, en Italie, en Suisse, en Espagne, aux États-Unis et au Canada. Dans ces différentes contrées le rachitisme s'observe surtout dans les grands centres, dans les grandes villes (classes pauvres et populations ouvrières surtout). Parmi celles qui fournissent les plus lourdes statistiques (Comby), on trouve : Londres, New-York, Chicago, Berlin, Paris, Vienne, Munich, Milan, Naples, Glascow, Manchester, etc. En Amérique, les colonies étrangères et la race nègre sont surtout éprouvées (6). Il est également très commun dans les grandes villes tropicales et en particulier à Rio de Janeiro (Moncorvo).

Nous avons vu quelle forte proportion atteint le rachitisme à Paris (Comby et Beluze), à Vienne (Kassowitz), à Prague (Ritter, Fischel), à Berlin (Hénoch), à Riga (May), à Moscou (Kissel), à Saint-Pétersbourg (Jonckovsky), en Suisse (Feer).

Ces différentes statistiques montrent qu'on observe surtout le rachitisme dans les pays civilisés, pays où l'alimentation

(1) Quisling. *Arch. f. Kinderheilk,* 1888, t. IX, p. 343.

(2) Baumel. *Nouv. Montpellier médical,* juillet 1897.

(3) Remy. *Arch. de Médecine,* 1883.

(4) Mackellar et Mac Namara. *Trans. of. the path. soc.,* 1881.

(5) F. Mendelsohn. Influence du climat et des races sur le développement du tissu osseux. 2e *Congrès internat. de gynécologie et d'obstétrique.* Genève.

(6) Snow. *Med. News,* 22 septembre 1895.

du jeune enfant devient de jours en jours plus artificielle. Dans la Haute-Italie, où l'alimentation des enfants en bas-âge avec les farines de maïs est très répandue (D'Espine et Picot), le rachitisme est très grave et très commun. Par contre il est exceptionnel au Japon, dans l'Inde, où on observe l'allaitement maternel exclusif et prolongé, les enfants tetant leur mère jusqu'à 2 ou 3 ans, et en Norwège où l'allaitement artificiel est une exception.

***Influence des mauvaises conditions hygiéniqnes.*** — Si le rachitisme existe surtout dans les pays où on observe l'alimentation vicieuse des enfants (le rachitisme s'observe surtout dans les populations ouvrières des grandes villes, et les enfants d'ouvriers sont toujours mal nourris), certains auteurs attribuent cependant cette répartition de la maladie aux habitations malsaines et au manque d'air et de lumière. Maffei a montré que dans les Alpes noriques, le rachitisme est en raison inverse de l'altitude, et qu'au-dessus de 3000 pieds on n'en trouvait plus aucun cas. Il semble également qu'en Suisse le rachitisme diminue à mesure qu'on s'élève dans la montagne. May rapporte qu'à Riga la grande fréquence du rachitisme est due à ce fait que, vu la rigueur du climat, les enfants vivent 7 à 8 mois dans des espaces étroits, sans air ni soleil, n'ayant que 4 à 5 mètres cubes d'air par tête. Il est cependant difficile d'admettre que les habitations qu'on rencontre en Finlande, au Japon, en Australie, etc., sont plus hygiéniques que les plus misérables logements d'Europe. Lange(1) n'a-t-il pas montré qu'en Finlande, où les habitations sont détestables, le rachitisme est très rare, et que dans la Haute-Italie, où la population habite de bons logements, le rachitisme atteint une fréquence considérable. Chaumier(2) observe également que les paysans de la

(1) Lange. Disc. de la Sect. pédiatrique de la 47e *Réunion des natur. allemands. Berlin Klin. Woch.*, 18 novembre 1895.

(2) Chaumier. *Congrès international de médecine de Rome*, 1894.

Basilicate, de la Pouille, de l'Abruse, de la province de Rome habitent des maisons souterraines, creusées dans le tuf ou la pierre humide ; ces demeures sont en outre très sales, à cause de la cohabitation avec des animaux ; néanmoins le rachitisme est rare chez ces paysans. Au reste la fréquence du rachitisme dans les pays civilisés tient à de nombreux facteurs bien mis en lumière par Comby : « Le milieu urbain est très favorable à la production du rachitisme, car il réunit tous les facteurs de la misère physiologique qui décime le prolétariat des grandes villes : alimentation insuffisante, logements insalubres, privation d'air, de lumière, de vêtements ».

Le confinement dans des lieux privés d'air et de lumière, froids, humides se rencontre assez fréquemment à l'origine du rachitisme ; il ne faudrait pas cependant lui attribuer une importance trop considérable. Dans son étude sur l'influence des habitations, Lange (1) donne les résultats suivants : sur 176 enfants observés à la polyclinique infantile de Leipzig (enfants âgés de plus de 9 mois) il observe 35 rachitismes légers, 62 rachitismes moyens et 79 rachitismes accentués. Dans 16 cas seulement (9 pour 100) le rachitisme accentué coïncidait avec les mauvaises habitations. Dans 60 cas il s'était développé dans de bons logements.

Nous avons trouvé dans notre statistique des résultats analogues à ceux de Lange. Sur 100 observations personnelles, nous relevons seulement 17 mauvais logements (17 pour 100). Dans ces 17 cas il s'agissait presque toujours de familles entassées dans des rez-de-chaussées humides, prenant l'air et la lumière sur de petites cours intérieures, le logement comprenant une seule chambre et rarement deux. Dans un cas, la famille composée du père, de la mère et de quatre enfants, vivait dans une petite mansarde éclairée par une seule lucarne pércée dans le

---

(1) LANGE. *Arch. f. Kinderheilk.*, 1896, bd. XXI, p. 397. *Congrès de Frankfort*, septembre 1896.

toit. Dans toutes les autres observations les logements étaient suffisamment spacieux et aérés. Dans quelques cas les enfants étaient nés et avaient été élevés à la campagne.

Certains auteurs ont vu dans les mauvaises conditions hygiéniques la cause efficiente du rachitisme et l'ont interprété de diverses manières. Nous rapporterons ici les deux théories pathogéniques de Wachsmuth et de Trasabuko-Araki, qui sont basées l'une sur la trop grande abondance d'acide carbonique, l'autre sur le manque d'oxygène ; ces deux facteurs se rencontrent lorsque les conditions hygiéniques sont défectueuses.

Wachsmuth (1) pense que le rachitisme est dû à une intoxication par l'acide carbonique. L'acide carbonique ne s'exhalant pas à la surface des poumons s'accumulerait dans le sang, provoquerait la dissolution de la chaux et empêcherait la calcification. Le rachitisme serait une asphyxie de l'os en formation.

Trasabuko-Aracki (2) explique d'une façon différente l'influence de l'hygiène défectueuse. Le manque d'oxygène, c'est-à-dire le séjour dans un atmosphère dont l'oxygène diminue, entraînerait dans l'organisme la production de glucose et d'acide lactique ; cet acide agirait ensuite sur le tissu osseux. Ces deux théories supposent que le rachitisme est simplement dû à une décalcification ; or nous avons vu que la lésion osseuse est d'une tout autre nature et nous verrons que les expériences ayant pour but de diminuer l'apport des sels calcaires dans l'organisme, ou de provoquer leur désassimilation, sont toujours restées négatives.

Au cours de recherches pratiquées en Russie, Hagen Torn (3) a insisté sur l'influence de l'humidité sur le rachitisme. Pour lui, l'éclosion de la maladie serait liée au degré d'humidité du pays. Si l'humidité moyenne dépasse 80°, le rachitisme serait à l'état physiologique; si elle oscille entre 70 et 80, il ne se déve-

---

(1) WACHSMUTH. Zur theorie der Rachitis. *Jahrb. f. Kinderheilk*, 1894.

(2) TRASABUKO-ARACKI. *Zeitschr. f. physiol. Chemie*, XV, Bd. H, 3 et 4, 1891.

(1) HAGEN TORN. *Vratch.*, 1896, n° 17.

loppe que dans certaines conditions et si elle reste au-dessous de 70, le rachitisme ne se développe pas. Le rachitisme serait dû à l'insuffisance de l'exhalation pulmonaire et de la perspiration cutanée due à l'humidité de l'air ambiant. Cette théorie s'accorde assez mal avec l'observation des cas d'améliorations manifestes survenus dans le cours de la cure par l'air marin qui est un air saturé d'humidité.

***Saisons.*** — Plusieurs auteurs, [Elsässer, Ritter, Vogel, etc.], ont montré que le rachitisme s'observe surtout à certaines époques de l'année.

Pour Marfan, c'est au printemps qu'on l'observe surtout ; il devient très rare à l'automne. « Le séjour en hiver dans des chambres closes et mal aérées, dit Vogel, l'a causé ; le séjour en plein air l'a guéri pendant l'été. » D'après différentes statistiques, les saisons auraient une influence remarquable sur le nombre et la gravité des cas. Pour Kassowitz, la courbe s'élève au mois de janvier, atteint son acmé aux mois de mars, avril et mai ; puis elle décroît en juin, juillet et atteint en octobre et en novembre son point le plus bas. En décembre elle recommence déjà à monter. Sur 2 049 cas, Fischl (1) observe que le nombre des rachitiques augmente pendant l'hiver, et décroît pendant les autres saisons.

Il est évident que pour juger de la valeur exacte de ces faits, il faudrait connaître la manière dont ont été jugés les cas de rachitisme. Il est plus que probable que c'est d'après le moment d'apparition des déformations, car la recherche de l'époque du début serait difficile et donnerait des résultats fort inexacts. Or la période de début du rachitisme a une durée d'environ 2 à 3 mois, et les affections gastro-intestinales qui marquent la période de son installation sont surtout fréquentes en juillet et août ; nous voyons donc que le rachitisme au début doit être surtout

---

(1) Fischl. Der Einfluss des Jahreszeit auf die Frequens des Rachitis. *Prag. Wochenschr.*, 1888.

fréquent à la fin de l'été et au commencement de l'automne, et que les déformations doivent surtout apparaître vers décembre et janvier ; c'est ce que les statistiques tendent à démontrer.

***Age.*** — Nous avons vu à quel âge se développe le rachitisme. Il nous suffira de dire ici que le rachitisme étant une maladie liée à la période de croissance rapide du squelette, l'âge est une cause prédisposante de premier ordre.

***Sexe.*** — Le sexe paraît n'avoir aucune influence sur le développement de la maladie. Il existe cependant des statistiques qui dénotent la fréquence plus grande du rachitisme chez les filles. C'est ainsi que Dufour observe un garçon pour 15 filles, et que Marjolin en trouve également 1 sur 20. Par contre, sur 346 cas, Jules Guérin trouve 148 garçons et 198 filles ; et d'après Comby, les cas sont aussi nombreux dans les 2 sexes.

Sur nos 100 observations personnelles nous avons relevé 57 garçons et 43 filles.

***Hérédité.*** — Nous envisagerons l'hérédité directe, dans laquelle on retrouve le rachitisme chez les parents et chez les enfants, et l'hérédité indirecte, qui démontre l'influence des mauvaises conditions hygiéniques des ascendants et des tares pathologiques auxquelles ils ont pu être soumis.

Il est de nombreux cas où l'on observe le rachitisme chez des enfants dont les parents ont été manifestement rachitiques : c'est ainsi que Kassowitz (1) rapportait l'observation suivante : 3 enfants d'une même mère qui avait été rachitique jusqu'à l'âge de 4 ans, furent successivement atteints de rachitisme, quoiqu'ils fussent dans les meilleures conditions hygiéniques (bonne nourrice), et eussent présenté un développement normal à tous les autres égards.

On voit cependant des parents rachitiques donner naissance à des enfants qui ne présentent à aucun moment de symptômes de rachitisme. A ce titre l'observation de Giraudeau (2) est des

(1) KASSOWITZ. Pathogenese der Rachitis. Vienne, 1885, p. 63.

(2) GIRAUDEAU. *France médicale*, 7 janvier 1896.

plus intéressantes. Il s'agit d'une famille dans laquelle le père présentait une scoliose à convexité gauche accentuée, un thorax bombé, des genoux volumineux et des tibias incurvés en arc de cercle. La mère, atteinte de lésions osseuses analogues, eut trois grossesses successives, avec un enfant mort et un accouchement prématuré à 8 mois. A la troisième grossesse l'accouchement fut normal. L'enfant ne présenta jamais aucun signe de rachitisme.

L'hérédité directe du rachitisme est du reste très difficile à préciser, puisque les parents peuvent avoir été rachitiques, ne pas l'avoir su, et ne plus présenter de tare clinique lorsqu'ils sont arrivés à l'âge adulte. C'est ainsi que sur 4 176 cas, Pini n'en trouve que 52 où l'hérédité maternelle ou paternelle pouvaient être invoquées. Or sur les 4 124 cas restant il est plus que probable que de nombreux parents avaient été rachitiques dans leur jeune âge.

Sur nos 100 observations, 4 femmes seulement présentaient des signes de rachitisme : petite taille, front bombé, incurvation légère des tibias; 3 autres se rappelaient avoir marché très tard. Sur les 93 cas restant nous n'avons jamais pu déceler la moindre trace de rachitisme maternel. Quant au rachitisme paternel nous ne pouvons pas le faire entrer en ligne de compte, n'ayant jamais pu observer les pères des enfants qui nous étaient amenés.

Dans tous les cas on observe fréquemment le rachitisme chez des enfants dont les parents n'ont jamais présenté de signes de cette maladie. Le hasard paraît jouer le seul rôle dans la réalisation de l'hérédité directe.

Dans l'hérédité indirecte l'influence maternelle est prépondérante(1). Les maladies de la mère, les mauvaises conditions

(1) Voir à ce sujet : Garrod et Flechter. Influence maternelle dans le rachitisme. Congres der « Britisch med. association », juin-août 1895. *Arch. f. Kinderheilk.*, 1895. Bd. XXI.

hygiéniques, les privations, les chagrins, les grossesses répétées et rapprochéés, l'âge de la mère à sa première grossesse provoquent la débilité native de l'enfant.

Sur nos 100 observations, 25 femmes avaient eu leur premier enfant avant 20 ans, 10 l'avaient eu à 18 ans, 3 à 17 ans, et une d'entre elles avait même accouché pour la première fois à 16 ans et demi. Nous avons cependant observé que le premier enfant devenait rarement rachitique. Dans les familles nombreuses le rachitisme apparaît le plus souvent chez le quatrième ou le cinquième enfant, la mère ayant eu une série de grossesses rapprochées. C'est ainsi que nous avons pu observer les cas suivants :

| AGE DE LA MÈRE A LA PREMIÈRE GROSSESSE | NOMBRE D'ENFANTS | RACHITISME |
|---|---|---|
| 21 ans. | 4 en 4 ans. | troisième enfant. |
| 19 — | 4 en 4 ans. | deuxième — |
| 20 — | 4 en 5 ans. | quatrième — |
| 19 — | 3 en 4 ans. | deuxième et troisième enfants |
| 19 — | 3 en 3 ans. | troisième enfant. |
| 18 — | 5 en 5 ans. | cinquième — |
| 20 — | 6 en 7 ans. | sixième — |
| 20 — | 6 en 8 ans. | cinquième — |
| 21 — | 6 en 8 ans | sixième — |
| 20 — | 7 en 10 ans. | septième — |
| 20 — | 7 en 8 ans. | cinquième — |
| 18 ans 1/2 | 7 en 8 ans. | septième — |
| 28 — | 7 en 10 ans. | septième — |
| 21 — | 8 en 11 ans. | huitième — |
| 20 — | 8 en 12 ans. | sixième — |

Dans toutes ces observations tous les enfants d'une même famille étaient élevés de la même manière ; ils étaient souvent soumis au même régime. C'est ainsi que nous avons pu observer une femme de 41 ans qui avait eu 9 enfants ; elle les avait tous nourris au sein et les avait sevrés au même âge ; le neuvième seul devint rachitique. D'autre part, on observe souvent des grossesses répétées; c'est ainsi que nous avons pu voir une jeune femme de 24 ans, qui nourrissait déjà son sixième enfant; les trois premiers étaient morts de gastro-entérite, les deux suivants étaient bien portants, mais le sixième présentait, au moment où nous l'avons vu pour la première fois (14 mois), les premiers symptômes du rachitisme.

Nous avons noté souvent le jeune âge des parents : nous en donnerons quelques exemples : père et mère âgés de 18 ans ; père et mère, âgés de 19 ans ; père 19 ans, mère 17 ans ; père 19 ans, mère 20 ans ; etc. Dans d'autres cas nous avons trouvé entre les parents des différences d'âge considérables (mère âgée de 25 ans et père âgé de 52 ans).

Dans la majorité de nos observations nous avons constaté que les mères vivaient dans des logements étroits et travaillaient dans des ateliers confinés. La plupart de ces femmes étaient astreintes à un travail pénible qu'elles continuaient jusqu'au moment de leur accouchement. C'est ainsi que deux femmes, employées dans une fabrique de chaussure, avaient travaillé journellement jusqu'au terme de leur grossesse de 6 heures du matin à 7 heures du soir. Le plus souvent la mère reprenait ses occupations quelques jours après l'accouchement et nous avons pu observer une de ces femmes qui était rentrée à l'atelier au bout de trois jours. Dans ces conditions l'allaitement se fait d'une façon aussi défectueuse que possible.

Les maladies des parents, les intoxications, etc., paraissent jouer un rôle secondaire dans l'apparition du rachitisme chez les enfants. Nous avons trouvé seulement 5 fois la tuberculose (3 fois chez le père et 2 fois chez la mère); mais il est évident que la recherche de ces antécédents héréditaires ne peut être que fort inexacte, puisque, dans la grande majorité des cas, on est obligé de s'en rapporter à l'appréciation des parents eux-mêmes. C'est ainsi qu'il est presque impossible de préciser le rôle joué par l'alcoolisme, qui cependant se rencontre fréquemment chez le père et quelquefois chez la mère. A ce propos nous avons pu voir un enfant rachitique, avec troubles gastro-intestinaux graves, allaité par sa mère, femme de 35 ans, alcoolique invétérée.

Tous ces différents facteurs ne semblent donc avoir aucun rôle de prédisposition spéciale et provoquent seulement la débilité paternelle ou maternelle.

***Rachitisme et syphilis.*** — De tout temps on a insisté sur les rapports du rachitisme et de la syphilis héréditaire, et déjà en 1743, Astruc (1) écrivait : «... S'ils vivent, les enfants issus de parents syphilitiques sont écrouelleux, petits, rachitiques, bossus ; ils ont de grosses articulations, de grosses têtes, des nez écrasés, des jambes crochues, tournées en dehors ou en dedans ; ils sont estropiés, tordus, contrefaits en différentes manières, etc... ». A la suite de nombreux travaux sur la question, Parrot identifia complètement les deux maladies et pour lui, le rachitisme reconnaissait pour cause unique la syphilis héréditaire et constituait l'altération la plus avancée parmi celles qui frappaient le système osseux (2).

Depuis cette époque de nombreuses discussions ont été ouvertes sur ce sujet. Si le rachitisme s'observe fréquemment au cours de la syphilis héréditaire (3), il ne faudrait pas conclure à l'inverse que la grande majorité des rachitiques sont des syphilitiques. Or il semble que, dès le début, Parrot ait vu dans toute lésion osseuse observée dans le cours de l'hérédo-syphilis une manifestation du virus syphilitique. A l'appui de sa théorie il montrait les étapes successives de la syphilis dans les os longs et décrivait l'épaississement du cartilage de conjugaison, du

---

(1) Trad. franc., 1743, t. IV, p. 122. Cité par Fournier. La syphilis héréditaire tardive. Paris 1886.

(2) *Congrès internat. des sciences médicales*. Londres, 1881. *Progrès médical*. 1881. *Bulletin de la Soc. de chirurgie*, 21 février 1883. *Gazette médicale*, 1874, n° 14, La syphilis héréditaire et le Rachitisme. Paris, 1886.

(3) FOURNIER. Syphilis hérédit. tardive. Paris, 1886. — LANNELONGUE. *Soc. de chirurgie*, 1883. — E. FOURNIER. Stigmates dystrophiques de l'hérédo-syphilis. *Thèse*, Paris, 1898.

périoste, de la diaphyse, par adjonction de couches nouvelles sous-périostées disposées en couches perpendiculaires à la direction de la diaphyse; le décollement des épiphyses, la médullisation de l'os, son boursouflement: plus l'enfant avançait en âge et plus les lésions observées ressemblaient au rachitisme. En plus de ces altérations, Parrot observait des déformations dues à des inflammations gommeuses du périoste ou de la moelle, des fractures spontanées, etc.

Quelques années plus tard, Cazin et Iscovesco (1) séparèrent le rachitisme de la syphilis et montrèrent, que si l'épaississement du cartilage juxta épiphysaire, la vascularisation et la médullisation existent dans les os d'enfants syphilitiques et rachitiques, les décollements épiphysaires, les exostoses, etc., ne s'observent pas quand la syphilis n'est pas en cause. Pour différencier le rachitisme et la syphilis osseuse, Assada (2) se basait principalement sur la systématisation des lésions du squelette dans le le rachitisme: « Dans le rachitisme, lésion systématique annulant l'un des trois modes d'ossification dans toute l'étendue des parties lésées. Dans la syphilis osseuse, lésions nodulaires avec leurs conséquences réactionnelles à tendance fibro-formative et comparables à celles du tubercule nodulaire qui guérit; ou bien lésions diffuses étendant irrégulièrement leurs ramifications, induisant irrégulièrement aussi autour d'elles des réactions inflammatoires, à tendance aussi fibro-formative, et que l'on pourrait comparer au tubercule infiltré de Grancher ». Cherchant à démontrer que le rachitisme est « une maladie de l'évolution de l'os, touchant dans son ensemble, sinon dans son entier, le trophisme du squelette », Assada combattait les idées de Kassowitz qui faisait jouer le rôle principal aux irritations vasculaires; si le rachitisme était une ostéite, on pouvait en effet

(1) Cazin et Iscovesco. Des rapports du rachitisme avec la syphilis. *Arch. de méd.*, 1887.
(2) Assada. Rachitisme et syphil. oss. *Thèse*, Lyon, 1886.

le rapprocher dans une certaine mesure de la lésion osseuse syphilitique.

Placée sur ce terrain, la question n'aurait plus que peu de chances pour aboutir et il n'y aurait pas de raison pour ne pas attribuer au virus syphilitique toutes les lésions osseuses inflammatoires observées chez le nouveau-né hérédo-syphilitique.

La clinique du reste démontre que la syphilis ne marche pas toujours de pair avec le rachitisme. Si Parrot estimait que 90 pour 100 des rachitiques présentent les marques de l'hérédo-syphilis, Kassowitz (1) trouve par contre que 80 pour 100 des rachitiques sont totalement indemnes de syphilis, et ces derniers chiffres sont confirmés par les statistiques de Demne, West, Hutchinson, Robert Lee, Bæter, Cazin, Jullien, etc. Horand (cité par Poncet), sur 84 autopsies d'enfants atteints de syphilis congénitale, ne trouve que des lésions osseuses peu caractéristiques. Nous-même, sur 100 cas de rachitisme, n'avons rencontré la syphilis avérée que chez 2 enfants dont nous rapporterons plus loin l'observation.

Le nombre des rachitiques est donc beaucoup plus considérable que celui des syphilitiques et cette constatation clinique voit encore son importance renforcée par l'étude comparée de la distribution géographique du rachitisme et de la syphilis. Le rachitisme est rare ou inconnu aux Antilles, à la Martinique (Humboldt), à Java (Waitz), en Chine (E. Martin), au Japon (Remy), etc., alors que la syphilis y acquiert un développement considérable. Si ces différents faits ne suffisaient pas, de nombreuses observations viennent journellement donner un nouvel appoint en faveur de la différenciation du rachitisme et de la syphilis, en montrant que le rachitisme s'observe fréquemment dans des familles où la syphilis a toujours été inconnue et que d'autre part des parents syphilitiques peuvent engendrer des enfants qui ne présentent aucune déformation osseuse.

(1) Kassowitz. *Wiener. Med. Blätter*, 1881, p. 40-42.

C'est ainsi que Galliard (1) rapportait l'observation d'un enfant, manifestement rachitique, dont les parents contractèrent la syphilis après sa naissance ; un second enfant, né après l'infection, élevé dans de bonnes conditions, se développa normalement. Nous avons eu l'occasion d'observer un cas de rachitisme avec déformations osseuses définitives chez un enfant dont les parents étaient indemnes de syphilis, puisqu'ils furent atteints de cette maladie neuf ans après la naissance de l'enfant.

*Observation de M. le Professeur Spillmann.*

M... B..., nourri par sa mère pendant trois mois. Est élevé ensuite au biberon ; diarrhée verte puis constipation ; dès le septième mois, gros ventre, chapelet costal, nouures épiphysaires ; enfant chétif. Commence à marcher à trois ans. A cette époque, le thorax était aplati latéralement et le sternum était légèrement déprimé. Cette déformation ne fit que s'accentuer dans la suite. Nous voyons cet enfant à l'âge de 14 ans ; la dépression sternale forme un entonnoir, profond de 6 centimètres ; le sternum arrive presque au contact de la colonne vertébrale. Les fausses côtes sont évasées, Le thorax mesure 0,77 de circonférence au niveau de l'aisselle et 0,60 au mamelon. Le cœur est refoulé vers la clavicule ; la pointe bat au niveau du mamelon. Scoliose dorsale légère à convexité droite. Le malade a un frère de 18 ans et une sœur de 17 ans bien portants. 9 ans après la naissance du dernier enfant (M... B...) le père fut atteint d'un chancre induré du sillon balano-préputial et la mère fut contaminée 8 mois après.

Les observations analogues sont nombreuses et sont tout aussi probantes. Si le rachitisme s'observe souvent au cours de la syphilis héréditaire, il se développe donc avec une fréquence considérable en dehors de toute infection syphilitique.

Au point de vue anatomique, les cas les plus probants sont ceux où des manifestations rachitiques apparaissent chez des sujets hérédo-syphilitiques. Nous avons eu l'occasion d'en observer deux cas dont voici les observations :

---

(1) GALLIARD. *Assoc. fr. pour l'avanc. des Sciences*, t. I. Paris, 1889, p. 757.

Observation XIX. — *Lésions osseuses syphilitiques et lésions osseuses rachitiques chez un enfant de* 5 *mois.*

Jeanne S..., âgée de 5 mois, élevée au sein par sa mère pendant un mois, puis placée en nourrice. Enfant malingre, chétive ; grande fontanelle béante. On remarque la présence de six petits syphilomes en feuillets de livre au pourtour de l'anus. Coudure angulaire avec hyperostose au niveau du tiers supérieur du radius droit et du tiers inférieur du radius gauche ; le fémur droit est très augmenté de volume. L'enfant succombe au bout d'un mois avec des symptômes de méningite.

*Autopsie.* — Foyers de broncho-pneumonie disséminés dans le poumon droit ; foie petit, de consistance élastique. Les deux hémisphères cérébraux sont recouverts par un pus jaune, épais. On constate au niveau du fémur droit, à l'union du tiers supérieur avec les deux tiers inférieurs, la présence d'une énorme tuméfaction globuleuse qui se trouve constituée, sur une section longitudinale de l'os, par un cal provenant d'une fracture mal consolidée ; les deux fragments osseux chevauchent et sont plongés dans un tissu jaunâtre, gélatiniforme. Des lésions analogues existent au niveau des radius et des cubitus. Les nouures costales sont très apparentes. A part les fractures, il ne semble pas y avoir au niveau des os longs d'autre altération macroscopique appréciable.

***Examen histologique.*** — *Épiphyse inférieure du fémur* (Coupes verticales colorées au picro-carmin et à l'hématoxyline).

Le cartilage de conjugaison n'est que très légèrement augmenté d'épaisseur. Le cartilage est échancré à sa base par des bouquets formés de gros capillaires arborisés, entourés de tissu conjonctif à cellules étoilées. Au-dessous du cartilage se trouve une épaisse couche de tissu conjonctif entourant de petits blocs cartilagineux en voie de calcification et de rares lamelles osseuses déchiquetées. Les travées directrices d'ossification manquent totalement et l'aspect général de la coupe est le suivant, en allant du cartilage vers le canal médullaire : cartilage normal, cartilage à cellules irrégulièrement tassées les unes contre les autres et séparées en certains points par des vaisseaux, cartilage calcifié, lamelles osseuses et vaisseaux plongés dans du tissu conjonctif, tissu spongieux normal (lamelles osseuses séparées par des cavités remplies de cellules rondes).

Si on compare cette coupe avec celles d'un cas de rachitisme en évolution, il est impossible de constater la moindre différence et il est évident qu'il y a identité de lésions dans les deux cas.

*Épiphyse supérieure du fémur* (Coupes verticales colorées au picro-carmin et à l'hématoxyline). — On retrouve les mêmes lésions qu'au niveau de l'épiphyse inférieure.

OBSERVATION XX. — *Lésions osseuses rachitiques chez une hérédo-syphilitique de 4 mois.*

Marie D..., âgée de 4 mois, élevée au sein (parents inconnus). Aurait de la diarrhée depuis un mois. Enfant chétive, cachectique ; érythème érosif des fesses. Macules brunâtres, se détachant sur fond rouge, au pourtour de la bouche et du nez ; érosions superficielles des lèvres ; brides cicatricielles dans le pli mentonnier ; plaques brunâtres, vernissées dans les espaces interdigitaux. Pas de déformations apparentes au niveau du squelette. Cette enfant succombe au bout de 14 jours.

*Autopsie.* — Foyers de broncho-pneumonie aux deux bases. Du côté du squelette on constate la présence de nodosités costales. Le tibia, le péroné, le radius et le cubitus se laissent facilement couper au couteau ; les épiphyses présentent une coloration violacée. On ne constate aucune lésion sur des sections longitudinales.

***Examen histologique.*** — *Épiphyse inférieure du tibia* (Coupes verticales colorées au picro carmin et à l'hématoxyline).

La ligne d'ossification est irrégulière et on voit de petites travées vasculo-conjonctives (capillaires entourés de fibrilles et de cellules étoilées) pénétrer dans le cartilage. Au-dessous du cartilage on trouve des blocs isolés de cartilage calcifié entourés de vaisseaux et de tissu conjonctif.

*Épiphyse inférieure du péroné.* (Coupes verticales colorées au picro-carmin et à l'hématoxyline).

Le cartilage de conjugaison est épaissi ; il est échancré à sa base par des bouquets de capillaires ramifiés entourés de cellules fusiformes et de cellules rondes. Le cartilage est continué par des travées calcifiées, déchiquetées, dans lesquelles on distingue nettement les cellules cartilagineuses. Des vaisseaux issus du périchondre pénètrent le cartilage sur ses parties latérales. En dessous du cartilage existe une zone épaisse composée de cartilage calcifié, de lamelles osseuses déchiquetées et de gros capillaires entourés de tissu conjonctif.

*Nouure costale* (Coupes longitudinales colorées au picro-carmin et à l'hématoxyline). — On trouve les mêmes lésions qu'au niveau des épiphyses inférieures du tibia et du péroné.

*Épiphyse inférieure du radius* (Coupes verticales colorées au picro-carmin et à l'hématoxyline). — Le cartilage de conjugaison est normal et on voit nettement succéder au cartilage les travées directrices d'ossification qui se continuent elles-mêmes par les lamelles osseuses.

La première observation nous paraît surtout intéressante au point de vue des rapports du rachitisme avec les manifestations osseuses de la syphilis héréditaire. Chez cette enfant (Obs. XIX) la syphilis n'est pas douteuse et nous n'en voulons pour preuve que la présence de syphilides au pourtour de l'anus. En laissant de côté les fractures, les os ne présentent aucune altération apparente et les cartilages de conjugaison paraissent normaux. Or, d'après l'examen histologique, des lésions importantes existent au niveau de la ligne d'ossification et ces lésions sont identiques à celles du rachitisme à la période de début; nous trouvons, en effet, une ligne d'ossification irrégulière, une vascularisation intense de la zone située au-dessous du cartilage, l'envahissement de ce cartilage par des bouquets vasculo-conjonctifs, la disparition des travées directrices, le déchiquetage des lamelles osseuses. Ces altérations rappellent, à s'y méprendre, celles du rachitisme et si nous n'avions pas su que l'enfant en question présentait des tares spécifiques, nous n'aurions certainement pas hésité à voir là les signes manifestes de l'évolution du processus rachitique au niveau du cartilage de conjugaison.

Il est évident que nous nous trouvons ici en présence de deux lésions de nature différente; d'une part les fractures avec cal difforme, lésions déjà anciennes et remontant probablement à la vie intra-utérine; d'autre part la vascularisation du cartilage de conjugaison avec érosion du cartilage, lésions toutes récentes, en pleine évolution. Les premières doivent être rapportées à la syphilis osseuse et les secondes au rachitisme.

La deuxième observation se rapporte également à un cas de rachitisme, au début, chez un enfant hérédo-syphilitique (Obs. XX).

Les lésions des cartilages de conjugaison observées chez ces deux enfants sont identiques aux lésions rachitiques, et il ne faudrait pas les attribuer à la syphilis, parce que ces enfants étaient des hérédo-syphilitiques, de même qu'on ne les attribuerait pas au bacille de Koch, si ces enfants étaient morts tuberculeux. Et cependant la tuberculose a une prédilection aussi marquée pour l'os que la syphilis.

Il est certain que la syphilis prédispose à l'éclosion du rachitisme ; l'enfant syphilitique n'a qu'une faible résistance, sa nutrition se fait dans des conditions déplorables. « La syphilis peut bien produire le rachitisme, disait Taylor (1), mais indirectement et en raison de ce fait qu'elle altère la nutrition par son influence adynamique, débilitante ..... la syphilis peut produire le rachitisme de la même façon qu'elle ouvre la porte, sous l'influence de la cachexie, à diverses maladies. Mais il n'y a pas de rapport plus direct entre les deux maladies ».

La question a du reste été magistralement exposée par le Professeur Fournier dans son traité de la syphilis héréditaire tardive :

« J'imagine, dit-il, que la syphilis produit le rachitisme au même titre qu'elle produit la débilitation native, l'appauvrissement de la constitution, le lymphatisme, la tuberculose, le lupus, les arrêts de développement, etc., toutes conséquences banales d'une cause spécifique, mais d'une cause spécifique exerçant sur l'économie une influence commune et vulgaire de dépression, de dénutrition, de consomption, de déchéance organique générale, de dégénérescence ».

Le rachitisme s'observe fréquemment chez les hérédo-syphilitiques, parce qu'on trouve réunies chez eux toutes les conditions nécessaires à son développement. « La syphilis peut en favoriser l'apparition, mais elle ne le crée pas et son autonomie reste intacte (2) ».

*Même chez les enfants syphilitiques, le rachitisme reste rachitisme, c'est-à-dire une maladie toujours produite par les mêmes causes, l'apparition de ces causes se trouvant seulement facilitée par l'état de déchéance et de consomption que provoque la syphilis.*

---

(1) TAYLOR. Syphilitic lesions of the osseous system. New-York, 1875.

(2) MAURIAC. Syphilis héréditaire et syphilis tertiaire. Paris, 1893. Voir aussi : JULLIEN. Traité des maladies vénériennes. Paris, 1879. — GANGOLPHE. Mal. infect. et parasitaires des os. Paris, 1894. — BERNE. Syphilis héréditaire osseuse. Thèse, Paris, 1884.

***Alimentation défectueuse et troubles gastro-intestinaux.*** — Les troubles gastro-intestinaux se rencontrent presque toujours à l'origine du rachitisme. L'alimentation défectueuse qui provoque ces troubles digestifs a été regardée de tout temps, et par un grand nombre d'auteurs, comme une des causes prépondérantes du rachitisme. « L'homme, avant d'être omnivore, dit Comby, commence par être, comme les autres mammifères, univore ; le lait seul, et il faut ajouter, le lait de femme, convient au nourrisson et l'expérience nous montre que toutes les fois qu'on veut remplacer le lait féminin, dans les premiers mois de la vie, par un autre aliment quel qu'il soit, on expose l'enfant à plusieurs dangers, au nombre desquels figure le rachitisme. »

C'est en effet l'allaitement artificiel, qui paraît être la source la plus fréquente des troubles gastro-intestinaux et du rachitisme. Dans son article (1) sur la gastro-entérite aiguë des nourrissons, Lesage dit avoir observé seulement 63 enfants élevés au sein sur 546 cas, et d'après Marfan le rachitisme est beaucoup plus fréquent chez les enfants soumis à l'allaitement artificiel que chez ceux qui sont élevés au sein. Dans l'allaitement par le biberon, les tetées rapprochées ou trop copieuses, la qualité défectueuse du lait, soit que le lait ait subi des altérations, soit qu'il renferme des principes *anormaux* venant de l'alimentation de la vache, provoquent une stase gastrique et des fermentations qui aboutissent consécutivement à l'apparition de la diarrhée.

L'allaitement mixte et le sevrage prématuré peuvent également conduire aux troubles digestifs. C'est ainsi que sur 81 cas de rachitisme avec troubles gastro-intestinaux, nous trouvons 69 enfants élevés au sein et 12 enfants seulement élevés au

---

(1) Lesage. De la gastro-entérite aiguë des nourrissons. *Monographies cliniques*, n° 17. Paris, 1899.

biberon, mais nous nous hâtons d'ajouter que l'allaitement au sein s'était fait dans les conditions les plus défectueuses : suralimentation, alimentation mixte, etc. Or donner le sein à un enfant avec une nourriture quelconque en surplus, c'est se mettre dans d'aussi mauvaises conditions qu'avec un allaitement artificiel mal dirigé. Dans presque toutes nos observations, en effet, l'enfant était suralimenté, on lui donnait à boire à toute heure du jour et de la nuit, et on lui faisait absorber en plus du lait de la mère ou de la nourrice, du lait de vache et des aliments de diverses natures. Le plus souvent il prenait la même nourriture que le reste de la famille, mais, dans tous les cas, on ne manquait jamais de lui faire avaler de grandes quantités de vin et surtout de café.

1. — Un enfant âgé de 28 mois a été nourri au sein jusqu'à 5 mois. De 5 à 18 mois il a continué à être nourri par sa mère, mais on lui donnait en même temps du bouillon, des pommes de terre, de la viande, etc.

2. — Un enfant de 3 ans est nourri au sein jusqu'à 15 mois. De 7 à 15 mois la mère, qui est de nouveau enceinte, continue à lui donner à boire, en ajoutant matin et soir à son alimentation de la soupe, de la viande, du vin et du café.

3. — Un enfant de 3 ans est nourri au sein jusqu'à 15 mois. De 9 à 15 mois il prend la même nourriture que ses parents: soupe, viande, vin, café pur trois fois par jour.

4. — Un enfant de 4 ans est élevé au sein jusqu'à 14 mois, mais de 3 à 6 mois on ajoute à l'allaitement maternel des pommes de terre, des choux, de la viande, du vin.

5. — Un enfant de 3 ans est nourri au sein jusqu'à 8 mois, mais pendant ces huit premiers mois la mère lui donne à boire aussi souvent qu'il le demande et lui fait absorber tous les jours de la soupe, de la viande, du lard, des légumes, du vin et deux grands bols de café !

Ces enfants passaient pour avoir été élevés au sein. Ce n'est qu'en insistant beaucoup qu'on finissait par trouver que le lait maternel n'était intervenu que pour une très faible part dans l'alimentation du nourrisson.

L'allaitement défectueux et le sevrage précoce se rencontrent avec une fréquence très grande à l'origine du rachitisme. Sur 100 observations, nous avons rencontré ces deux facteurs 93 fois : 7 enfants seulement avaient été nourris exclusivement au sein, 13 avaient été élevés au biberon dans de mauvaises conditions et 80 avaient reçu une alimentation mixte ou avaient été sevrés prématurément. Nous avons vu des enfants rachitiques qui avaient été sevrés à 8 mois, 6 mois, 4 mois et même 2 mois.

Chez les 93 enfants mal nourris, nous avons trouvé 80 fois des troubles digestifs caractérisés soit par de la diarrhée (67) soit par une constipation opiniâtre (13) ; ces enfants présentaient, presque tous, les signes de la cachexie d'origine gastro-intestinale : amaigrissement, peau flasque, gros ventre, anémie profonde.

Nous trouvons donc à l'origine de la grande majorité des cas de rachitisme (93 pour 100) l'alimentation défectueuse et les troubles digestifs consécutifs. A ces troubles gastro-intestinaux succèdent les premières manifestations osseuses qui sont caractérisées par l'arrêt de la marche et par l'apparition des nouures. Dans presque toutes nos observations nous avons pu vérifier cette marche de la maladie ; nous en donnerons quelques exemples.

1. — Enfant de 2 ans. Sevré à 8 mois, il présente bientôt de la diarrhée ; les épiphyses se tuméfient peu après.

2. — Enfant de 22 mois nourrie au biberon. Gastro-entérite à 4 mois. Commence à marcher à 18 mois ; à ce moment la gastro-entérite réapparaît, l'enfant cesse de marcher, maigrit ; les épiphyses se tuméfient.

3. — Enfant de 3 ans ; commence à marcher à 10 mois. Placée en nourrice à 16 mois, elle est mal nourrie, a de la diarrhée, un gros ventre, cesse de marcher. Peu de temps après apparaissent les nouures.

4. — Enfant de 3 ans, sevrée à 15 mois ; immédiatement après elle a de la diarrhée et les épiphyses se tuméfient.

5. — Enfant de 2 ans et demi. Commence à marcher à 2 ans. A ce moment, elle est placée dans un hospice pendant 5 semaines, est mal nourrie

et présente des troubles gastro-intestinaux. A sa sortie de l'hospice, l'enfant ne marche plus et a les jambes incurvées.

6. — Enfant de 2 ans, sevrée à un an. Elle prend la même nourriture que ses parents; elle ne tarde pas à présenter de la diarrhée; 2 mois après les membres se déforment.

Si les troubles digestifs semblent jouer un rôle des plus importants dans le développement du rachitisme, il n'en est pas moins vrai qu'il existe des cas où la maladie apparaît chez des enfants qui n'ont jamais présenté de troubles gastro-intestinaux apparents. Nous avons observé ce fait dans 19 observations (sur 100). Il est cependant impossible d'affirmer que chez ces enfants les digestions s'étaient toujours faites normalement, car il est souvent difficile d'obtenir de l'entourage immédiat du petit malade des renseignements précis sur les symptômes qu'il a pu présenter. Au reste ces cas pourraient servir à démontrer que le rachitisme doit être provoqué par une cause spéciale, car chez ces 19 enfants, dont l'état général était aussi satisfaisant que possible, avant l'apparition des premières manifestations rachitiques, le développement de la maladie reste inexpliqué et ne saurait être attribué à un trouble de la nutrition.

*Il n'en reste pas moins établi que l'alimentation défectueuse et les troubles digestifs qu'elle entraîne se rencontrent presque toujours à l'origine du rachitisme et doivent être considérés comme les facteurs les plus importants de cette maladie.*

**Causes prédisposantes et causes nécessaires.** — Nous venons d'examiner les différents facteurs étiologiques que l'on trouve invoqués dans toute observation de rachitisme ; nous avons donc étudié les conditions dans lesquelles la maladie se développe. Parmi ces causes il en est de banales, communes à une foule de maladies, mais il en est aussi de nécessaires, on pourrait même ajouter de spécifiques. On est trop souvent tenté d'oublier, en effet, que la genèse du rachitisme est analogue à celle de toutes les maladies. Il est des causes déterminantes, efficientes : « ce sont les influences qui mettent en jeu, dans des conditions anormales l'activité de l'organisme, et provoquent la réaction pathogénétique ». Il est des causes prédisposantes : « ce sont celles qui favorisent cette réaction ou la rendent possible (1) ». La prédisposition héréditaire, les fatigues, les privations ne jouent-elles pas le grand rôle dans l'éclosion de la tuberculose ? Les excès, le surmenage intellectuel n'ont-ils pas une large part dans le développement des affections du système nerveux ?

Il en est de même du rachitisme. Le sexe, l'hérédité, les conditions de vie, d'habitation, le confinement, les pays, les races, les climats, l'état hygrométrique de l'air, etc., sont autant de causes prédisposantes qui peuvent avoir chacune une influence considérable, en ce sens qu'elles affaiblissent la résistance de l'organisme, mais qui ne peuvent en aucune façon jouer le rôle principal. Aussi toutes les théories basées sur ces données étiologiques ne peuvent-elles s'adresser qu'à un très petit côté de la question.

Par contre, parmi les conditions nécessaires à l'éclosion du rachitisme, nous rangeons l'âge et les troubles gastro-intestinaux, presque toujours dus à une alimentation défectueuse.

Le rachitisme est une maladie de la période d'accroissement du squelette, et comme tel, il ne peut se rencontrer que si le squelette n'a pas atteint son parfait développement, c'est-à-dire chez l'enfant. Quant aux deux autres facteurs nous avons montré qu'on les trouve presque toujours quand on se donne la peine de les chercher. Au reste ce sont les seules conditions que tous les auteurs regardent comme constantes. Ce que disait Bouvier (2) en 1858 est encore vrai aujourd'hui : « La mauvaise alimentation a toujours été considérée comme une cause très active du rachitisme. »

---

(1) Hallopeau. Traité de path. générale, 1893.
(2) Bouvier. *Loc. cit.*

Que l'enfant soit un garçon ou une fille, qu'il habite la France, l'Angleterre, l'Italie ou les pays tropicaux, qu'il soit élevé au milieu de l'air et de la lumière ou dans un réduit obscur, qu'il soit nourri au sein ou au biberon, il deviendra rachitique si son alimentation n'est pas surveillée et s'il a des troubles digestifs. Ajoutons seulement qu'il le deviendra plus sûrement et presque infailliblement lorsque toutes les conditions prédisposantes signalées plus haut seront remplies.

---

## CHAPITRE II

### Rachitisme animal.

De tout temps la pathologie comparée a servi à éclairer bien des points obscurs de la pathologie humaine. Il est du plus haut intérêt de pouvoir comparer les réactions fournies par des organismes différents vis-à-vis du même agent pathogène. « La pathologie comparée, poursuivie avec soin par quelques auteurs, a déjà conduit à des notions générales fort importantes. Tandis que les animaux sauvages, rarement frappés par les infections ou les intoxications, sont surtout sujets aux lésions traumatiques et au surmenage que leur impose la nécessité d'attraper leur proie ou de fuir devant leurs ennemis, les animaux domestiques sont exposés aux mêmes causes pathogènes que l'homme; le travail auquel ils sont assujettis, la vie des espaces clos, la nourriture insuffisante ou mal appropriée, la contamination des aliments, de l'eau ou de l'air par divers agents toxiques ou infectieux, le contact avec les animaux ou avec les hommes, expliquent suffisamment leur plus grande morbidité (1) ».

Ces considérations s'adressent à toute la pathologie animale, mais nous verrons qu'elles s'appliquent d'une façon toute particulière au rachitisme. Observer des animaux rachitiques, suivre

(1) Roger et Cadiot. Pathologie comparée de l'homme et des animaux. *Traité de Path. générale de* Bouchard, t. I, p. 105.

pas à pas chez eux l'évolution de la maladie, assister à toutes les transformations de l'organisme chez toutes les espèces, n'est-ce pas là une condition éminemment favorable à l'étude du processus rachitique?

Nous avons cherché à réunir quelques-uns des documents publiés sur cette intéressante question.

Les observations bien précises de rachitisme animal sont assez rares.

Monfalcon (1) est le premier qui ait parlé du rachitisme des animaux en donnant l'observation d'un sapajou disséqué par Lordat. Les jambes et les avant-bras de cet animal étaient très arqués; quand on comprimait les diverses pièces osseuses, on voyait le sang sortir comme d'une éponge. Cet animal présentait en outre deux courbures latérales de la colonne vertébrale.

En 1856, Heiser (2) découvre sur une carcasse de poule une déviation dorsale à droite et lombaire à gauche très prononcées. « Cette poule était, dit-il, d'une contrée marécageuse. En examinant plusieurs poules, j'en trouvais une dont le squelette était rempli d'une masse molle, friable, comme tuberculeuse, entourant les côtes et leur extrémité vertébrale, et dans un grand état de ramollissement. Cette bête était mal nourrie et habitait un marais ».

Marks (3) observe un cas de rachitisme chez le cheval. C'était un poulain de 6 mois, très maigre, au poil terne, aux muqueuses pâles, décolorées, aux yeux chassieux. Température 38°,2, Les mouvements étaient lents et la démarche traînante. Les épiphyses des os du bassin, de l'épaule, du jarret et du genou étaient tuméfiées. Deux poulains soumis au même ré-

---

(1) MONTFALCON. *Dict. des sc. méd.*, 1820.

(2) HEISER. Le rachitisme, la scrofule et les difformités des gallinacés. Strasbourg, 1856.

(3) MARKS. Rachitisme chez le cheval guéri par le phosphore. *Berliner Thierarztl. Wochenschr.*, n° 35.

gime ne présentaient pas d'anomalies. L'état général s'améliora par le traitement phosphoré ($0^{gr},12$ par jour).

En 1890, Benjamin et Redon (1) faisaient une intéressante communication à la Société centrale des médecins-vétérinaires sur un cas de rachitisme observé chez un cheval, dont voici l'observation résumée :

Ponette, née dans un cirque où elle commence à travailler à 18 mois. A 3 ans, ne mange plus, mauvais état, dépérit. Peu de consistance des branches du maxillaire inférieure à la pression. L'amaigrissement s'accentue, la marche devient pénible, l'air anxieux ; décubitus ; mort.

A l'autopsie on constate la présence d'une sérosité jaune citrine sous la peau ; les muscles sont émaciés et décolorés. Erosions losangiques dans l'estomac. Les autres organes sont normaux.

*Squelette.* — Tous les os sont sans grande consistance et se laissent entamer par la lame de l'instrument tranchant ; pour quelques-uns, l'ongle suffit pour pénétrer et écraser leur tissu. La soudure des épiphyses n'est pas encore accomplie. Certaines tubérosités, comme celles du fémur, se détachent du corps de l'os sans le moindre effort. Moelle molle, rouge, sans consistance et comme gélatineuse. Sur les maxillaires inférieurs la pression des doigts suffit pour rapprocher les tables de l'os. Mêmes lésions au maxillaire supérieur.

Benjamin et Redon invoquaient, comme cause de cet état de rachitisme, les conditions déplorables qui avaient entouré la ponette pendant son développement, n'ayant jamais respiré le grand air, n'ayant teté sa mère que pendant un petit nombre de mois, ayant été soumise à un âge peu avancé à des épreuves d'un travail épuisant et pénible. Dans la discussion qui suivit cette présentation, M. Trasbot insistait également sur les conditions défectueuses dans lesquelles s'était développée l'affection et concluait au rachitisme.

Suivant la marche que nous avons adoptée dans l'étude du rachitisme de l'espèce humaine, nous décrirons successivement

---

(1) Benjamin et Redon. *Soc. centr. de méd. vétérinaire*, 27 mars 1890. *Bulletin de méd. vétérin.*, 1890, p. 162.

dans le rachitisme animal: la symptomatologie, l'anatomie, pathologique et l'étiologie.

***Symptomatologie.*** — L'évolution du rachitisme animal est le plus souvent lente comme dans l'espèce humaine; la maadie met en général plusieurs mois pour parcourir son cycle complet.

Au point de vue de la symptomatologie nous ne pouvons mieux faire que de citer le passage consacré à cette question dans l'article rachitisme du dictionnaire de Hurtrel d'Arboval (1) : « Le rachitisme qui envahit le squelette d'un animal procède d'une manière plus ou moins lente ; ordinairement l'animal est triste et abattu, a de la répugnance pour toute espèce de mouvement, de la difficulté même pour se mouvoir. L'appétit est assez bien conservé mais l'animal maigrit, a mauvaise apparence; le poil est piqué, la peau collée ; la laine du mouton est dure et cassante. Il y a fréquemment un peu de diarrhée... Il y a quelquefois cependant déformation des os sans qu'il y ait eu d'autres symptômes. C'est là ce qui caractérise la période d'état de la maladie. Il y a des gonflements, des courbures, des torsions, des déviations; ces déformations sont surtout fortes dans les parties inférieures du corps, dans les membres et plus particulièrement dans les canons, moins souvent dans les paturons ».

En règle générale l'évolution du rachitisme animal est analogue à celle du rachitisme que nous avons étudié chez l'enfant. La maladie débute par des troubles digestifs et l'impotence fonctionnelle; les animaux cessent de marcher, maigrissent. Ils sont tristes, apathiques, restent peu développés, petits, rabougris ; la peau n'a plus d'élasticité, le volume du ventre est disproportionné avec le reste du corps ; la tête est triste, tombante ; la dentition est lente et tardive (Hurtrel d'Arboval). A la

(1) HURTREL d'ARBOVAL. *Dictionnaire de médecine vétérinaire.* Paris, 1839.

période d'état, on observe des déformations des membres, du sternum, du bassin ; des nouures, des déviations du rachis, le chapelet costal, le retard dans la fermeture des fontanelles, des lésions dentaires, etc. (Roger et Cadiot).

Les déformations osseuses peuvent être très accentuées. Hering cite le cas de moutons ayant pris des jambes torses commes les bassets ; on a vu des porcs presque marcher sur l'avant-bras ; souvent les animaux marchent en s'agenouillant, ou bien ils s'accroupissent et les membres antérieurs seuls entraînent le derrière qui frotte sur le sol (Hurtrel d'Arboval).

On peut aussi, tout comme chez l'homme, observer des déformations persistantes qu'on retrouve alors chez le sujet adulte. Tel paraît être le cas de l'observation citée par Hurtrel d'Arboval, et recueillie à l'École vétérinaire d'Alfort ; il s'agissait d'une jument de 7 ans présentant une déviation de la colonne dorso-lombaire. A l'autopsie, on trouva que les six dernières vertèbres dorsales étaient déviées et formaient avec le reste de la partie postérieure du rachis deux angles, dont l'un, inférieur et le principal, était environ de 90° et dont l'autre, latéral gauche, était très ouvert et bien moins prononcé. Il en résultait que les deux dernières côtes gauches et les quatre dernières côtes du côté droit étaient fort rapprochées les unes des autres.

Chaumier (1) a observé des faits analogues chez le porc. Ayant eu connaissance d'une véritable épidémie de rachitisme qui avait sévi en Indre-et-Loire sur les porcelets, il put retrouver, l'année suivante, deux porcs qui avaient survécu à la maladie et dont l'un avait conservé une déformation considérable de la colonne vertébrale et une autre, moins accentuée, des membres postérieurs. L'examen histologique de ces os démontra que les lésions étaient de nature rachitique.

Friedberger et Fröhner (2) ont insisté sur les diverses particu-

---

(1) Chaumier. *Congrès international de médecine de Rome,* 1894.

(2) Friedberger et Fröhner. Path. et thérap. spéciales des animaux domestiques. Paris, 1891.

larités apportées par le rachitisme dans les différentes espèces animales.

*Chez le porc*, la maladie débute par de l'indolence et de la raideur de la marche (*raideur des porcelets*). Le dos est voûté ; les animaux restent couchés. Les épiphyses et les prolongements costaux des côtes sont tuméfiés. Les pattes se nouent, s'incurvent dans tous les sens. On observe au rachis la cyphose, la lordose ou la scoliose ; le bassin présente souvent des altérations qui peuvent, ultérieurement, entraver l'accouchement. Le développement des animaux est arrêté, la dentition est retardée et les malades restent souvent des nains.

M. Husson, vétérinaire à Minorville (Meurthe-et-Moselle), a bien voulu nous donner les intéressants renseignements qui suivent sur un certain nombre de cas de rachitisme observés chez des porcs :

La maladie débute par une faiblesse générale et une diminution très marquée de l'appétit ; la marche est pénible et lente ; le dos est voûté. Les animaux ne se déplacent que lorsqu'ils y sont forcés et encore ne le font-ils qu'en poussant des plaintes ; ils restent couchés très longtemps et prennent leur nourriture en conservant la position des chiens assis. On observe ensuite une légère tuméfaction des articulations. La courbure naturelle des os longs s'accentue, puis les pattes se dévient un peu dans toutes les directions ; des exostoses se forment au niveau des articulations ; l'appétit tend à disparaître, les malades maigrissent, restent toujours couchés, puis la diarrhée apparaît et l'épuisement peut amener la mort. Sous l'influence d'un bon régime, ces symptômes peuvent diminuer graduellement ; les malades reprennent peu à peu les apparences de la santé, mais les rayons osseux restent souvent déviés et les exostoses persistent. Le développement des animaux est entravé et le squelette reste déformé.

*Chez le chien* on trouve le chapelet rachitique, la déformation des diaphyses. La démarche est raide, pénible, les épiphyses se tuméfient, la dentition est ralentie, les éruptions cutanées sont fréquentes.

*Chez le cheval* les tuméfactions apparaissent d'ordinaire aux épiphyses des membres et surtout aux tibias et aux os de la tête. On peut trouver des déformations des membres antérieurs aussi accusées que chez les bassets : « Souvent aussi les poulains rachitiques sont arqués, bouletés, bas-jointés des membres postérieurs (pattes d'ours)... certains animaux sont ensellés, d'autres ont le dos de carpe (1) ».

*Dans l'espèce bovine* on observe le plus fréquemment « la tuméfaction des os du carpe et du tarse, l'incurvation du dos et des extrémités (jambes en X, jarrets crochus), le chapelet et le bassin rachitique, la démarche pénible, douloureuse et le décubitus permanent » (2).

*Chez les gallinacés* les animaux restent couchés, la marche est difficile, raide ; « les articulations des extrémités (pattes, ailes) sont nouées ; les os sont mous, malléables, incurvés, le bréchet est déformé » (3).

***Anatomie pathologique.*** — Si les documents concernant la symptomatologie du rachitisme animal sont suffisamment complets pour permettre d'en faire l'étude clinique, il n'en est malheureusement pas de même de l'anatomie pathologique.

L'exemen histologique des os est assez rarement pratiqué et l'on a trop de tendance à rapporter toutes les lésions observées aux altérations décrites dans le rachitisme de l'espèce humaine. Il faut même avouer que la plupart des descriptions anatomiques sont empruntées aux lésions trouvées chez l'enfant. On mentionne cependant la présence d'exostoses se rencontrant surtout aux points d'attache des muscles. C'est ainsi que chez le porc ces proliférations périostiques s'observent sur le

---

(1) Friedberger et Frohner. *loc. cit.*
(2) Friedberger et Frohner. *loc. cit.*
(3) Friedberger et Frohner. *loc. cit.*

fémur aux points d'insertion du grand psoas, du psoas iliaque et sur la tête du calcanéum. La contraction musculaire peut arracher le périoste épaissi ; cette lésion est assez commune sur le scapulum (Friedberger).

Chez les animaux, le ramollissement et la malléabilité des os favorisent les tiraillements et les distensionsdes ligaments ; c'est pourquoi le rachitisme se complique fréquemment d'arthrite.

Nous avons eu l'occasion d'observer un certain nombre d'animaux rachitiques.

## Observations

### I. — Rachitisme chez un poulet de 4 mois

Il s'agit d'un poulet né le 2 novembre 1898. La couvée comprenait 15 petits et, sur les 15 poulets, 3 devinrent malades (l'un mourut d'accident et les deux autres font les sujets de nos observations 1 et 2.) Les 12 poulets restants ne présentèrent aucun phénomène particulier pendant leur croissance. L'animal tombe malade quelques semaines après sa naissance et reste pendant tout l'hiver dans une chambre, près d'un fourneau, sans pouvoir marcher, maigre, avec des plumes rares, le dos courbé, les pattes écartées.

Le 26 février, au moment où on l'observe pour la première fois, il ne peut que difficilement se tenir sur ses pattes. Il reste blotti dans un coin de sa cage. Si on le sort il fait quelques pas et retombe. Cependant il mange, lisse ses plumes. Il est petit (fig. 4, pl. 29), rabougri ; ses plumes sont courtes, mal plantées, hérissées; le rachis présente une courbure à convexité postérieure ; le bréchet est déformé. Il ne semble pas y avoir de déformation bien appréciable des pattes, mais les épiphyses sont volumineuses. Les chairs sont pâles, l'animal est très maigre ; le ventre est considérablement distendu ; diarrhée.

L'animal est tué le 27 février à l'âge de 4 mois. Poids 250 grammes (non plumé). L'autopsie, faite immédiatement, permet de constater les lésions suivantes : le foie est pâle, l'intestin est très congestionné, dilaté, et renferme un liquide diarrhéique jaune verdâtre. Poumons et cœur normaux.

Le bréchet est déformé ; la colonne vertébrale présente une courbure de la portion dorsale à convexité postérieure et une saillie en avant de la région lombaire déterminant une ensellure des plus nettes. Les articulations des cartilages costaux avec les côtes paraissent augmentées de volume. Le crâne est très mince et peut être facilement sectionné avec de petits ciseaux.

Les lésions les plus importantes siègent aux membres inférieurs.

*Fémur.* — D'une façon générale le fémur présente extérieurement un aspect massif, ramassé. On constate à l'union de la diaphyse avec l'épiphyse supérieure une tuméfaction circulaire séparée de cette épiphyse par un sillon. Les deux extrémités de l'os sont violacées.

Sur une coupe verticale du fémur, on voit que le cartilage de conjugaison est rejeté vers la portion articulaire de l'épiphyse. Il se compose de 2 zones: une première, bleutée, bordant le cartilage articulaire, et une seconde, blanchâtre, épaisse d'un millimètre, séparée de la cavité médullaire par une zone, large de 3 millimètres, de teinte gris rosée et de consistance molle, gélatineuse (pl. 12, fig. 4.) La cavité médullaire a un aspect très irrégulier; élargie à la partie supérieure, elle se rétrécit au fur et à mesure qu'on se rapproche de l'épiphyse inférieure. Sur la face postérieure de l'os, au niveau de son tiers moyen, on trouve une masse rougeâtre, d'aspect spongieux qui oblitère presque complètement le canal médullaire et le rejette vers la face antérieure de l'os qui présente une couche rosée, ayant le même aspect, mais beaucoup plus mince.

Le canal médullaire est rempli par de la moelle rouge.

*Tibia.* — Le cartilage de conjugaison de l'épiphyse supérieure est sinueux, blanc bleuté ; il est séparé de la cavité médullaire par une zone épaisse de 4 millimètres, de consistance gélatineuse.

Le canal médullaire a la forme d'un sablier dont la partie supérieure est remplie par une moelle rouge, marbrée, granitée, plaquée de points grisâtres ; au niveau du tiers moyen le canal est réduit à son minimum par suite de la présence sur les 2 faces internes de la diaphyse de productions analogues à celles que nous avons constatées au niveau du fémur; dans son tiers inférieur, le canal médullaire présente un aspect fibroïde et se trouve traversé par de petites aiguilles osseuses parties de l'os diaphysaire.

Au niveau de l'épiphyse inférieure on retrouve les mêmes dispositions du cartilage de conjugaison que celles de l'épiphyse supérieure ; le cartilage est séparé du canal médullaire par une zone, épaisse de 8 millimètres, de consistance gélatineuse.

Après enlèvement de la moelle, on constate que la paroi interne de la cavité médullaire est tapissée par un tissu mou, très vasculaire ; l'os se laisse couper avec de fins ciseaux, comme du carton, et se laisse pénétrer par une aiguille comme du bois vermoulu.

Des *ensemencements* sont faits avec le sang du cœur, la pulpe hépatique et la moelle osseuse ; ils restent négatifs.

***Examen histologique des os d'un poulet rachitique et d'un poulet normal du même âge.*** — Nous croyons nécessaire, avant d'aborder l'étude histologique des os de cet animal, de rappeler en quelques mots le mode d'ossification chez les oiseaux (palmipèdes et gallinacés.)

Nous avons pris comme type un poulet normal âgé de 3 mois.

Contrairement à ce que nous avons observé chez le poulet précédent, la diaphyse du fémur chez l'animal normal est très mince par rapport aux deux épiphyses et sur une section longitudinale, on constate que le canal médullaire rectiligne est bordé par deux lames osseuses régulières.

*Poulet normal. — Epiphyse supérieure du fémur* (Coupes verticales, colorées au picro-carmin et à l'hématoxyline) (pl. 28, fig. 2).

Le cartilage de conjugaison est composé de deux couches de cellules, superposées : une couche de corpuscules cartilagineux petits, aplatis, se confondant avec le cartilage articulaire dans lequel les éléments cellulaires sont orientés parallèlement à la surface libre de l'articulation ; une couche de cellules arrondies, tassées les unes contre les autres en forme de mosaïque. Cette couche est envahie, au niveau de sa limite inférieure, par des canaux verticaux remplis de moelle osseuse (cellules rondes).

Dans la partie inférieure de cette couche on trouve des vaisseaux au milieu des cellules rondes. Au fur et à mesure qu'on se rapproche du tissu spongieux de l'épiphyse, le cartilage est de plus en plus rongé par les cavités médullaires qui déchiquettent, séparent et amincissent à leur extrémité les travées cartilagineuses.

A la dernière limite, les colonnes cartilagineuses, devenues très étroites se colorent fortement sur leurs bords (calcification de la substance fondamentale), et on voit apparaître à leur place les lamelles osseuses. Cette transformation ne se fait d'ailleurs pas sur une ligne régulière ; il semble que l'ossification se fasse sur les parois des travées cartilagineuses et que, concomittamment, ces travées cartilagineuses soient rongées par le tissu médullaire. A cette zone de transformation en succède une autre dans laquelle on voit des lamelles osseuses très fines plongées dans le tissu médullaire (cellules rondes), puis enfin la moelle (canal médullaire rempli de cellules rondes).

Cette description concorde en tous points avec celle donnée par Schöney (1), dans son étude sur le processus d'ossification chez les oiseaux. Les planches qui accompagnent ce travail montrent nettement l'envahissement du cartilage par les bourgeons vasculo-médullaires et la continuation des travées cartilagineuses par les lamelles osseuses.

La structure de l'os des oiseaux en voie de développement est très importante à connaître lorsqu'il s'agit de provoquer expérimentalement le rachitisme chez les animaux. Il s'agit en effet ici d'un processus d'ossification

---

(1) SCHÖNEY. On the ossification Process in Birds, and the New Formation of Red Blood-corpuscles during the ossification Process. *Monthly microscopical Journal*, vol. XVI. London, 1876. — Tiré des Archives de Schultze.

bien différent de celui qu'on rencontre chez les mammifères, et cette différence pourrait occasionner de graves erreurs, puisque la seule présence de vaisseaux montant verticalement dans le cartilage (1), anormale chez certaines espèces, est normale chez les autres.

Il est du reste indispensable de toujours comparer l'os d'un animal rachitique avec l'os d'un animal normal du même âge et de la même espèce.

Ce point étant établi, nous allons donner la description histologique des os pris chez le poulet n° 1.

*Poulet rachitique. — Épiphyse supérieure du fémur* (Coupes verticales colorées au picro-carmin et à l'hématoxyline. Coupes pratiquées au même niveau que chez le poulet normal.)

La zone des cellules cartilagineuses tassées les unes contre les autres, en forme de mosaïque est bien moins épaisse que normalement. Elle est réduite, en certains points, à une seule rangée d'éléments cellulaires. Cette zone n'est pas pénétrée verticalement par le tissu médullaire ; elle est irrégulièrement échancrée, festonnée (voir pl. 28, fig. 1). Au-dessous de ce cartilage se trouve une couche épaisse formée par un tissu conjonctif d'aspect fibrillaire. Dans cette couche assez dense on aperçoit de petits blocs cartilagineux isolés. Au milieu du tissu conjonctif se trouvent de fines lamelles déchiquetées ; les unes sont constituées par un tissu conjonctif fasciculé fortement coloré et au niveau des autres on constate la présence de cellules osseuses (os jeune) : les dernières lamelles sont entourées d'un tissu conjonctif épais, feutré.

Le tissu conjonctif pénètre dans le cartilage sous forme de petits bourgeons renfermant en leur centre des capillaires. Au fur et à mesure qu'on se rapproche du tissu spongieux épiphysaire, les lamelles osseuses succèdent aux travées d'os jeune et on arrive insensiblement dans le canal médullaire rempli de cellules rondes.

On voit donc se succéder, en allant du cartilage vers la moelle, les zones suivantes : cartilage envahi par des bourgeons vasculo-conjonctifs, tissu conjonctif fibrillaire et faisceaux conjonctifs en voie de calcification, tissu conjonctif et os jeune formé aux dépens des faisceaux précédents, tissu conjonctif et lamelles osseuses, cellules rondes et lamelles osseuses, cellules rondes (canal médullaire).

*Diaphyse du fémur* (Coupes longitudinales colorées au picro-carmin et à l'hématoxyline).

---

(1) MM. Colrat et Renaut ont également retrouvé ces grands vaisseaux ascendants dans les os en voie de premier développement des grands mammifères et notamment dans le tibia d'un fœtus de mouton long de 25 à 30 centimètres. (Assada).

L'aspect des coupes varie suivant que l'examen porte à un endroit où le canal médullaire persiste et à un endroit où la moelle est séparée de l'os diaphysaire par un tissu anormal. Dans le premier cas, l'os est constitué par un amas de lamelles osseuses déchiquetées, séparées par des cellules rondes, et les cavités médullaires ainsi formées se confondent peu à peu avec la grande cavité médullaire centrale. Dans le second cas, au contraire, on trouve, à la périphérie, des lamelles osseuses entourées de cellules rondes et à la place du canal médullaire, un amas de lamelles osseuses, déchiquetées, délimitant de petites cavités remplies de tissu conjonctif.

*Moelle osseuse du fémur* (Coupes colorées à la thionine-éosine).

Nous avons étudié la moelle osseuse normale chez un poulet de trois semaines pesant 45 grammes. Dans ce cas, la moelle présentait très nettement l'aspect aréolaire; on trouvait des amas de cellules entre les alvéoles, à la périphérie du cylindre médullaire, et au pourtour de l'artère centrale. Ces amas cellulaires étaient essentiellement composés de mononucléaires (gros et petits) et de cellules ovalaires à gros noyaux fortement colorés (globules rouges).

Chez le poulet rachitique, l'aspect aréolaire avait complètement disparu ; les cellules étaient tassées les unes contre les autres, la graisse ayant totalement disparu. Ces éléments cellulaires comprenaient, comme dans la moelle normale, de nombreux mononucléaires et des globules rouges disposés en traînées. On trouvait en outre un grand nombre de cellules allongées donnant à certains points de la moelle un aspect fibreux.

## II. — Rachitisme chez un poulet de 4 mois.

Poulet issu de la même couvée que le précédent. Il tombe malade à la même époque. Le 26 février, il se tient difficilement debout, marche en titubant, les pattes de travers, le dos voûté. Il s'appuie contre les murs pour ne pas tomber. Rien n'est plus curieux que de voir cet animal qui mange bien et dont l'état général est relativement satisfaisant, traîner difficilement les pattes, faire quelques pas en oscillant et se coucher les pattes écartées.

L'animal est tué le 3 mars : l'autopsie, faite aussitôt, permet de constater des lésions osseuses identiques à celles du poulet précédent.

Les cultures faites avec la moelle osseuse ne donnent aucun résultat.

## III. — Rachitisme chez un canard de 2 mois.

Il nous a été impossible d'obtenir des renseignements précis sur l'évolution de la maladie chez cet animal. Lorsqu'il nous est amené (25 juin), l'état général est bon; l'animal, qui se nourrit bien, marche péniblement, les pattes étant croisées et enchevêtrées. Les tibias présentent une courbure à concavité interne très accentuée, de sorte que leur surface articulaire inférieure se trouve déviée et reportée en dedans. Il en résulte que dans la station (pl. 29, fig. 2) les deux pattes (tarse, métatarse, phalanges) reposent l'une sur l'autre, et que, dans la marche, l'animal est obligé, pour avancer, de faire tourner ses deux pattes l'une au-dessus de l'autre. Le rachis présente une assez forte dépression au niveau de la région lombaire.

Ce canard est tué le 27 juin : les différents organes sont normaux. Lordose accentuée. Tous les os sont très mous. Le tibia est très fortement incurvé et le tarse est dévié de sa direction normale.

Il est facile de constater sur le squelette cette position vicieuse du membre inférieur qui repose sur le bord externe du tarse (voir pl. 29, fig. 1). Sur une section verticale du tibia on constate que le cartilage de conjugaison est très épais et vasculaire, présentant une série de traînées rougeâtres, verticales (vaisseaux). L'os diaphysaire et le périoste sont épaissis et on trouve le long de la face interne de l'os des travées fibreuses à direction parallèle au grand axe de l'os, qui rétrécissent d'autant la cavité médullaire.

Au niveau de la courbure existe au centre du canal médullaire une travée épaisse, d'apparence fibreuse, qui obture complètement ce canal et le divise en deux parties, une supérieure et une inférieure. La moelle est jaunâtre. Les autres os sont plus massifs que normalement. Le thorax est aplati dans le sens antéro-postérieur.

Des ensemencements sur bouillon, pratiqués avec la moelle osseuse du tibia, donnent des cultures sur lesquelles nous insisterons plus loin.

***Examen histologique.*** — *Épiphyse supérieure du tibia.* (Coupes verticales colorées au picro-carmin et à l'hématoxyline).

Chez un canard normal l'aspect du cartilage de conjugaison est le même que celui qui a été décrit plus haut chez un poulet normal. On retrouve ici les travées cartilagineuses déchiquetées par les canaux vasculo-médullaires.

Chez le canard rachitique, le cartilage ne forme pas de boyaux engrenés avec la moelle, mais il se termine par des festons échancrés par de petits bouquets de capillaires. Au-dessous du cartilage on trouve une épaisse couche de fibrilles conjonctives, de cellules fusiformes, de cellules rondes et de vaisseaux. En certains endroits, les faisceaux conjonctifs délimitent de petites cavités médullaires. Dans toute cette zone on ne trouve pas trace de lamelles osseuses. En se rapprochant du canal médullaire on voit apparaître des cavités remplies de cellules rondes et bordées de travées osseuses (tissu spongieux épiphysaire).

*Diaphyse du tibia.* (Coupes longitudinales colorées au picro-carmin et à l'hématoxyline) (pl. 27, fig. 1 et pl. 30, fig. 5).

On retrouve sur ces coupes l'aspect observé sur des sections longitudinales du tibia. Le canal médullaire est interrompu sur une certaine étendue et remplacé par des lamelles osseuses très déchiquetées, entourées de tissu conjonctif. Au niveau de la moelle, on constate nettement la présence d'aréoles graisseuses entourées de cellules rondes.

De chaque côté du canal médullaire et du tissu ostéoïde qui le remplace, on trouve l'os diaphysaire constitué par des lamelles osseuses délimitant de petites cavités remplies au centre par des cellules rondes et sur leur pourtour par du tissu conjonctif. L'aspect de cette coupe est le même que celui qui a été observé sur la diaphyse du poulet n° 1.

*Moelle osseuse du tibia.* (Coupes colorées à la thionine-éosine).

L'aspect aréolaire est très marqué. On distingue nettement les aréoles graisseuses entourées de cellules rondes. Ces cellules rondes sont logées à l'entre-croisement des travées conjonctives et sont en majeure partie constituées par de gros mononucléaires.

### IV. — Rachitisme chez un canard de 3 semaines.

Pas de renseignements sur le début de la maladie. C'est le seul malade de la couvée, qui a été élevée dans d'excellentes conditions. Cet animal est amené en même temps que le précédent et présente les mêmes déformations que lui. Peu de temps après on constate que les déformations osseuses augmentent; l'animal ne peut plus marcher; si on le lève, il retombe; il a beaucoup de peine à se tenir debout. Gros ventre flasque, diarrhée, amaigrissement. Ces différents symptômes vont en s'accentuant.

Il est tué le 25 juillet. On constate au niveau des os les mêmes lésions que dans le cas précédent.

### V. — Déformation de la colonne vertébrale (scoliose) chez un jeune coq de 5 mois.

Nous n'avons pu obtenir que peu de renseignements sur cet animal. Au moment où nous l'avons observé pour la première fois, il marchait difficilement en boitant fortement.

Son squelette présentait les altérations suivantes (voir pl. 29, p. 3) :

Déviation de la colonne lombaire entraînant une courbure de la région dorsale à convexité gauche et une courbure de la région sacrée à convexité droite. Les vertèbres lombaires sont tassées et inclinées les unes sur les autres. Leur épaisseur semble ne pas avoir varié, mais les surfaces articulaires ont glissé les unes sur les autres. Des différentes courbures de la colonne rachidienne résulte, d'une part un élargissement de la cage thoracique du côté gauche et un rétrécissement du côté droit avec aplatissement des côtes, et d'autre part un élargissement de la partie gauche du bassin et un rétrécissement de la partie droite.

Nous trouvons donc chez cet animal un type parfait de scoliose avec courbures de compensation du rachis et déformations consécutives du bassin et du thorax.

### VI. — Rachitisme chez un jeune porc.

Lorsque nous voyons cet animal pour la première fois, il est âgé de 6 mois. Son état général est excellent, mais sa taille est notablement inférieure à celle de porcs du même âge. On observe une courbure accentuée à concavité interne des pattes de devant (voir pl. 29, fig. 5).

Cet animal était tombé malade vers l'âge de deux mois; la maladie avait débuté par une faiblesse générale et une diminution marquée de l'appétit; la marche était pénible; amaigrissement; diarrhée. Au bout d'un certain temps apparurent les déformations osseuses.

Sous l'influence d'un bon régime, ces symptômes diminuèrent graduellement d'intensité et l'animal reprit peu à peu les apparences de la santé. Le développement était toutefois entravé et les os restaient incurvés. Nous avons pu nous procurer les os de cet animal (à l'âge de 10 mois) grâce à l'obligeance de M. Husson, vétérinaire. Les humérus, les radius et les cubitus montraient une courbure à concavité interne.

A part les déformations les os ne présentaient plus aucune altération macroscopique appréciable; il est évident que la lésion rachitique était guérie et n'avait laissé du côté du squelette que des déformations d'ailleurs définitives.

Les différents auteurs qui se sont occupés du rachitisme animal ont donné, des lésions osseuses, des descriptions identiques à celles du rachitisme infantile. On constate au niveau du cartilage épiphysaire une abondante prolifération des cellules cartilagineuses. La ligne d'ossification est irrégulière, sinueuse. On trouve çà et là des blocs de cartilage calcifiés. Le périoste est hyperémié et infiltré ; sa face interne est doublée d'une couche néoformée; la couche ostéogène est épaissie, etc. (Friedberger et Fröhner).

Nous avons retrouvé ces lésions dans les os des animaux dont nous venons de donner les observations. Macroscopiquement le squelette des animaux rachitiques présentait les mêmes déformations que chez l'enfant. On peut observer des tuméfactions des diaphyses rendant l'os court, massif, trapus (voir fig. 4, pl. 12 et comparer à la fig. 5, pl. 11). Dans d'autres cas les diaphyses sont incurvées (pl. 29, fig. 1). Du côté de la colonne vertébrale on rencontre des scolioses (pl. 29, fig. 3 et comparer à la fig. 2, pl. 8). Sur des sections longitudinales l'aspect est identique à celui qu'on observe sur des os d'enfants. Le cartilage de conjugaison est épais et vasculaire (pl. 12, fig. 5); le canal médullaire est rétréci et quelquefois même complètement obturé (même figure, comparer à la fig. 3, pl. 13).

Microscopiquement on observe également les lésions histologiques que nous avons décrites chez l'enfant. Seule la topographie de ces lésions diffère suivant les espèces animales et suivant les différents os.

La ligne d'ossification est sinueuse, rongée par des bouquets de capillaires entourés de cellules rondes et de cellules étoilées; au-dessous du cartilage on trouve de petits amas de cellules cartilagineuses calcifiées, séparés les uns des autres par du tissu conjonctif et des vaisseaux. Au fur et à mesure qu'on se rapproche du tissu spongieux épiphysaire, on voit apparaître des lamelles osseuses délimitant des cavités remplies, d'abord de tissu conjonctif, puis de cellules rondes (moelle) (voir poulet n° 1).

La coupe d'une diaphyse d'un canard rachitique (III) ne diffère en rien de celle pratiquée sur un os d'enfant. Il suffit pour s'en rendre compte de comparer les figures 1 de la planche 26 et 1 de la planche 27. On trouve les mêmes amas de lamelles osseuses séparées par des vaisseaux et par du tissu conjonctif; le tissu conjonctif pénètre dans l'os diaphysaire et remplit en partie le canal médullaire.

*Le rachitisme infantile et le rachitisme animal présentent donc des lésions anatomiques identiques.*

*Étiologie.* — Le rachitisme s'observe surtout chez les jeunes animaux placés dans de mauvaises conditions hygiéniques, mal nourris et présentant des troubles gastro-intestinaux. Il n'est pas également fréquent dans toutes les espèces. Il est surtout fréquent chez les porcs et les jeunes chiens, mais on l'observe aussi sur les moutons, sur les jeunes gallinacés et on l'a signalé chez le lapin. Lafosse (1) dit l'avoir observé chez les

---

(1) Hurtrel d'Arboval. *Loc. cit.*

solipèdes et chez les bêtes bovines. Il est rare chez le poulain et le veau. Assez commun sur les poules de 3 à 6 mois, il est moins fréquent chez les pigeons, les oies et les canards (1).

« La race des animaux constitue une prédisposition bien démontrée. C'estainsi que chez les chiens, le rachitisme est extrêmement fréquent chez les terres-neuves, les danois, et rare au contraire chez les animaux communs, entretenus cependant dans des conditions plus défectueuses » (2). On n'a jamais observé le rachitisme dans les races sauvages : par contre, lorsque ces animaux sont domestiqués ou mis en cage, on voit souvent apparaître chez eux de la diarrhée et consécutivement des déformations osseuses. Tel est le cas des jeunes lionceaux de ménagerie, des singes nourris de légumes et des ours nourris de biscuit et de riz.

Quant aux animaux domestiques, le rachitisme atteint de préférence les races améliorées, qui semblent par ce fait même avoir une résistance bien moindre. C'est ainsi qu'on l'observe surtout chez les porcelets parmi les espèces anglaises et parmi celles qui proviennent de croisement.

Proportionnellement l'animal devient moins fréquemment rachitique que l'enfant. Nous avons vu quelle est la fréquence du rachitisme iufantile. Or, des recherches que nous avons faites dans les campagnes avoisinant Nancy, il résulte que le rachitisme animal existe, mais que, sauf quelques cas exceptionnels, il est très rare.

Il passe annuellement à l'abattoir de Nancy de 15 000 à 20 000 veaux ; or d'après M. Charbonnier, vétérinaire, on n'a observé, en 5 ans, que 2 veaux rachitiques, soit 2 sur 100 000 !

M. Husson, vétérinaire à Minorville (Meurthe-et-Moselle), put observer un grand nombre de cas de rachitisme chez des porcs.

---

(1) Friedberger et Frohner. *Loc. cit.*

(2) Leclainche. Le Rachitisme. *Dict. de méd. et de chir. vétérinaire.* Bouley et Reynal, p. 464.

La maladie atteignait parfois tous les animaux d'une même porcherie, au point de simuler une épidémie.

Dans une grande ferme des environs de Nancy, où naissent tous les ans près de 200 agneaux, on n'a jamais observé, *depuis six ans*, le rachitisme. Dans une exploitation agricole, que nous avons visitée, on élève annuellement 15 à 1 700 poulets ; on n'a observé cette année que 4 rachitiques.

Il n'est cependant pas rare d'observer chez les poulets, dans les couvées d'automne, un certain nombre d'animaux qui se développent mal, ont beaucoup de difficultés pour marcher, ont les pattes noueuses et le bréchet déformé. C'est dans une de ces couvées que nous avons trouvé nos deux poulets rachitiques.

Nous donnons ces chiffres tels quels. Ils montrent que le rachitisme est rare dans les différentes espèces animales. S'il se montre le plus souvent à l'état isolé, on peut l'observer parfois sous la forme épidémique (Observations de Husson). Chaumier (1) en avait déjà cité un exemple ; désirant étudier le rachitisme chez le porc, il s'adressa à des vétérinaires, à des éleveurs, à des paysans, et finit par découvrir qu'il avait existé en 1893, en Indre-et-Loire, une épidémie de rachitisme sur les porcelets. « Presque tous furent atteints plus ou moins, dit-il. Dans une portée, il y en avait toujours quelques-uns qui, ne pouvant plus se tenir sur les pattes, restaient couchés presque constamment. Si l'on ne veillait à ce qu'ils prissent leur nourriture régulièrement, ils succombaient d'inanition. Les autres tetaient ou mangeaient comme s'ils n'étaient pas malades ». Chaumier ne put malheureusement pas étudier l'épidémie sur place.

L'hygiène défectueuse et l'élevage vicieux jouent un grand rôle dans le développement du rachitisme animal. Si le poulain est de tous les jeunes animaux celui qui devient le plus rare-

(1) CHAUMIER. *Loc. cit.*

ment rachitique, c'est que son élevage est très soigné, son alimentation rationnelle et son hygiène bien comprise (Friedberger, Fröhner). Le rachitisme survient surtout chez les animaux placés dans des écuries basses, humides et privées de lumière, et soumis à une nourriture insuffisante composée d'aliments grossiers et mal appropriés. Le porc est très souvent atteint; or il n'est pas d'animal plus mal logé et plus mal nourri, surtout lorsqu'il est mis en sevrage.

« L'influence de la nourriture est secondée par un élevage défectueux. L'alimentation très intensive donnée dans le but de produire ou d'augmenter la précocité, la stabulation permanente, l'engraissement avant le développement du squelette, le manque d'air et d'espace, sont des causes qui favorisent le développement du rachitisme et qui expliquent sa rareté sur les porcs qui vont aux champs » (Friedberger). Cadiot et Ries ont incriminé chez des chiens et chez des chevreaux la trop grande simplicité uniforme des aliments, et surtout le défaut d'exercice à l'air libre et à la lumière naturelle.

Si le rachitisme animal est l'équivalent du rachitisme de l'espèce humaine, au point de vue des symptômes et des lésions anatomiques, il n'en est pas moins vrai que l'analogie ne peut jamais être complète, tout au moins en ce qui concerne les conditions dans lesquelles il se développe. A ce point de vue, la comparaison est difficile à faire entre l'enfant et le jeune animal. Chez ce dernier, la prédisposition héréditaire existe fort peu ou se trouve réduite à son minimum; les infections et les intoxications des parents, leur âge, etc., n'ont chez lui qu'une influence bien légère. L'allaitement maternel est constant et dure moins longtemps, puisque la croissance se fait beaucoup plus vite et se trouve plus rapidement obtenue. Quant à l'allaitement artificiel, on peut dire que s'il est pratiqué chez le jeune animal, il donne en général d'excellents résultats parce qu'il est toujours fait dans de bonnes conditions.

Lorsque dans une ferme on nourrit un animal quelconque au

biberon, un mouton par exemple, on ne lui donne que du lait, pendant tout le temps qu'aurait dû durer l'allaitement maternel et on ne s'avise pas de lui faire absorber des aliments grossiers et des liquides qui ne lui sont en aucune façon appropriés. Le fait n'est guère à l'avantage de l'espèce humaine, mais il est réel ; l'enfant nourri au biberon est souvent mal nourri, et dans ce cas il devient rachitique ; l'animal élevé au biberon est toujours bien nourri, et sa croissance se fait normalement.

Le jeune animal n'est pas seulement nourri d'une façon plus rationnelle que l'enfant, il est surtout doué dès sa naissance d'une force de résistance beaucoup plus considérable. Dans beaucoup d'espèces les animaux marchent dès qu'ils ont vu le jour : ce sont là des conditions d'existence bien supérieures à celles du nourrisson qui reste pendant de longs mois immobile, sans pouvoir faire usage de ses membres, dans un milieu confiné, enfoui au fond d'un berceau, croupissant souvent dans des langes malpropres. Il est évident que pendant cette longue période d'inaction l'enfant se trouve dans un état d'infériorité manifeste, qui explique la facilité avec laquelle son organisme se trouve lésé. Les conditions de milieu sont le plus souvent préférables chez l'animal ; en général l'air et la lumière ne lui sont pas distribués parcimonieusement, ce qui contribue pour beaucoup à augmenter ses moyens de défense. Un animal à 3 ou 4 mois équivaut presque, pour la résistance, toutes proportions gardées, à un enfant de 7 à 8 ans.

Si ces différents motifs montrent pourquoi le rachitisme est rare dans l'espèce animale, il est une raison bien simple qui explique la difficulté avec laquelle on peut se procurer des animaux rachitiques. Les jeunes animaux débiles et chétifs ne survivent généralement pas longtemps, et lorsqu'ils deviennent malades, lorsqu'ils se rachitisent par exemple, ils meurent ou, ce qui se rencontre encore assez fréquemment, on les tue, soit pour s'en débarrasser, soit pour la consommation. C'est ainsi que dans l'article rachitisme du dictionnaire de Hutrel d'Arboval l'auteur conseille « de consommer les jeunes animaux rachitiques d'une espèce de celles qu'on tue dans les boucheries, avant qu'ils aient perdu leur embonpoint ; l'usage de leur chair n'est pas nuisible à la santé. » Ce traitement abolitioniste a pour résultat de ne pouvoir observer que rarement l'évolution complète du rachitisme chez l'animal.

*Diagnostic différentiel.* — Si le rachitisme existe d'une façon manifeste chez les animaux, il est bon de mettre en garde contre certaines erreurs de diagnostic, d'autant plus faciles à commettre qu'il s'agit d'affections communément appelées *rachitisme*. Les unes en sont complètement distinctes ; les autres s'en rapprochent par bien des points.

C'est ainsi qu'on observe fréquemment la *goutte* chez la poule, le pigeon, l'oie, le dindon (1), etc. « L'état général est habituellement atteint, la marche est difficile, le membre souffrant ne concourt plus à l'appui ; les sujets évitent les moindres mouvements. L'amaigrissemant, la faiblesse, l'anémie surviennent; les organes érectiles pâlissent; une diarrhée abondante apparaît (2) ». Les articulations sont tuméfiées, douloureuses; les articulations le plus souvent atteintes sont le métatarse, le tarse, le métacarpe, le carpe et le coude. Des tuméfactions peuvent s'observer le long des tendons. Les épiphyses se nécrosent ou s'ankylosent, les phalanges s'épaississent et s'incurvent. A l'autopsie on trouve des dépôts uratiques disséminés dans tout l'organisme.

Il est évident que, dans certains cas, les tuméfactions des épiphyses et des articulations, l'impotence fonctionnelle, peuvent en imposer pour du rachitisme et il est fréquent de voir traiter dans les fermes, un animal goutteux de rachitique, et inversement.

---

(1) LARCHER. Étude sur la goutte des oiseaux. *Soc. centr. de méd. vétérinaire.* Séance du 10 janvier 1884. *Rec. de mémoires*, p. 37.

(2) FRIEDBERGER et FROHNER. *Loc. cit.*

On a décrit chez le porc la *maladie du reniflement* et certains auteurs ont voulu en faire du rachitisme (1).

La maladie du reniflement est caractérisée, d'après Mathis et Leblanc, par un gonflement des maxillaires supérieurs et du maxillaire inférieur. Les cavités nasales sont rétrécies, ce qui oblige les animaux à respirer par la bouche et à faire entendre un bruit de reniflement tout particulier.

A l'autopsie on trouve des lésions osseuses au niveau des maxillaires et quelquefois au niveau des os de la tête.

Trasbot (2) distingue la forme catarrhale avec jetage, épistaxis, et la forme rachitique coexistant avec les altérations spéciales des extrémités. On aurait en effet observé plusieurs cas où la lésion locale coïncidait avec tous les symptômes du rachitisme (3). La maladie du reniflement serait donc une localisation du rachitisme chez le porc.

Il en est de même de la *maladie du son* observée chez le cheval. Trasbot en donne la description suivante : « La maladie du son paraît produite par l'alimentation exclusive au son et s'observe de préférence sur les chevaux de meuniers. Les premières manifestations sont des troubles de la digestion, la constipation, la faiblesse, la fatigue et des sudations très abondantes sous l'influence des moindres efforts. Bientôt apparaissent, au voisinage des articulations du genou et du tarse des tuméfactions osseuses, accompagnées de boiteries et d'accès de douleurs : ces altérations se rencontrent également aux os de la tête, notamment aux mâchoires et aux os du nez ; la préhension et la déglutition sont difficiles ou impossibles, les dents s'ébranlent et tombent. Les animaux s'affaiblissent de plus en plus et succombent dans la cachexie. » Comme le fait très justement

---

(1) Mathis et Leblanc. *Journal de méd. vétér. et de zootechnie*, octobre 1897.

(2) Trasbot (Friedberger et Frohner. *Loc. cit.*, t. II, p. 31).

(3) Humbold. Sachs. Jahresber., 1861.

remarquer Trasbot, il est impossible de différencier ces symptômes de ceux du rachitisme.

Il est un autre point intéressant dans l'histoire de cette maladie du *son* ; chez les animaux âgés elle paraît identique à l'ostéomalacie.

*L'ostéomalacie* pourrait être, dans certains cas, confondue avec le rachitisme (1), surtout lorsqu'elle survient chez les jeunes sujets. Ses symptômes de début sont assez obscurs ; les animaux se montrent paresseux, restent couchés ; la marche est difficile. La maladie débute parfois par une boiterie d'un membre postérieur. Peu à peu les symptômes s'accentuent ; la marche devient de plus en plus pénible, les animaux maigrissent. On note assez fréquemment la production de fractures dues à la grande friabilité des os. Le rachitisme animal se distingue essentiellement de l'ostéomalacie par ce fait que cette dernière ne s'observe que chez les sujets adultes. C'est ainsi que M. Husson, dont nous avons rapporté plus haut les observations de rachitisme chez le porc, put remarquer à la même époque l'apparition de nombreux cas d'ostéomalacie chez les vaches laitières, les vaches et les génisses en état de gestation avancée ; la maladie semblait s'être développée à la suite d'une disette de fourrage (1894). Lorsque les réserves furent épuisées, les vaches ne reçurent qu'une nourriture tout à fait insuffisante, composée surtout de pommes de terre, auxquelles on ajoutait quelques betteraves, très peu de paille et même du marc de raisin.

De l'ensemble de l'étude du rachitisme animal est-on en droit de tirer quelques conclusions intéressant le rachitisme infantile ? Il semble prouvé que les deux maladies doivent être identifiées chez l'enfant et chez l'animal, les conditions étiologiques, la symptomatologie, la marche de l'affection, les lésions

---

(1) Voir : Bouley. Ostéomalacie chez l'homme et les animaux. *Thèse*, Paris, 1874.

anatomiques étant les mêmes dans les deux cas. Quant à la nature du rachitisme animal, elle est demeurée jusqu'alors aussi obscure que celle du rachitisme de l'espèce humaine. Un fait cependant reste acquis, c'est que le rachitisme existant chez les animaux, on peut trouver là un excellent moyen d'analyser, dans ses détails et dans ses diverses phases, l'évolution rachitique.

---

## CHAPITRE III

### Expérimentation.

Pour bien préciser l'importance et la valeur des conditions jugées favorables à la production du rachitisme, on s'est adressé de tout temps à l'expérimentation. Elle permet de reproduire chez l'animal les conditions étiologiques auxquelles on attribue le rachitisme chez l'homme. Nous décrirons successivement les expériences dont le but principal est de vérifier l'influence du milieu, de la privation d'air et de lumière et de l'alimentation défectueuse; ces expériences étant des plus variées, nous relaterons par ordre chronologique les faits mentionnés par les différents auteurs et nous donnerons ensuite le détail de nos expériences personnelles.

Magendie le premier nourrit des petits chiens avec de la gélatine et observe des altérations du tissu osseux qu'il croit être du rachitisme.

Jules Guérin (1) enferma d'abord dans une chambre obscure deux jeunes chiens d'un mois et sevrés; il les nourrit avec une pâtée de pain et de viande; au bout de 3 mois, ils avaient de la diarrhée et devenaient rachitiques. Le même auteur laisse d'autres jeunes chiens en liberté dans un parc, ils sont soumis au même régime, et, comme les autres, du deuxième au troisième mois, ils sont pris de diarrhée et ont aussi du

(1) J. Guérin. Citation de Théodore Deschamps. *Thèse*, Paris, 1859, p. 24.

rachitisme. Dans toutes ces expériences on voit le phénomène diarrhée se présenter le premier puis l'amaigrissement et enfin le rachitisme ou la mort.

On trouve de plus un récit de ces expériences de *Rachitisme artificiel chez les chiens* dans la *Gazette médicale de Paris*, t. VI, 1838, p. 332 (art. travaux académiques, — Académie de médecine).

Au cours d'expériences, J. Guérin « arrive à donner le rachitisme à deux jeunes chiens de la même portée en les faisant passer par tous les degrés et par tous les symptômes de la même maladie chez l'homme. Ainsi, ils ont offert d'abord la période d'incubation, caractérisée par la diarrhée continue, le gonflement du ventre, l'endolorissement des membres ; puis sont survenus le gonflement des épiphyses, les courbures des membres avec déplacements articulaires spontanés plus ou moins considérables, et avec la marche toute caractéristique des enfants rachitiques. »

Il est fâcheux que la description histologique des lésions observées n'ait pas été donnée, car un rachitisme non controlé anatomiquement peut difficilement être considéré comme certain.

Trousseau aurait fait également des expériences sur l'influence de l'alimentation défectueuse, mais les détails manquent.

Tripier exposa ses premiers résultats expérimentaux dans un *mémoire* adressé en *1864* à la *Société médicale d'Amiens* qui avait mis au concours : l'*Influence de l'alimentation sur le développement du rachitisme.* — Les recherches ultérieures parurent dans les *Archives de physiologie normale et pathologique*, 1874 ; Tripier fit 7 séries d'expériences, les unes à la campagne, les autres à la ville. En voici le résumé : (1)

---

(1) Tripier. *Dict. encyclop. des sc. médicales*, t. I, 3e série, 1874, art. rachitisme.

## EXPÉRIENCES DE TRIPIER (RÉSUMÉ)

### I. *Expériences faites à la campagne.*

A. Des chats âgés de 12 jours et de 15 jours sont répartis de la façon suivante : les uns sont laissés avec la mère (termes de comparaison), les autres sont sevrés. Parmi ces derniers, les uns sont soumis exclusivement à l'usage de la viande de boucherie, crue et pilée, avec l'eau ordinaire pour boisson, les autres boivent exclusivement du lait de vache.

Les petits chats nourris avec de la viande meurent au bout de 10 à 11 jours. Ceux qui ont été nourris avec du lait, au bout de 15 et 20 jours. Tous ont de la diarrhée mais particulièrement les animaux soumis à l'usage du lait. A l'autopsie rien de particulier soit du côté de l'appareil digestif, soit du côté du squelette. Les sujets servant de terme de comparaison avaient prospéré et offraient un embonpoint et un poids bien plus considérable.

B. Chiens de 1 mois et demi placés dans les mêmes conditions, au point de vue de l'alimentation que dans l'expérience précédente. Celui qui était soumis à la diète lactée meurt d'accident au bout de 3 jours ; celui qui mangeait de la viande est sacrifié au bout de 3 mois et demi. L'autopsie ne montre rien d'anormal.

C. Trois poulets âgés de 2 mois. Le n° 1 est gardé comme terme de comparaison ; le 2e est enfermé dans une cage élevée au-dessus du sol et on ne lui donne pour nourriture que du millet décortiqué et de l'eau ; le n° 3 est enfermé dans une cage sans fond reposant sur la terre.

Au bout d'un mois et demi le 3e meurt et on sacrifie les deux autres. 1 pèse 1kgr,550, 2 pèse 550 grammes et 3 ne pèse que 350 grammes, soit 1kgr,200 de moins que le témoin.

A l'autopsie les os des poulets 2 et 3 sont plus légers, plus blancs, plus friables ; il n'y avait pas de déformation.

Différentes préparations microscopiques font voir qu'il existe très peu de corpuscules osseux et de lamelles osseuses.

### II. *Expériences faites à la ville.*

A. Chats soumis aux mêmes conditions d'alimentation (lait et viande) que ceux de la campagne. Rien à l'autopsie.

Un chat d'un mois mangeant seul depuis près de 8 jours fut soumis au régime exclusif de la viande crue et pilée. Au bout de 18 jours il meurt avec de la diarrhée. Pas d'altérations appréciables du squelette.

B. Chiens de 1 mois et 8 jours placés dans une cage sous un hangar; l'un est nourri avec du lait, l'autre avec de la viande de boucherie, exclusivement. Tous deux sont sacrifiés au bout de 3 mois. Le premier (lait) pèse 4kgr,050 et le deuxième (viande) 5kgr,250. Pas de lésions osseuses.

De ces expériences, Tripier conclut que ces résultats : « suffisent à prouver qu'on ne rend pas à volonté rachitiques les jeunes chats et les jeunes chiens en les soumettant exclusivement soit à l'alimentation avec du lait, soit à l'alimentation avec de la viande crue. »

Les résultats négatifs obtenus dans ces intéressantes expériences montrent bien que le sevrage prématuré, l'alimentation défectueuse et les mauvaises conditions hygiéniques, ne conduisent pas fatalement au rachitisme.

Relativement à l'influence de la température, William Edwards, qui a successivement exposé au froid et à des températures différentes de jeunes animaux tels que : chiens, chats, lapins et oiseaux d'espèces très diverses, n'a jamais rencontré chez eux de lésions rachitiques ; quant aux symptômes généraux constatés pendant tout le temps que durait chaque expérience, ils ne ressemblent en rien à ceux que l'on remarque d'ordinaire, avant, pendant ou après la période d'état chez les enfants atteints de rachitisme (Tripier).

En 1881, Heubner, E. Voit, Bagnisky (1) observent le rachitisme en nourrissant des chiens avec de la graisse et de la viande épuisée par l'eau bouillante.

Springer (2) nourrit trois jeunes chiens avec du lait de vache privé de sels minéraux et note une légère incurvation des os avec amaigrissement des os.

En 1891, Pommay (3) présente à la Société de biologie des geais pris à l'âge de 15 jours et nourris avec de la viande bouillie, débarrassée de ses sucs par le lavage et la mastication. Ces animaux n'ont jamais pu se mouvoir que par saccades ; pour progresser ils se servaient de leur bec comme d'un point d'appui. Ils meurent au bout d'un mois et demi avec de la diarrhée et des vomissements.

---

(1) *Archiv Du Boys-Reymond's*, 1881.

(2) Springer. La croissance. *Thèse*, Paris, 1890.

(3) Pommay. *Société de biologie*, 17 janvier 1891.

L'autopsie permet d'observer les lésions suivantes du squelette : les têtes articulaires sont volumineuses ; le corps des os longs est incurvé, tordu dans plusieurs directions pour le même os ; il existe plusieurs fractures. Les côtes sont infléchies fortement en dedans ; le sternum est petit. La tête est grosse et la colonne vertébrale a des inflexions multiples. Sur une coupe perpendiculaire au grand axe du fémur, on voit que cet os est formé d'une couche osseuse très mince, mesurant environ le dixième du diamètre total de l'os.

L'auteur dit avoir reproduit les mêmes lésions chez les alouettes, les verdiers, les fauvettes.

Il est permis de se demander s'il s'agit bien là de lésions rachitiques et si ces altérations osseuses ne sont pas analogues à celles provoquées par la suppression des sels calcaires dans l'alimentation (voir pathogénie).

Pollosson (1) observe le rachitisme chez les porcs nourris avec des pommes de terre.

### EXPÉRIENCES D'ALBAREL (RÉSUMÉ)

Dans sa thèse sur la pathogénie du rachitisme, Albarel (2) donne plusieurs expériences intéressantes que nous avons en partie résumées.

1. — Un pigeon né dans le laboratoire, de parents bien portants, est placé dans une cage en bois dans laquelle on n'avait mis ni sable, ni gravier. Sa croissance est régulière. Au bout du temps où les jeunes pigeons marchent, celui-ci pouvait à peine faire quelques pas hors de son nid ; ayant toutes ses plumes, il paraissait bien formé, mais il ne pouvait se mettre droit sur ses pattes et avançait en rampant sur les tibias. Presque depuis sa naissance il s'était développé chez lui une diarrhée verte très intense, dont les résidus, agglomérés au niveau du cloaque, formaient de grosses boules de matières fécales d'un vert pré.

---

(1) POLLOSSON. Pathogénie du rachitisme. *Lyon médical*, 20 nov. 1898.
(2) ALBAREL. Pathogénie du rachitisme. *Thèse*, Montpellier, 1897.

L'affaiblissement ne diminue pas et 40 jours après sa naissance, il était absolument incapable de se tenir sur ses pattes et il laissait ses ailes en partie pendantes. La diarrhée devint de plus en plus intense, son état général s'aggrava et il mourut en résolution avec respiration difficile; dans les derniers temps il demeurait absolument immobile et le moindre mouvement paraissait provoquer de la douleur.

A l'autopsie l'intestin est rempli d'une bouillie verte, d'odeur vireuse; le gésier est rempli de fragments de grains, mélangés à quelques rares graviers provenant sans doute de la paille. Le foie est pâle. Du côté des pattes, on note un fémur court courbé latéralement. La grosse déformation porte sur le tibia droit, principalement à la partie supérieure; celle-ci est volumineuse et l'augmentation de volume s'étend en décroissant jusqu'au milieu de la diaphyse, en forme de fuseau ou de gigot. Cette partie est congestionnée, très tendre et se laisse couper presque comme du cartilage. Au niveau des ailes on trouve des déformations et des incurvations de l'humérus avec augmentation de volume de la diaphyse elle-même. Les os de l'avant-bras présentent eux aussi une courbure assez marquée. L'ensemencement du contenu intestinal donne une culture de colibacille très virulent.

Voici le résumé des lésions osseuses : sur une coupe longitudinale de l'os on voit au-dessous du cartilage de prolifération épaissi, un tissu rougeâtre, dense, percé de petits trous et reproduisant l'apparence du tissu spongoïde. .

L'examen microscopique porte sur le tibia droit.

a) *Au niveau du cartilage de prolifération,* les cellules cartilagineuses forment de longues piles irrégulières; elles s'intriquent les unes dans les autres. Ces piles, s'incrustant de calcaire, se terminent dans un tissu fibreux, épais, qui leur forme une sorte de coque : en descendant vers la diaphyse les travées fibreuses sont entourées par un tissu fibreux plus dense et il n'existe aucune tendance à l'ossification. Ces travées limitent des espaces clairs qui sont formés par un réticulum fibreux fin contenant quelques cellules et des vaisseaux dilatés. En certains points des travées fibreuses denses, on trouve des îlots de cellules cartilagineuses.

b) *Du côté du périoste* on trouve un travail intense de prolifération périostique qui sétend vers le centre de la moelle mais qui n'a abouti à aucune formation osseuse.

c) *La moelle* osseuse est formée de travées calcifiées, mais contenant des amas irréguliers de cellules volumineuses sans formation d'os.

On trouve là d'après Albarel « les lésions regardées comme caractéristiques du rachitisme, à la fois au niveau du cartilage de prolifération, du périoste et de la moelle osseuse. Le caractère le plus frappant de ces lésions est la vascularisation considérable, l'intensité de la prolifération cartilagineuse ou fibro-ostéoblastique, qui arrive à former des travées épaisses et plus ou moins calcifiées, sans arriver au *stade d'ossification* ».

2. — Quatre lapins nés de parents ayant présenté des phénomènes de rachitisme (déformation des membres avec gonflement des épiphyses), sont enlevés à leur mère. On les met dans une cage de 60 centimètres carrés avec une alimentation herbacée. Ces petits lapins mangeaient beaucoup et ne pouvaient pas faire d'exercice; ils présentaient, au bout d'une dizaine de jours, un développement du ventre très accentué par rapport au développement du reste du corps. Les poils étaient secs, sans brillant et les animaux peu gais. Trois mouraient au bout de 15 jours avec des convulsions et de la diarrhée.

A l'autopsie, ventre volumineux avec dilatation de l'estomac et de l'intestin.

Le quatrième lapin vit jusqu'à l'âge de 2 mois mais reste petit.

L'affaissement alla en augmentant et la mort survint. A l'autopsie, ventre énorme, avec gros intestin dilaté, foie congestionné.

Les membres sont courts, les épiphyses sont d'aspect volumineux. Le fémur est incurvé, et son extrémité inférieure est énorme. Diaphyse et épiphyse se laissent couper au couteau. La moelle est très rouge.

L'importance de ces troubles digestifs chez le jeune lapin ne doit pas être exagérée. Nous avons vu mourir un grand nombre de ces jeunes animaux, sevrés prématurément, avec de la diarrhée, un ventre énorme, distendu, sans que nous puissions observer de lésions osseuses. Il faut de plus remarquer qu'il est très difficile d'apprécier l'augmentation de volume des épiphyses ou des diaphyses et que la comparaison avec des os normaux d'animaux du même âge est indispensable.

Nous verrons du reste dans une expérience ultérieure qu'on peut observer des déformations osseuses sans rachitisme et que pour affirmer la nature rachitique d'une lésion du squelette on ne peut se baser que sur l'examen histologique qui est seul indiscutable.

3. — On donne à un jeune chat de 360 grammes de la viande crue à partir du 6 mai ; le 10, dilatation du ventre et diarrhée, le 30, les pattes de devant présentent des courbures et les épiphyses sont grosses. Le 30 juin, les 2 pattes de devant ont la forme d'un arc de cercle. Diarrhée intense. Le 3 juillet, diarrhée persistante avec prolapsus du rectum. Mort le 9 juillet.

A l'autopsie, dilatation de l'estomac. Les os des pattes de devant sont gros et présentent des courbures manifestes. Les épiphyses inférieures du fémur et supérieures du tibia sont augmentées de volume.

A l'examen histologique, lésions rachitiques légères : prolifération des cellules cartilagineuses et des éléments ostéo-formateurs du périoste. — Certaines parties du cartilage sont normales.

*Action combinée du froid humide, de l'obscurité et d'une alimentation prématurée et mauvaise.*

4. — Deux jeunes chats, l'un noir pesant 390 grammes, l'autre roux pesant 370 grammes, sont mis le 6 mai dans une petite cage placée dans un caveau où la lumière du soleil ne pénètre jamais, endroit froid et humide. On leur donne à manger de la viande crue.

Les jours suivants, diarrhée. Le 30 mai, déformation des pattes.

Le 3 juin, le chat noir meurt. On constate de légères courbures des membres. L'animal ne pèse que 400 grammes.

Le 10 juin, le 2e chat présente une diarrhée abondante et des courbures accentuées des pattes de devant. La diarrhée augmente ainsi que les déformations osseuses ; les pattes de devant forment deux arcs de cercle très marqués. Mort le 24 juin. Aplatissement des côtes, sternum contourné en S italique, chapelet rachitique léger. Courbures marquées des cubitus, des radius et des tibias ; épiphyses volumineuses. Les os se coupent au couteau. L'examen histologique permet de constater les lésions de début du rachitisme.

*a.* — Au niveau du cartilage de conjugaison, irrégularité des piles cartilagineuses, prolifération des cellules et calcification. On observe cependant en certains endroits la pénétration des vaisseaux de la moelle dans le cartilage.

Il s'agit d'un processus de formation osseuse, en apparence régulier dans certaines parties, mais caractérisé par ce fait que la prolifération cartilagineuse n'est pas en rapport avec le processus de formation osseuse.

*b.* — Le périoste, très épaissi, envoie des travées fibreuses dans la diaphyse. Ces animaux (3 et 4) semblent bien avoir présenté les lésions du rachitisme vrai.

5. — Un chat pesant 800 grammes est placé dans le même endroit que les chats de l'expérience 4. Gros ventre, diarrhée. Mort. Pas de lésion des os à l'autopsie.

6. — 2 jeunes chiens sevrés prématurément sont placés dans un endroit humide. Gros ventre. Diarrhée. Mort. Les os se laissent facilement couper mais il n'y a pas de courbures.

7. — (Observation de M. le Prof. agrégé Bosc.)

Un chien est séparé de sa mère dès les premiers jours de sa naissance et on le donne à une chienne qui n'a pas mis bas depuis longtemps, mais chez laquelle l'administration d'une substance galactogène, aidée des succions du petit chien, a donné une certaine quantité de lait. Ce lait est normal à l'examen microscopique, mais peu abondant. Le petit chien demeure maigre, le poil terne. Bientôt, son appétit augmentant, on lui donne, et cela dès les premiers temps, des mélanges de viande et de légumes ; il vit en même temps dans des conditions hygiéniques défectueuses. Le chien demeure de petite taille, la peau sale et sèche et comme péladique par endroits ; ventre volumineux ; la tête devient énorme et les pattes présentent absolument tous les caractères du rachitisme tel qu'on a l'habitude de le rencontrer chez les enfants fortement noués. Les pattes font un arc de cercle très prononcé et les épiphyses sont énormes ; thorax en baril, chapelet rachitique. Alors qu'un de ses frères, nourri par la mère, était devenu un beau chien vigoureux, le nôtre était resté chétif et contrefait, en proie à une diarrhée chronique.

Il meurt dans le marasme au quatrième mois et présente à l'autopsie des os fortement incurvés, des épiphyses très volumineuses et congestionnées. A la coupe, la moelle osseuse est très rouge, les épiphyses sont plus molles que dans la normale et le cartilage d'accroissement est fortement épaissi, le périoste juxta-épiphysaire est augmenté de volume et le siège d'hyperhémie considérable. L'examen microscopique n'a pas été fait.

Il est fâcheux que l'absence d'examen histologique n'ait pas permis de contrôler anatomiquement les symptômes présentés par cet animal, symptômes qui semblaient bien devoir se rapporter au rachitisme.

## EXPÉRIENCES PERSONNELLES

### Influence des mauvaises conditions hygiéniques, de l'alimentation défectueuse et des troubles digestifs.

**1re Expérience.** — *Agneau nourri au biberon. — Suralimentation. — Alimentation vicieuse. — Gastro-entérite chronique. — Dilatation gastrique. — Mort.*

Un agneau né le 31 janvier 1899 est séparé de sa mère deux jours après sa naissance ; on commence à le nourrir au biberon à partir du 3 février. A dater de ce moment on le soumet à une alimentation des plus variées. On conserve comme témoin un agneau du même âge, nourri normalement au biberon.

Les 10, 11, 12 et 13 février on lui fait absorber en plus du lait un biberon de bouillon. Le 14 il prend à une heure d'intervalle 2 biberons de bouillon.

Le 16 on lui donne le matin du bouillon, et le soir un litre d'eau avec de la fécule et du vin rouge.

Le 17, il prend le matin du bouillon et le soir du lait dans lequel on avait ajouté 3 centimètres cubes de culture de coli-bacille et qui avait séjourné pendant 12 heures dans une étuve à 37°.

Le 18, bouillon le matin. Une heure après, eau, fécule, orge perlé, anis. Le soir mélange de lait, d'eau, de vin et de vinaigre.

Le 19 et le 20 on lui donne du lait additionné d'eau et d'une poignée de sulfate de soude.

Le 21, il prend matin et soir du lait auquel on a ajouté du sulfate de soude et de l'huile de ricin. — L'animal a des selles glaireuses, muqueuses.

Le 22, huile de ricin et sulfate de soude.

Le 23, sulfate de soude le matin. — Le soir, lait ayant passé 24 heures à l'étuve, avec 10 centimètres cubes de culture de coli-bacille. Selles diarrhéiques noirâtres. L'animal est moins alerte que l'agneau témoin ; il marche moins facilement, son arrière-train est affaissé.

Le 1er mars, lait additionné de 10 centimètres cubes de culture de coli-bacille et de 50 centimètres cubes de culture de bacille pyocyanique.

Le 6 mars, lait dans lequel on a dilué des matières fécales provenant d'un enfant atteint de gastro-entérite.

Le 7 mars, lait et sulfate de cuivre. Le soir on observe une diarrhée jaune verdâtre abondante ; l'animal marche avec peine.

Les jours suivants l'animal reste couché, n'absorbe qu'un peu de lait ; la diarrhée persiste.

Le 15, on lui fait prendre du lait auquel on a ajouté de la glycérine et 10 centimètres cubes de culture de coli-bacille.

Le 17, lait additionné de 50 centimètres cubes de culture de pyocyanique et son mouillé.

Le 18, lait mélangé à 60 grammes d'alcool.

Le 19 au matin, l'animal est couché sur le côté ; si on le redresse, il oscille sur ses jambes et retombe ; diarrhée verdâtre, muqueuse, abondante.

Le 20, l'animal parait rétabli. On lui fait prendre du lait et 30 grammes d'huile.

Les 21, 22 et 23 il absorbe du lait, 30 grammes de sulfate de soude, 10 centimètres cubes de culture de coli-bacille et du son mouillé.

Le 24, lait coagulé par le coli-bacille et bouillon. Même régime le 25 et le 26.

Le 27 au soir, on lui fait absorber 200 grammes de lait, 50 grammes d'alcool et 50 grammes d'huile douce. Le lendemain matin l'animal est étendu dans le fond de sa cage, les yeux mi-clos ; tremblements convulsifs ; diarrhée jaune verdâtre, grumeleuse, d'odeur aigre. On emballe l'animal dans une couverture de laine et on le place près d'un fourneau. Au bout de 2 heures il peut de nouveau se tenir sur ses jambes, mais la marche est titubante.

Les jours suivants on lui donne, comme nourriture, des mélanges de lait, de bouillon et de vin ; la diarrhée persiste.

Le 24, lait, vin et 30 grammes de sulfate de soude. Même régime les jours suivants.

Le 28 et le 29, il prend 20 grammes d'huile de ricin.

Le 30, on lui donne du lait additionné de vin, d'huile de ricin et de 10 centimètres cubes de culture de coli-bacille.

Le 31, il avale 30 grammes d'huile de ricin et 30 grammes d'alcool dans un mélange de lait et d'eau.

A partir de ce moment l'animal a un ventre énorme, marche difficilement, l'arrière-train abaissé et les pattes de derrière demi-fléchies.

Le 2 avril, il reste couché ; diarrhée abondante d'odeur aigre.

Le 3, il recommence à marcher.

Le 9, il absorbe 1 litre d'eau et 20 grammes d'huile de ricin.

Le 18, il prend de l'eau et du lait caillé additionné de 30 centimètres cubes de culture de coli-bacille.

Le 20 et le 21, infusion de sené.

Le 25, on lui fait avaler 30 grammes d'alcool. Quelques heures après l'animal est incapable de se tenir debout ; si on le soulève il titube et tombe. La diarrhée continue.

Le 5 mai, il prend 40 grammes d'huile de ricin. Mort le 7 mai à l'âge de 3 mois et 10 jours.

**Autopsie.** — L'animal pèse 22kgr,500. Les poumons sont congestionnés surtout aux bases. L'estomac considérablement distendu descend jusque près du pubis ; l'intestin, également très dilaté, est rempli d'une bouillie verte semi-fluide ; foie rouge brun ; rate volumineuse, pâle.

*Squelette.* — Les différents os, examinés extérieurement et sur des sections longitudinales (fémurs, tibias, humérus, radius, côtes) ne présentent aucune altération macroscopique appréciable. Des ensemencements sur bouillon pratiqués avec la moelle osseuse du tibia restent stériles.

Examen histologique. *Épiphyses inférieures du fémur, du tibia et du radius* (Coupes verticales colorées au picro-carmin et à l'hématoxyline). — Ces coupes sont examinées comparativement avec des coupes analogues faites sur les os d'un agneau normal du même âge. L'os présente la même structure dans les deux cas et l'ossification se fait normalement chez les deux animaux.

*Moelle osseuse du tibia* (Coupes colorées à la thionine-éosine).

*Agneau normal.* — La moelle osseuse est formée d'aréoles graisseuses limitées par de fines travées. Il y a si peu d'éléments cellulaires que la coupe paraît incolore. A l'immersion on constate que les aréoles graisseuses sont limitées par de fines mailles à l'entre-croisement desquelles existent de rares éléments cellulaires (mononucléaires — cellules éosinophiles).

*Agneau de l'expérience 1.* — Le système aréolaire a complètement disparu au centre de la moelle et persiste encore à la périphérie. On trouve de nombreuses cellules tassées dans les mailles du réseau fibrillaire.

A l'immersion on constate que le réseau conjonctif est plus épais que normalement et se trouve constitué par de fines fibrilles conjonctives feutrées entourant les éléments cellulaires. Ces éléments cellulaires comprennent de gros momonucléaires, d'abondantes cellules éosinophiles, quelques cellules géantes et des cellules étoilées à prolongements anastomosés. En certains endroits, les éosinophiles forment la totalité des éléments cellulaires.

Nous devons ajouter qu'au niveau de certains os la moelle présentait un aspect normal (réseau conjonctif fin — aréoles graisseuses — peu de cellules à l'intersection des travées).

Nous croyons qu'il est difficile de placer un animal dans des conditions plus déplorables que cet agneau. Grâce à un régime approprié (suralimentation, alimentation vicieuse, purgatifs, alcool, etc.), cet animal présenta tous les symptômes de l'intoxication aiguë et chronique d'origine digestive. Nous avons retrouvé chez lui les signes d'une gastro-entérite chronique : distension considérable de l'estomac, congestion de la muqueuse intestinale, hypertrophie du foie et de la rate. Les troubles digestifs n'ont provoqué ici aucune réaction osseuse.

**2e Expérience.** — *Jeune chat élevé dans un espace confiné. — Alimentation vicieuse. — Troubles digestifs. — Mort.*

Un jeune chat d'un mois est placé le 16 avril dans une petite cage; on le nourrit avec des pommes de terre et de l'eau. Au bout d'un mois le ventre est volumineux ; diarrhée jaunâtre. Le poil est rugueux, hérissé. L'animal n'ayant pas assez d'espace libre reste couché sur une litière imbibée d'urine et de selles diarrhéiques. — Les pattes de devant paraissent légèrement incurvées. Le volume du ventre augmente ; prolapsus du rectum. Le chat reste dans cet état jusqu'au 16 juillet. Il est sacrifié à cette époque. Agé de 4 mois, il pèse 800 grammes. Un chat témoin du même âge pèse 1200 grammes. A l'autopsie on trouve de la congestion pulmonaire avec œdème, l'estomac très dilaté, le foie volumineux jaune pâle, la rate ferme, violacée, les reins pâles.

*Squelette.* — Les différents os (extérieurement et sur des sections longitudinales) ne présentent aucune altération macroscopique appréciable.

Examen histologique. — *Épiphyse supérieure du tibia* (Coupes verticales colorées au picro-carmin et à l'hématoxyline).

La ligne d'ossification est légèrement sinueuse. On voit de petites gerbes vasculaires monter dans le cartilage et s'insinuer entre les corpuscules cartilagineux. Cet aspect est surtout apparent si on compare cet os à celui d'un chat normal du même âge. Dans ce dernier cas, le cartilage de conjugaison se termine par une ligne régulière et on trouve directement au-dessous les travées directrices et les lamelles osseuses séparées par des cellules rondes et par de petits capillaires. Ces capillaires ne dépassent pas la ligne d'ossification.

*Moelle osseuse du tibia* (Coupes colorées à la thionine-éosine).

L'aspect aréolaire est nettement marqué et on trouve seulement à l'intersection des travées conjonctives limitant les aréoles graisseuses quelques éléments cellulaires (gros et petits mononucléaires, cellules géantes en grand nombre, cellules allongées).

Il est intéressant de remarquer que cet animal présentait pendant la vie des apparences de déformations osseuses. Les troubles digestifs joints à ces déformations semblaient bien réaliser le tableau symptomatique du rachitisme.

Nous avons vu cependant que les os ne présentaient après la mort aucune altération caractéristique ; il est difficile, en effet, d'attribuer au rachitisme la présence de capillaires, dans le cartilage, au niveau de la ligne d'ossification. S'agit-il là d'une lésion de début ? Nous ne pouvons pas jusqu'à présent trancher le problème. Dans tous les cas, cette expérience montre combien la constatation du rachitisme expérimental soulève de difficultés et peut entraîner d'erreurs.

**3e Expérience.** — *Poulet élevé dans une caisse obscure. — Troubles digestifs. — Arrêt de la croissance. — Mort.*

Sur 4 œufs placés en incubation dans une étuve à la température de 38°, on obtient une éclosion (6 décembre). On place le poulet dans une boîte disposée comme une couveuse artificielle et on met la boîte dans une armoire obscure. On nourrit l'animal avec de la mie de pain trempée dans de l'eau. On ne le sort à la lumière que matin et soir pendant un quart d'heure. Le poulet ne tarde pas à maigrir et à présenter des troubles gastro-intestinaux, se manifestant par de la diarrhée ; il a beaucoup de mal à se tenir sur ses pattes ; il est petit, chétif. Le développement des plumes se fait tardivement, la tête est énorme et le ventre volumineux ; le rachis présente une courbure à convexité postérieure (dos rond) ; plumes hérissées, ailes petites, à plumes droites, irrégulières. Le reste du corps est couvert de petites plumes courtes et rugueuses. L'animal oscille en marchant et quand il s'appuie sur une de ses pattes, il manque de tomber. Il reste sans bouger dans un coin de sa cage et pousse des piaillements continuels. La diarrhée persiste, le volume du ventre augmente, les pattes paraissent légèrement incurvées. Il meurt le 26 janvier.

*Autopsie.*— Poids 146 grammes (à 50 jours); œdème gélatiniforme généralisé très accentué ; le cou, les pattes, le tissu cellulaire sous-cutané du thorax et de l'abdomen sont infiltrés. A la palpation du cou et des pattes on observe une crépitation neigeuse provoquée par la présence de l'œdème. Muscles pâles ischémiés ; intestin dilaté rempli de liquide diarrhéique ; foie pâle ; vésicule biliaire dilatée.

*Squelette.* — Les différents os (extérieurement et sur des sections longitudinales) ne présentent aucune altération macroscopique appréciable.

*Examen histologique* Coupes verticales des épiphyses inférieures du fémur et du tibia colorées au picro-carmin et à l'hématoxyline). L'ossification est normale.

**4e Expérience.** — *Poulets élevés dans une caisse obscure. — Troubles digestifs. — Arrêt de la croissance. — Mort.*

2 poulets nés à l'étuve le 21 décembre sont élevés dans les mêmes conditions que l'animal précédent (3e expérience).

1. — Le premier ne tarde pas à présenter de la diarrhée et des convulsions ; tout en marchant, il tombe brusquement et reste immobile pendant quelques instants, les ailes étendues et les pattes écartées. Il meurt le 25 janvier.

*Autopsie.* — Les organes sont normaux. Les os sont friables mais ne présentent aucun autre caractère anormal. Des cultures faites avec le sang du cœur restent négatives. Des ensemencements pratiqués avec la moelle du tibia donnent une culture de coli-bacille.

2. — Le second poulet ne présente rien d'anormal jusqu'au 28 janvier, époque à laquelle il présente les mêmes phénomènes que l'animal précédent. Il marche difficilement et a des convulsions (pattes et ailes étendues), diarrhée ; mort le 29 janvier.

*Autopsie.* — Poids 62 grammes (à 5 semaines) ; œdème gélatiniforme des cavités abdominales et thoraciques et des membres ; intestin dilaté, rempli de liquide diarrhéique ; foie jaune pâle. Les os paraissent normaux. Des ensemencements faits avec la pulpe hépatique et la moelle du tibia ne donnent aucun résultat.

**5e Expérience.** — *Jeune renard élevé dans un espace confiné. — Troubles digestifs. — Mort.*

Un renard d'un mois et demi pris au terrier quelques jours après la naissance est placé dans une cage obscure et nourri avec du pain et du lait. Le ventre est très volumineux. Quand l'animal marche, l'abdomen traîne sur la litière ; diarrhée abondante ; prolapsus du rectum ; la marche est presque impossible. Mort au bout de 8 jours (24 avril), à l'âge de 2 mois.

*Autopsie.* — L'estomac et l'intestin sont très dilatés. Le foie est volumineux et pâle ; grosse rate. Des cultures faites avec la moelle du tibia restent négatives.

Les différents os (extérieurement et sections longitudinales) ne présentent aucune altération macroscopique.

Des coupes de l'épiphyse inférieure du tibia, colorées au picro-carmin et à l'hématoxyline montrent que l'ossification se fait normalement.

*Moelle osseuse du tibia.* — La structure aréolaire a complètement disparu. Les éléments cellulaires sont tassés les uns contre les autres ; ils sont composés de gros mononucléaires, de lymphocytes et de nombreuses cellules géantes.

**6e Expérience.** — *Lapin nourri avec du son imbibé de jus de viande. — Troubles digestifs. — Cachexie. — Mort.*

Un lapin de 2 mois est placé dans une petite cage, avec une litière de copeaux de bois, de façon à lui supprimer toute autre alimentation que celle qui lui est réservée et nourri à partir du 20 novembre avec du son imbibé de jus de viande, la viande ayant macéré dans l'eau pendant 24 heures.

A partir du 25 novembre, le son est imbibé de jus de viande putréfiée, la viande macérant depuis 4 à 5 jours.

L'animal reste bien portant jusqu'au 5 décembre. A dater de cette époque, il commence à maigrir. Le 13, l'amaigrissement est considérable ; l'animal se tient difficilement sur ses pattes et reste couché la plupart du temps dans un coin de la cage. Diarrhée.

Mort, le 16, à l'âge de 3 mois.

*Autopsie.* — L'animal est très maigre ; les muscles sont pâles ; l'estomac est très dilaté ; la muqueuse du gros intestin est violacée. Le thorax est aplati latéralement.

Les différents os (extérieurement et sur des sections longitudinales) ne présentent aucune altération macroscopique appréciable.

*Moelle osseuse du radius* (coupes colorées à la thionine-éosine). L'aspect aréolaire est en partie conservé. A l'intersection des travées limitant les aréoles graisseuses, on trouve des amas cellulaires (gros mononucléaires, cellules géantes). Entre les cellules, on constate de nombreuses traînées de globules rouges.

**7e Expérience.** — *Lapin. — Sevrage prématuré. — Mort.*

Un lapin de 15 jours est séparé de sa mère le 15 novembre. On le nourrit au biberon pendant 5 jours avec du lait de vache. A partir du 20, on le place sur une litière de copeaux et on lui donne des tranches de pommes de terre. Le 24, le ventre est volumineux ; l'animal reste assoupi dans un coin de sa cage. Mort le 26 à l'âge d'un mois.

*Autopsie.* — Les poumons, le cœur, le foie, les reins sont normaux. L'estomac est très dilaté ; on constate un volvulus du tiers moyen du gros intestin ; le rectum est vide. L'animal est mort d'obstruction intestinale.

Les os ne présentent aucune altération macroscopique. Des cultures faites avec la moelle du radius restent négatives.

## 8e *Expérience.* — *Lapin nourri avec de la viande.* — *Troubles digestifs.* — *Cachexie progressive.* — *Mort.*

Un lapin âgé d'un mois et demi est placé dans une petite cage sur une litière de copeaux et nourri avec du son mélangé de viande hachée. Même régime le 20 et le 21.

Le 22 et le 23, on lui donne de la viande et des carottes. A partir du 24, il n'absorbe que de la viande pour toute nourriture. Le 11 janvier, le ventre est volumineux, distendu.

Le 6 février, l'animal maigrit ; il mange toujours très facilement la viande. Le 8 mars, on constate aux membres postérieurs un double genu valgum ; les deux genoux sont rapprochés et les jambes écartées.

Le 11, on observe une paraplégie du train postérieur ; les membres retombent flasques ; si on couche le lapin sur le côté, il a beaucoup de peine à se remettre sur ses pattes. Il reste dans un coin de sa cage, immobile, les deux pattes de derrière écartées.

Le 12, la paraplégie a diminué.

L'animal est tué le 13 mars. *Il avait été nourri exclusivement de viande pendant trois mois.*

*Autopsie.* — Le foie est volumineux ; grosse rate ; estomac distendu ; liquide diarrhéique verdâtre dans l'intestin. L'intestin grêle est très congestionné ; par endroits, il existe de petites hémorragies sous-muqueuses.

Des ensemencements faits avec la rate, avec le foie, avec la moelle de la diaphyse du tibia et avec la moelle de l'épiphyse ne donnent aucun résultat.

Les différents os (extérieurement et sur des sections longitudinales) ne présentent aucune altération macroscopique appréciable.

*Examen histologique.*

*Épiphyse supérieure du tibia* (Coupes colorées au picro-carmin et à l'hématoxyline). — L'ossification se fait normalement. Au-dessous du cartilage, les lamelles osseuses sont séparées par des cellules rondes et par des cellules étoilées. Entre le canal médullaire et le tissu spongieux épiphysaire, on constate la présence d'une épaisse couche de tissu conjonctif constitué par de fines fibrilles entre-croisées et par des cellules étoilées à prolongements anastomosés. Ce tissu conjonctif se fond insensiblement dans le tissu médullaire.

Les troubles de la marche et les déformations apparentes des membres postérieurs semblent tenir chez cet animal à l'amaigrissement et à la parésie. Il est évident qu'au premier abord on aurait pu songer à du rachitisme, et ce fait vient encore démontrer les difficultés de diagnostic du rachitisme expérimental. Les lésions constatées à l'examen histologique n'ont rien de commun avec les lésions du rachitisme au début ou à la période d'état et on ne trouve pas les altérations caractéristiques du cartilage de conjugaison. Bien que la moelle n'ait pas été examinée il est probable que l'apparition du tissu conjonctif au-dessous du tissu spongieux épiphysaire est le résultat de l'action sur la moelle osseuse des mêmes poisons d'origine carnée qui avaient provoqué par réaction médullaire le symptôme paraplégie. Il peut donc exister expérimentalement, et en dehors du rachitisme, une transformation conjonctive de la moelle osseuse.

**9e Expérience.** — *Lapin nourri avec du son saupoudré de poivre. — Cachexie.*

Un lapin âgé d'un mois est nourri à partir du 22 janvier avec du son auquel on mélange une assez grande quantité de poivre dans le but de déterminer des troubles digestifs. Le 10 février, l'animal est très amaigri ; le poil est rugueux.

L'animal est tué le 30 mars à l'âge de 3 mois, après 2 mois de régime.

*Autopsie.* — Foie violacé, granité. Estomac très dilaté. Les différents os (extérieurement et sur des sections longitudinales), ne présentent aucune altération macroscopique appréciable.

*Moelle osseuse du tibia.* — L'aspect aréolaire a complètement disparu ; les aréoles graisseuses sont remplacées par un amas de cellules comprenant des mononucléaires, des polynucléaires à noyaux contournés et des cellules géantes en nombre considérable.

**10e Expérience.** — *Chats nourris au biberon (lait de vache). — Troubles digestifs. — Mort.*

Quatre chats nés le 30 novembre sont nourris au biberon à partir du 1er décembre avec du lait de vache. On leur donne par jour 6 à 7 prises de lait à l'aide d'une seringue et d'un embout de caoutchouc. Ces animaux ne tardent pas à succomber. Mort le 3 décembre avec des troubles digestifs.

Le squelette est normal.

**11e Expérience.** — *Cobayes nourris avec des drèches. — Intoxication aiguë. — Mort.*

Deux cobayes naissent le 23 janvier. La mère est exclusivement nourrie avec des drèches de brasserie. Un des petits meurt le 30 janvier, le second meurt avec la mère le 1er février.

*Autopsie.* — Chez la mère, la muqueuse de l'estomac est tomenteuse, congestionnée. Il existe des érosions de la muqueuse et des suffusions sanguines. L'intestin est très congestionné et présente également quelques érosions.

L'autopsie des deux petits permet de constater les mêmes lésions.

Les squelettes sont normaux. Des ensemencements faits avec la moelle du tibia restent négatifs.

**12e expérience.** — *Cobayes nourris avec des drèches. — Mort.*

Trois cobayes naissent le 11 janvier. La mère est nourrie exclusivement avec des drèches de brasserie à partir du 16. Les 3 petits meurent le 25 et le 27e jours. La mère meurt quelques jours après. Les autopsies font constater les mêmes altérations des organes digestifs que dans l'expérience précédente.

**13e expérience.** — *Lapin nourri avec de la choucroute. — Intoxication aiguë. — Mort.*

Un lapin de 15 jours est séparé de sa mère et nourri avec de la choucroute. Il présente rapidement des troubles gastro-intestinaux caractérisés par une diarrhée abondante et meurt au bout de 5 jours.

Nous avions voulu rechercher chez ces jeunes animaux l'action des drèches de brasserie en les plaçant dans les mêmes conditions que les enfants nourris avec du lait provenant de vaches alimentées avec des drèches. On observe souvent en effet, chez ces enfants, des troubles digestifs. Nous voulions également vérifier l'action d'aliments grossiers (choucroute) tels que ceux qu'on fait absorber si fréquemment aux enfants en bas âge. Nous n'avons pu obtenir avec ces substances que des intoxications aiguës rapidement mortelles, qui démontrent d'ailleurs leur grande toxicité. Ces expériences sont négatives mais elles étaient difficiles à réaliser, étant donné le peu de résistance de ces jeunes animaux.

Chez ces 13 animaux nous avons essayé de reproduire l'alimentation défectueuse et les mauvaises conditions hygiéniques.

Nous trouvons réunis chez eux les conditions qui semblaient avoir eu une influence si marquée dans les expériences d'Albarel : alimentation vicieuse, sevrage prématuré, froid humide, obscurité, manque d'air pur, privation d'exercice.

Albarel voyait rapidement apparaître chez ces animaux « de la diarrhée fétide, des troubles gastro-intestinaux et des lésions parenchymateuses, avec arrêt de croissance, amaigrissement ». Nous avons observé ces mêmes résultats, mais tandis que cet auteur observait dans un certain nombre de cas, des déformations osseuses accentuées et constatait la présence de lésions histologiques intenses, nous n'avons jamais pu obtenir aucune altération caractéristique du squelette.

Si les conditions hygiéniques défectueuses forment le point de départ essentiel des causes qui constituent la pathogénie du rachitisme (Albarel), il n'en reste pas moins vrai que ces causes restent inconnues et que dans un grand nombre de cas la mauvaise alimentation et les mauvaises conditions hygiéniques peuvent provoquer des troubles digestifs et la cachexie qui en est la conséquence, sans pour cela donner naissance au rachitisme. Les expériences précédentes, et les nombreux résultats négatifs obtenus par un grand nombre d'auteurs, tendent à le prouver.

*L'expérimentation vient donc ici vérifier les enseignements de la clinique, à savoir que l'alimentation défectueuse et les troubles digestifs prolongés peuvent entraîner l'arrêt de développement et la cachexie, sans provoquer le rachitisme.*

# QUATRIÈME PARTIE

## PATHOGÉNIE

*Théorie nutritive.* — Les troubles nutritifs seuls n'expliquent pas le rachitisme. — Le rachitisme peut manquer à la suite des gastro-entérites chroniques et des infections prolongées. — *Théories chimiques.* — Apport insuffisant de sels calcaires. — Assimilation insuffisante. — Désassimilation excessive. — Expériences sur le rôle de l'acide lactique. — Élimination de la chaux. — Urologie. — *Théorie toxique.* — Action élective sur l'os de certaines substances telles que la garance, le phosphore, le phosphate de potasse. — Poisons intestinaux. — Rôle antitoxique du foie. — Toxicité des matières fécales. — Expériences sur les inoculations d'extraits de matières fécales. — *Théorie microbienne.* — Le rachitisme est-il une maladie infectieuse ? — Étude bactériologique. — Cultures faites avec le sang, pendant la vie, à la période de début du rachitisme. — Ensemencement de moelles osseuses chez l'enfant et chez l'animal. — Rôle des microbes intestinaux et de leurs toxines. — Rôle protecteur du foie dans les infections d'origine intestinale. — Expérimentation. — Expériences sur le rôle du coli-bacille et de ses toxines. — Ingestion de culture. — Injections intraveineuses de culture. — Injections sous-cutanées, injections sous-cutanées et intraveineuses, injections intraveineuses de toxine. — Expériences sur le rôle des associations toxiques. — Expériences sur le rôle d'agents microbiens divers et de leurs toxines. — *Le rachitisme est-il le résultat d'une infection ou d'une intoxication spécifique*? — Inoculations de cultures obtenues par ensemencement de moelles osseuses d'enfants et d'animaux rachitiques. — Déformations osseuses congénitales chez le lapin, simulant le rachitisme. — Inoculations d'os rachitique à l'animal. — Inoculations intra-osseuses. — Discussion. — Le rachitisme est une ostéite toxique.

L'analyse des conditions dans lesquelles se développe le rachitisme nous permet d'arriver à cette conclusion qu'il apparaît presque toujours chez les jeunes enfants et chez les animaux à la suite des troubles digestifs engendrés par une alimentation défectueuse. Si l'étude de l'étiologie nous donne le moyen de grouper les causes probables du rachitisme, elle ne peut nous expliquer le mécanisme suivant lequel elles agissent pour provoquer la lésion osseuse. Si nous connaissons la cause, il nous reste à voir comment elle produit l'effet.

Les conceptions pathogéniques du rachitisme ont varié suivant les époques et suivant les doctrines régnantes. Toutes les opinions ont été émises, et cependant de tout cet ensemble de recherches, d'hypothèses, de théories, il reste relativement peu de faits précis et les seuls qui subsistent se contredisent souvent. « Les opinions les plus diverses ont été soutenues au sujet de l'étiologie et de la pathogénie du rachitisme et au moment présent, la question est entourée d'obscurité (1). »

Les principales théories du rachitisme peuvent être classées de la façon suivante : la *théorie nutritive,* qui attribue le rachitisme à une nutrition imparfaite du tissu osseux, les *théories chimiques*, qui voient dans le rachitisme les résultats de troubles de la calcification, la *théorie toxique* et la *théorie microbienne,* qui attribuent la lésion osseuse à l'action élective d'un microbe ou d'un poison. C'est dans cet ordre que nous allons successivement les passer en revue.

Nous ne croyons pas devoir insister sur la théorie nerveuse du rachitisme qui pourrait d'ailleurs être rapprochée, par certains points, des théories microbiennes et toxiques.

Déjà en 1820, Montfalcon (2) voyait dans le ramollissement des os chez les enfants rachitiques, le résultat d'une irritation fixée sur le cerveau ou sur la moelle épinière. Cette irritation déterminait alors une inflammation des vaisseaux lymphatiques et sanguins de l'os et empêchait ainsi le dépôt de phosphate de chaux. Tedeschi (3) se base sur la fréquence des symptômes nerveux dans le rachitisme, sur la symétrie parfaite des lésions osseuses et sur les résultats favorables de la galvanisation de la

(1) MARFAN. *Loc. cit.*

(2) MONTFALCON. *Dict. des sciences médicales,* 1820.

(3) TEDESCHI. Einige beobachtungen über Rachitis. *Wien. med. Woch.,* 1884.

moelle des rachitiques. D'après Pommer (1) enfin, le rachitisme serait une maladie du système nerveux central, maladie dans laquelle des produits d'oxydation incomplète joueraient le principal rôle.

---

(1) Pommer. Untersuchungen uber Osteomalacie und rachitis. Leipzig, 1885.

# CHAPITRE PREMIER

## Théorie nutritive.

Un des signes les plus importants du rachitisme est, sans contredit, la déformation de certaines pièces du squelette qui implique l'idée de ramollissement des os. On pourrait imaginer une théorie éminemment simpliste, attribuant le rachitisme à une friabilité de l'os résultant d'une nutrition imparfaite, en relation avec une nutrition générale insuffisante, telle qu'on la rencontre dans les cachexies digestives ou dans les infections prolongées.

A l'encontre de cette théorie nutritive on peut opposer le fait anatomique, bien démontré, que la lésion rachitique, étant une lésion inflammatoire, ne saurait être regardée comme un simple ramollissement par insuffisance nutritive. Au reste, s'il est chez l'enfant une maladie où les échanges nutritifs sont ralentis, où les produits de la vie cellulaire sont élaborés, éliminés d'une façon insuffisante, c'est à coup sûr la cachexie d'origine gastro-intestinale où les troubles digestifs aboutissent à l'autophagie: la disparition du tissu cellulo-adipeux, l'atrophie musculaire, la sécheresse de la peau, l'arrêt de développement sont autant de conséquences d'une nutrition imparfaite. Si le rachitisme était dû exclusivement à un trouble de la nutrition et à la dénutrition, il ne trouverait pas de condition plus favorable à son développement que cet état de cachexie si spéciale consécutive à l'infection ou à l'intoxication gastro-intestinale chronique. Et cependant on pratique maintes autopsies d'enfants morts de gastro-entérites chroniques sans jamais rencontrer de lésions osseuses. Nous avons pu observer un certain nombre d'enfants (voir étude clinique, phase de début) devenus cachectiques à la suite de gastro-entérites de longue durée, et dont les os étaient normaux macroscopiquement et microscopiquement.

L'étude étiologique nous a permis également de constater que les troubles digestifs, même prolongés, n'étaient pas suffisants pour provoquer le rachitisme. Le fait clinique a été vérifié par l'expérimentation ; elle nous a montré que si les animaux chez lesquels on provoquait des troubles gastro-intestinaux devenaient presque toujours cachectiques, on voyait rarement se développer chez eux le rachitisme. L'observation suivante vient encore à l'appui de ces données cliniques, anatomiques et expérimentales.

**Cachexie d'origine gastro-intestinale chez un agneau. — Absence de lésions osseuses.**

Un agneau, né le 31 janvier 1899, est nourri au biberon avec plusieurs agneaux, nés le même jour. Tandis que la croissance des autres se faisait normalement, celui-ci ne tarda pas à dépérir; il buvait peu et avait de la diarrhée. A l'âge d'un mois et demi, il est petit, maigre, pouvant à peine se tenir sur ses pattes, le ventre volumineux, le dos voûté. L'amaigrissement ne fait que s'accentuer et l'animal meurt à l'âge de 2 mois.

L'autopsie permet de constater que les différents organes sont normaux, l'intestin est vide, aplati. Les os ne présentent rien d'anormal ; un ensemencement sur bouillon, fait avec la moelle du tibia, reste sans résultat.

Nous voyons ici le tableau complet de l'athrepsie; animal chétif, mal nourri, dépérissant de jour en jour; diarrhée, amaigrissement, dessèchement, gros ventre, arrêt de développement, et cependant l'animal ne présentait aucune lésion osseuse.

Les maladies chroniques de l'enfant, les broncho-pneumonies traînantes par exemple, les infections prolongées devraient également fournir au rachitisme, causé par un trouble de nutrition du tissu osseux, un terrain remarquablement propice à son évolution. A ce sujet, nous avons observé deux cas qui nous paraissent dignes d'être rapportés. Voici le résumé de ces observations :

Observation. — Fille de 18 mois, nourrie au sein. Sevrée à l'âge d'un an ; à partir de cette époque, elle mange comme ses parents. On l'amène au service parce qu'elle a de la fièvre depuis 3 à 4 jours. L'enfant est abattue ; lèvres sèches, température 39°,5. La rate est augmentée de volume. Le séro-diagnostic est négatif. Au bout de 5 jours, on trouve de la submatité au sommet droit et on constate à ce niveau la présence d'un souffle doux. Pendant 22 jours, la température oscille entre 38 et 40,5 ; on note successivement l'apparition de foyers de broncho-pneumonie au sommet gauche, à la base droite, etc. Le trentième jour de la maladie, la température qui était redescendue à 37 remonte à 40° et on observe les signes d'une otite avec écoulement purulent abondant. Au bout de 15 jours, la fièvre tombe, mais elle réapparaît (41°) et l'enfant présente une éruption de rougeole : conjonctivite suppurée consécutive, abcès du cuir chevelu. L'enfant maigrit, se cachectise peu à peu ; escarre sacrée. Mort 2 mois 1/2 après le début de la maladie.

Les os ne présentent aucune lésion macroscopique ni microscopique.

Observation. — Fille de 2 mois, élevée au biberon. A l'âge de 10 jours on observe sur toute la surface du corps des abcès cutanés ; ces abcès n'ont jamais guéri.

*État actuel.* — La température oscille entre 39 et 40 ; on trouve sur le tronc, sur l'avant-bras droit, sur la jambe gauche, une série de nodosités violacées ; ces nodosités laissent sourdre à la pression un pus d'aspect phlegmoneux. Selles diarrhétiques.

L'enfant succombe au bout d'un mois. Congestion des bases ; foie énorme, friable, gras ; reins pâles ; myocarde décoloré. Les os ne présentent aucune lésion macroscopique ni microscopique.

Ces deux observations sont des types d'infections chroniques et d'infections multiples. Dans le premier cas nous observons successivement, chez un même enfant, une broncho-pneumonie, une otite, une rougeole, des abcès du cuir chevelu, une conjonctivite suppurée ; dans le second cas nous sommes en présence de suppurations diffuses de la peau. Voilà certes deux enfants dont la nutrition devait se faire dans des conditions assez anormales, et la nutrition du tissu osseux ne s'en est pas ressentie, puisque les os ne présentaient aucune altération. *Les troubles nutritifs et la dénutrition ne conduisent donc pas nécessairement au rachitisme.*

---

## CHAPITRE II

### Théories chimiques.

La décalcification ayant été regardée pendant longtemps comme le phénomène capital du rachitisme, on a cherché à expliquer le mécanisme de cette décalcification et on a supposé qu'elle pouvait être le résultat d'un apport insuffisant de sels calcaires par les aliments ingérés, ou d'une assimilation insuffisante de ces sels calcaires ou enfin d'une désassimilation excessive des sels calcaires de l'organisme (1).

*Apport insuffisant de sels calcaires.*

On a tout d'abord cherché à démontrer l'insuffisance de la chaux dans l'alimentation, et de nombreux expérimentateurs ont tenté de provoquer le rachitisme en diminuant ou en supprimant la chaux des aliments. Chossat (2) (Genève) et Letellier nourrissent des pigeons avec des aliments privés de sels calcaires et obtiennent seulement le ramollissement et l'atrophie des os.

Voit obtient des résultats analogues sur des chiens et des porcs, mais ses expériences échouent sur le rat, la souris, le chat, le lapin.

Roloff (3) supprime la chaux dans les aliments de jeunes

(1) Marfan. *Loc. cit.*

(2) Chossat. *Bulletin de l'Académie de médecine*, 1844.

(3) Roloff. *Virch. Arch.*, 1866-69. — *Preuss. vet. med. Bericht.*, 1870.

poulains ; il les voit s'affaiblir, se paralyser et guérir par le retour aux aliments calcaires ; il croit que cette paralysie provoquée des jeunes poulains est identique au rachitisme (Delcourt). Il obtient les mêmes résultats chez 10 chiens et 6 porcs alors que des animaux témoins, nourris avec addition de chaux, se développaient normalement.

Dans le courant de la même année, il expérimente sur 3 chiens âgés de 5 semaines et leur fait absorber journellement 200 grammes de viande de cheval, 60 grammes d'amidon, 30 grammes de sucre et 10 grammes d'huile ; le premier prend en plus 10 grammes de phosphate de soude et de magnésie, et le second, 10 grammes de phosphate de chaux.

Le chien qui prenait de la chaux se développa normalement et les 2 autres devinrent rachitiques.

« Friedleben (1) donne à ses pigeons de la vesce très minutieusement choisie et de l'eau pour boisson. Après 5 ou 6 mois, diarrhée, amaigrissement progressif ; mort au bout de 10 mois, par marasme... Les os étaient très grêles, très friables et sans élasticité ; enfin leur surface était rugueuse. Entre les restes de l'os, qui étaient comme crevassés, et les corpuscules osseux, se voyaient une quantité innombrable de cavités ; celles-ci étaient complètement exsangues ; le canal médullaire des os longs était très large ; sur une coupe du cubitus d'un pigeon nourri avec des aliments privés de sels calcaires, on voyait la formation d'espaces médullaires et des corpuscules osseux disséminés. Il n'existait pas de canaux de Havers, et pourtant sur une coupe d'os semblable, mais provenant d'un pigeon sain, ceux-ci étaient très nombreux et convenablement disposés. »

En retranchant le phosphate de chaux de la nourriture d'un

(1) Friedleben. 1861. Résultats mentionnés par Ritter von Rittershain. *Pathol. und therapie des Rachitis.* Berlin, 1863.

jeune porc, Lehmann (1) le voit devenir rachitique, alors qu'un porc témoin ne présente aucune lésion osseuse.

Springer (2) donne à trois chiens du lait de vache privé de sels minéraux et n'obtient qu'un amaigrissement intense avec légère incurvation des os.

Forster (3) constate que l'inanition calcaire diminue la proportion de chaux dans tout l'organisme mais que cette perte de chaux est surtout sensible au niveau des os.

Weiske et Wildt (4) donnent journellement à un chien des aliments ne contenant que 0gr,542 de chaux. L'analyse d'un de ses métacarpiens ne montra aucune différence avec celle d'un même os appartenant à un animal normal. Ils reprirent leurs expériences sur les moutons. Deux agneaux de 2 mois et demi furent alimentés avec une nourriture d'où la chaux et l'acide phosphorique étaient presque complètement absents. Le premier prenait, en outre, 6 grammes de carbonate de chaux par jour, et le deuxième, 4 grammes de phosphate de soude. Un troisième agneau, servant de témoin, était nourri normalement. L'expérience dura 55 jours au bout desquels les deux premiers agneaux succombèrent; le premier agneau avait diminué de 14 livres ; le second de 13 et le troisième avait augmenté de 13 livres 5. L'analyse chimique donna chez les 3 agneaux des résultats à peu près semblables.

Baginsky (5) fait absorber journellement à 2 chiens de 6 semaines et demie 35gr,5 de viande de cheval cuite, 17 grammes de lard et 100 centimètres cubes d'eau distillée. Le deuxième reçoit

---

(1) Lehmann. *Tageblatt des* 50 *Versamm deutsche Naturf. und Aerzte München*, 1877, p. 215.

(2) Springer. *Loc. cit.*

(3) Forster. *Zeitschr. f. biol.*, t. XII, p. 464. — *Arch. f. Hygien.*, Bd. II, p. 385

(4) Weiske et Wildt. Untersuchungen über die Zusammensetzung der Knochen bei Kalk und phosphorsäurearmer. nährung *Zeitschrift. f. Biol.*, 1873.

(5) Baginsky. Zur pathologie der Rachitis. *Virchow's Arch.*, 1881. — Mittheilungen an den internationalen Med. Congress in London, 1881. — Zur Pathologie der Rachitis. *Arch. f. Kinderh.*, 1881.

en plus 2 grammes de phosphate de chaux. Il constate que la suppression du calcaire nuit au développement de l'os; l'os est retardé dans son accroissement en longueur; il augmente dans sa circonférence totale, tandis que l'épaisseur de la substance compacte diminue. L'examen microscopique révéla les mêmes lésions que chez les chiens rachitiques.

D'après W. Stoeltzner (1), quand on ne donne au lapin que de l'avoine, l'apposition du tissu osseux s'accroît dans les premiers temps. Plus tard elle cesse et on observe la résorbtion. Si on mêle à l'avoine, soit du carbonate de chaux, soit du carbonate de soude, on ne voit plus survenir ces phénomènes d'arrêt dans l'apposition du tissu osseux. Les cendres de l'avoine sont très peu riches en sels calcaires.

Dans sa thèse sur la pathogénie du rachitisme, Delcourt rapporte les expériences faites par Keiffer dans le laboratoire du Prof. Heger, expériences dans lesquelles on fit absorber à un pigeon une nourriture complète, ne renfermant pas de calcium. Les résulats obtenus montrèrent que si le calcium a une influence considérable sur la vie de l'individu, l'influence sur le système osseux est beaucoup moins démontrée.

De ces diverses expériences il semble résulter que la suppression de la chaux de l'alimentation ne suffit pas à provoquer l'apparition du rachitisme. Différents expérimentateurs ont bien obtenu le ramollissement des os, dû à une diminution dans la proportion des sels calcaires, mais de là au rachitisme il y a loin, d'autant plus que la plupart des auteurs se bornent à signaler les déformations du squelette sans en donner l'examen histologique et qu'un rachitisme expérimental, non contrôlé anatomiquement, est toujours douteux,

Si les expériences précédentes sont peu probantes, les ana-

---

(1) W. Stoeltzner. Apposition et résorbtion du tissu osseux chez le lapin par l'avoine *Arch. f. path. anal.*, CXLVII, 3.

(2) Delcourt. Le rachitisme. *Thèse,* Bruxelles, 1899.

lyses de lait pourraient venir également contredire la théorie de l'insuffisance de la chaux alimentaire.

D'après Delcourt cent parties de substances séchées contiennent :

| | $K^2O$ | $Na_2O$ | $CaO$ | $MgO$ | $Fe_2O_3$ | $P_2O_5$ | $Cl$ |
|---|---|---|---|---|---|---|---|
| Lait de femme. . . | 0,58 | 0,17 | 0,243 | 0,05 | 0,003 | 0,35 | 0,32 |
| Lait de vache. . . | 1,67 | 1,05 | 1,51 | 0,20 | 0,003 | 1,86 | 1,60 |

On voit donc que l'alimentation par le lait de vache a pour premier effet d'introduire dans l'estomac de l'enfant une quantité de chaux bien plus considérable que celle qui lui est fournie par le lait de femme. Or nous avons vu que la majorité des auteurs s'accordent à trouver que le rachitisme est plus fréquent chez les enfants nourris au biberon que chez ceux qui sont élevés au sein. Du reste, le lait de chienne contient une forte proportion de chaux puisque 100 parties de cendres renferment : 10gr,7 ($K^2O$), 6,1 ($Na_2O$) 34,4 ($CaO$) etc., ce qui n'empêche pas les jeunes chiens de devenir souvent rachitiques. Un autre argument nous est fourni par l'analyse du lait des nourrices d'enfants sains et d'enfants rachitiques ; Pfeiffer (1) a montré que les deux laits avaient une composition identique.

Enfin si le rachitisme était réellement dû à un apport insuffisant de chaux, l'absorption de chaux devrait enrayer son évolution ; or il est d'observation courante que les sels de chaux n'ont qu'une action relative sur le développement du rachitisme. On pourrait il est vrai répondre à cette objection que

(1) Pfeiffer. Die Zusammensetzung der menschlichen Milsch bei Rachitis der Saüglinde. *Jahrb. f. Kinderh.*, 1886.

les sels de chaux ingérés peuvent fort bien ne pas être assimilés. C'est ainsi que Garnier a montré (1) que les hypophosphites traversent l'organisme sans y subir de transformation et qu'on les retrouve tels quels dans les urines.

*Assimilation insuffisante des sels calcaires.*

Puisque le rachitisme peut s'observer dans les cas où la chaux est régulièrement distribuée dans les aliments ingérés, on a pensé que l'assimilation de cette chaux pouvait se faire d'une façon défectueuse, le rachitisme étant dû alors à une absorption insuffisante de sels calcaires. « Il ne suffit pas que les aliments renferment une proportion normale de sels calcaires ; il faut encore que la chaux ingérée soit assimilée et arrive à son adresse (2) ».

Or, d'après Voit, en fournissant à l'enfant des quantités de chaux identiques, on voit qu'il absorbe les 3/5 de la chaux du lait maternel, le 1/5 de la chaux du lait de vache, le 1/10 de la chaux d'une alimentation non lactée. Des recherches récentes semblent démontrer que la non-absorption des sels de chaux contenus dans le lait de vache réside dans ce fait que la chaux n'existe pas dans les mêmes combinaisons chimiques dans le lait de vache et dans le lait de femme.

D'autre part, les sels calcaires devant être solubles pour être assimilés et les acides favorisant leur dissolution, on a pensé que l'absorption insuffisante de la chaux pouvait être attribuée à l'hypochlorhydrie.

Pour Seeman (3) la pauvreté des os rachitiques en sels de chaux est due à un apport exagéré de sels de potasse, et consé-

---

(1) L. Garnier. Non assimilation des hypophosphites, même à dose médicamenteuse. *Rev. méd. de l'Est,* 1er mai 1896.

(2) Marfan. *Loc. cit.*

(3) Seeman. Zur pathogenese und ætiologie der Rachitis. *Virchows Arch.*, 1879.

cutivement a une diminution des chlorures et à une production insuffisante d'acide chlorhydrique.

Zander (1), invoquant la composition anormale du lait, trouve, chez les nourrices d'enfants rachitiques, une prédominance des sels de potasse et une quantité moindre de sodium et de chlore, d'où résulte également une production insuffisante d'acide chlorhydrique.

Par contre Bouchard (2) a montré que le suc gastrique était trop acide pour permettre l'assimilation de la chaux : d'après lui, la chaux serait absorbée à l'état de phospho-glycérate et c'est la non-formation d'acide phospho-glycérique qui entraînerait la non-absoprtion de la chaux. « Si l'acide phospho-glycérique formé dans l'intestin, se combine plus tard à la chaux dans l'intimité de l'organisme pour former le phosphate de chaux d'ossification, on comprend que la question pathogénique se déplace et qu'il ne s'agit plus de l'insuffisance dans l'ingestion du phosphate de chaux ou de sa mauvaise élaboration, mais qu'il convient de rechercher si chez les rachitiques, les divers actes qu'exige la préparation de l'acide phospho-glycérique ont pu s'effectuer normalement ».

### *Désassimilation excessive. — Action de l'acide lactique.*

La diminution de l'apport des sels calcaires et leur assimilation insuffisante n'expliquant pas les lésions du rachitisme d'une manière satisfaisante, on a cherché à expliquer la décalcification des os par la présence d'un acide né à la faveur des troubles digestifs. On a incriminé successivement l'acide acétique, l'acide oxalique, l'acide formique et enfin l'acide lactique, auquel on fait jouer maintenant le rôle principal.

---

(1) ZANDER. Zur lehre von der Ætiologie, Pathol. und Therapie des Rachitis. *Virchow's Archiv.*, 1881.

(2) BOUCHARD. Maladies par ralentissement de la nutrition. Paris, 1882.

Quelques auteurs ont trouvé l'acide lactique dans l'os (Schmidt, O. Weber) et dans les urines (Marchand, Gorup-Besanez), mais ces résultats sont en contradiction avec ceux de Virchow et de Lehmann, qui prétendent avoir toujours trouvé la réaction des os et des urines alcaline. Toujours est-il que de nombreuses expériences ont été faites dans le but de reproduire le rachitisme au moyen de l'acide lactique.

En 1873, Heitzmann (1) fait ingérer de l'acide lactique à 15 animaux (5 chiens, 7 chats, 2 lapins, 1 écureuil) et diminue la chaux de leur nourriture. Quelques-uns d'entre eux recevaient des injections sous-cutanées d'acide lactique. Au bout de deux semaines, chiens et chats sont rachitiques et Heitzmann observe l'augmentation de volume des épiphyses, les nouures costales, l'amaigrissement, la diarrhée ; au bout de 5 semaines les diaphyses s'incurvent ; au bout de 5 mois l'auteur croit que les lésions aboutissent à l'ostéomalacie. D'après lui, rachitisme et ostéomalacie seraient deux affections identiques et tandis que chez les carnivores, l'absorption d'acide lactique produirait d'abord du rachitisme, puis de l'ostéomalacie, si on en continue l'usage, chez les herbivores, l'ostéomalacie pourrait s'établir d'emblée.

Tripier (1875) reprend les expériences d'Heitzmann avec Toussaint. Un jeune chien ingère 2 grammes d'acide lactique par jour pendant un mois et 4 grammes pendant les 3 mois suivants ; un chien d'un an absorbe, pendant 2 mois, 8 grammes d'acide lactique par jour ; 3 lapins en prennent 2 grammes par jour pendant plusieurs mois ; 2 jeunes chiens, 2 grammes par jour pendant 4 mois et 2 chats, 3 et 4 grammes par jour. Dans ces diverses expériences, les résultats furent toujours négatifs. Seuls les chats présentèrent des lésions de la peau. Tripier fit alors à un jeune chien des injections sous-cutanées d'acide

(1) Heitzmann. Ueber Künstliche Hervorrufung von Rachitis und Osteomalacie. *Vortrag in der Kl. Gesellsch. der Aerzte in Wien.*, 1873. — *Allgemeine Wiener medicinische Zeitung*, 1873.

lactique et ne réussit qu'à provoquer des phénomènes inflammatoires locaux avec escarre consécutive.

Heiss (1) donne pendant 30 jours à un chien âgé d'un an et demi (poids 4,800 grammes) une nourriture pauvre en chaux additionnée de 3 à 7 grammes d'acide lactique par jour et il n'obtient aucune altération osseuse. Baginsky fait absorber à un jeune chien de 6 semaines 1/2, 35$^{gr}$,5 de viande de cheval, 17 grammes de lard, 100 centimètres cubes d'eau distillée et 2 grammes d'acide lactique ; il constate seulement que l'acide nuit au développement de l'os.

Siedamgrosky et Hofmeister (2) constatent que par l'usage prolongé de l'acide lactique chez les herbivores (jeunes animaux ; os en voie de développement) on obtient une destruction partielle de la substance fondamentale de l'os et son remplacement par de l'eau et de la graisse.

Delcourt (3), a fait tout récemment d'intéressantes expériences sur l'action de l'acide lactique. 4 séries d'expériences sont effectuées chez des animaux jeunes (2 lapins de 6 semaines, 2 lapins de 7 semaines, 2 chiens de 6 semaines). Les animaux sont placés dans des cages séparées et l'analyse des selles et urines, faite pendant 5 jours, ayant donné la moyenne journalière d'élimination des sels de chaux, on ajouta à la nourriture quotidienne une certaine quantité d'acide lactique.

De ces expériences Delcourt conclut que l'acide lactique, introduit dans le tube digestif d'un animal, augmente l'élimination des sels calcaires et que ces sels calcaires se retrouvent en quantité plus considérable, aussi bien dans les urines que dans les selles. Les animaux sont mal développés et fortement amaigris, leurs chairs sont flasques et anémiées ; par contre les os sont

(1) Heiss. *Zeitschrift f. Biologie*, t. XII, p. 151, 1876.

(2) Siedamgrosky et Hofmeister. Die Einwirkung andauernder Milchsaureverabreichung auf die Knochen der Pflanzenfresser. Berlin, *Arch. f. Thierh.*, 1879.

(3) Delcourt. *Loc. cit.*

normaux macroscopiquement et l'examen histologique ne permet d'y découvrir aucune lésion, les différents os ayant été toujours examinés comparativement avec ceux d'animaux témoins du même âge et soumis aux mêmes conditions de milieu.

Dans diverses expériences Albarel (1) n'obtient aucun résultat avec l'acide lactique. En injectant à 2 cobayes de l'acide lactique en solution forte sous la peau, il n'arrive à produire que des escarres étendues. Il expérimente ensuite sur un chien, auquel il donne 2 grammes d'acide lactique en ingestion, en même temps qu'il pratique une injection sous-cutanée de $0^{gr},01$. Le lendemain il injecte en divers endroits $0^{gr},05$ d'acide, l'animal continuant à en absorber 2 grammes avec ses aliments; les mêmes doses sont renouvelées pendant 2 jours. Les injections déterminant de l'induration, Albarel donne seulement l'acide lactique en ingestion. Au bout de 15 jours le chien meurt après avoir absorbé 30 à 35 grammes d'acide lactique. Les organes sont normaux et les os ne présentent aucune altération.

## EXPÉRIENCE PERSONNELLE

**14e Expérience.** — *Injections sous-cutanées d'acide lactique. — Cachexie progressive.*

Nous faisons à un lapin d'un mois et demi une injection sous-cutanée de 10 centimètres cubes d'une solution d'acide lactique à 1 pour 200. Ces injections sont répétées journellement pendant 10 jours au bout desquels on observe une large escarre du flanc droit. Les injections sont reprises et continuées pendant 1 mois. Au bout de ce temps l'animal est couvert d'escarres : il est très amaigri. On cesse les injections. Si nous avions donné à chaque injection la dose relativement faible de 0,05 centigrammes c'était pour éviter la formation d'escarres, or nous voyons qu'elles se sont produites malgré tout. L'animal qui est devenu très cachectique est tué au bout d'un mois et demi.

Les organes sont normaux. Les différents os (extérieurement et sur des sections longitudinales) ne présentent aucune altération macroscopique.

---

(1) Albarel. *Loc. cit.*

*Moelle osseuse du tibia (Examen histologique).* — L'aspect aréolaire a complètement disparu ; les éléments cellulaires sont tassés les uns contre les autres ; ils comprennent des mononucléaires, quelques polynucléaires, quelques cellules éosinophiles et des cellules géantes en nombre considérable. Au milieu de ces cellules on trouve en certains endroits de grandes lacunes remplies de globules rouges.

De ces diverses expériences, il résulte, que l'acide lactique ne suffit pas à créer le rachitisme ; on a pu dans certaines conditions d'expérimentation provoquer la friabilité de certains os ; la présence d'acide lactique dans l'organisme a pu augmenter l'élimination de la chaux et diminuer la quantité de sels calcaires contenue dans le squelette, mais on n'a jamais observé les lésions si spéciales et si caractéristiques du rachitisme, lésions du cartilage d'accroissement et du périoste, tuméfactions épiphysaires et déformations osseuses consécutives.

Si ces différentes théories de l'insuffisance calcaire (apport et assimilation insuffisantes ou désassimilation excessive) n'expliquent pas la lésion rachitique, c'est qu'on a voulu leur attribuer une importance excessive. L'insuffisance de calcification n'est pas l'altération originelle et comme le dit si justement Bouchard : « elle n'est qu'un des termes de l'altération pathologique et n'explique pas l'accroissement excessif des tissus d'ossification. » Marfan a fait également remarquer que les expériences sur la décalcification des os ne peuvent avoir aucun résultat puisque la décalcification est secondaire à toute ostéite. Il est du reste impossible d'expliquer les tuméfactions osseuses, les nouures épiphysaires, le chapelet rachitique par le seul fait de la diminution des sels calcaires et il est plus rationnel de penser avec Kassowitz que si l'os rachitique est pauvre en sels de chaux, il n'y a pas lieu d'en accuser la mauvaise répartition des matériaux inorganiques dans les échanges nutritifs généraux, mais seulement l'état anatomique spécial des tissus cartilagineux et osseux. Le tissu osseux est pauvre en sels de chaux parce qu'il présente des lésions qui entravent sa nutrition ; il renferme moins de chaux parce qu'il est rachitique et retourner la proposition serait s'exposer à prendre l'effet pour la cause. Au reste personne ne songe à nier l'insuffisance calcaire des os rachitiques, maintes fois prouvée par de nombreuses analyses chimiques ; l'os rachitique renferme une quantité très faible de substance minérale et le rapport normal 70 substances minérales pour 30 substances organiques, se transforme dans le rachitisme en 30,70 substances minérales et 79,3 substances organiques (Babeau).

Cette insuffisance calcaire est vérifiée d'une façon indiscutable par l'étude de l'élimination des sels calcaires.

**Élimination de la chaux dans le rachitisme.** — Il est un point très important à considérer dans l'étude de l'élimination de la chaux, c'est qu'elle varie avec les différentes phases de la maladie et c'est ce qui explique pourquoi certains résultats ont paru contradictoires. Seeman trouvait moins de chaux dans l'urine des rachitiques que dans celle des enfants normaux et Rudel (1) affirmait que l'élimination de la chaux ne différait pas chez les rachitiques et chez les enfants sains. Or dans son étude sur la pathogénie du rachitisme, Babeau (2) conclut qu'on peut distinguer dans le rachitisme plusieurs périodes :

« *a* — Une première période rachitisante au cours de laquelle un enfant, sain jusque-là, élimine de la chaux en excès. Cette élimination se fait : soit par les urines, soit par les fèces.

*b* — Une deuxième période : celle du rachitisme constitué ou du rachitisme proprement dit, pendant laquelle se produisent les déformations et les fractures spontanées consécutives à cette déperdition exagérée de chaux.

*c* — Une troisième période sans déperdition anormale de chaux ni par les urines, ni par les fèces, les déformations étant seules

---

(1) RUDEL. Ueber die resorbtion und ausscheidung des Kalkes. *Arch. f. exp. Path.*, 1893.

(2) BABEAU. Pathogénie du rachitisme. *Thèse*, Montpellier, juillet 1898.

les indices d'une période rachitique antérieure chez un sujet dont la nutrition est redevenue normale. »

Il est donc rationnel de penser que les résultats de Rudel ne visent que des analyses faites à une période de l'évolution rachitique où l'ossification n'aboutissait pas à une déperdition de chaux. C'est du reste le cas du plus grand nombre des analyses. Œschner de Coninck (1) trouve chez 28 pour 100 seulement des enfants rachitiques une élimination de chaux considérable et Babeau ne trouve l'hypercalcie urinaire que 10 fois sur 100 analyses.

Les recherches sur l'élimination de la chaux par les urines et les fèces sont exposées tout au long dans la thèse de Babeau, dans laquelle l'auteur s'appuie sur de nombreuses et intéressantes recherches personnelles. Il existe chez certains rachitiques une élimination exagérée de la chaux par les urines, se traduisant par la présence de 0gr,20 à 0gr,30 de chaux par litre. Cette proportion, normale chez l'adulte sain, est anormale chez l'enfant puisque chez lui la quantité de chaux varie généralement entre 0gr,04 et 0gr,10.

Baumel et Œschner de Coninck (2) constatent également dans certains cas de rachitisme une hypersolubilité de la chaux, due à l'hyperacidité des fermentations digestives et entraînant, comme conséquence, l'hyperacidité sanguine et l'élimination excessive de chaux ou de sels de chaux par les urines.

Nous avons vu que la déperdition par les urines n'était pas constante ; dans ces cas la chaux peut ne pas être assimilée, ne pas être absorbée et passer dans les fèces. Dans 10 cas de rachitisme où les urines ne renfermaient pas une quantité anormale de chaux, Babeau en trouve une forte proportion dans les fèces. C'est ainsi qu'il trouve dans les matières fécales d'enfants

(1) Œschner de Coninck. Élimination de la chaux chez les rachitiques. *Société de biologie*, 1897.

(2) Baumel et Œschner de Coninck. *Revue de médecine*, 10 juillet 1898.

rachitiques jusqu'à 20 et même 35 grammes de chaux pour 100 grammes de cendres, alors que chez l'enfant normal l'analyse ne donne que 7 à 9 grammes. Il résulte de ces diverses analyses que chez les rachitiques en *voie de déformation osseuse* il y a toujours déperdition de chaux, soit par les urines, soit par les fèces.

L'*élimination phosphaturique* se fait parallèlement à l'élimination de la chaux chez le rachitique et l'on peut d'après Ourradour (1) considérer à la maladie, au point de vue de l'élimination des phosphates, trois périodes semblables par certains points à celles données par Babeau.

*a.* — Une période de début : le mal s'établit et continue son œuvre : les déformations se produisent alors chez les sujets : à ces déformations est liée une hyperphosphaturie.

*b.* — Une période de réaction de l'organisme : celui-ci se défend, fixe sur les os une très grande quantité de phosphate : d'où hyperphosphaturie. Les déformations sont encore susceptibles de s'accroître. Une phosphaturie normale transitoire marque le début de la réaction.

*c.* — Le mal est enrayé ; l'os est consolidé ; les déformations restent mais ne s'accroissent plus. Les échanges nutritifs redeviennent normaux : élimination normale des phosphates.

**Urologie.** — Nous croyons devoir donner un rapide exposé des recherches urologiques, en laissant de côté la question de la chaux sur laquelle nous avons insisté plus haut.

L'enfant rachitique émet approximativement la même quantité d'urine que l'enfant sain.

De nombreux auteurs ont trouvé l'urine acide dans le rachitisme. On y a décelé l'acide lactique (Marchand, Lehmann, Gorup Bezanez). Guizol (2) attribue l'hyperacidité des urines

---

(1) OURRADOUR. Contrib. à l'étude de la phosphaturie chez le rachitique. *Thèse*, Toulouse, 1898.

(2) GUIZOL. Urologie du rachitisme. *Thèse*, Toulouse, 1896.

rachitiques au phosphate acide de soude et à la quantité plus grande d'acide urique. Par contre Thadée trouve l'acidité notablement diminuée et d'après lui « elle ne diffère guère du degré d'acidité donné par les auteurs chez l'enfant normal » : il trouve, en effet, une moyenne de 0,45 alors que chez les enfants sains, du même âge, elle est de 0,53.

Chez l'enfant rachitique, le chiffre de la quantité d'urée émise est diminuée ; l'élimination ne donne par 24 heures qu'un gramme d'urée par kilogramme de poids vivant (Guizol) ou même $0^{gr},46$ (Thadée). Cette diminution du taux de l'urée peut s'expliquer par la présence des troubles dyspeptiques, quoique Thadée ait montré que le chiffre total d'azote est également moindre. C'est ainsi que « chez l'enfant normal l'azote total, par kilogramme vivant, est de 0,30 ; l'azote urée s'élève à 0,27 c'est-à-dire 90 pour 100. Chez le rachitique au contraire, l'azote total est moindre et ne donne que 0,273 ». L'azote urée est de 0,214, c'est-à-dire 79 pour 100 seulement. S'il y a des troubles digestifs, il existe donc également des troubles de l'assimilation.

L'enfant sain élimine, par 24 heures, 0,075 d'acide phosphorique alors qu'un kilogramme de poids d'enfant rachitique élimine dans le même temps 0,142 d'acide phosphorique, c'est-à-dire le double. Cette élimination d'acide phosphorique diminue chez les rachitiques âgés de 6 ou 7 ans ; elle augmente notablement dans les cas de maladies infectieuses, broncho-pulmonaires ou autres, venant compliquer le rachitisme (Guizol). L'élimination de la magnésie paraît également exagérée.

Œschner de Coninck (2) a signalé dans l'urine du rachitique « une forte proportion de pigments colorés se précipitant en

(1) Thadée. Urologie chez l'enfant de 2 à 10 ans, avec notes relatives à 30 analyses d'urines de 4 enfants rachitiques. *Thèse*, Toulouse, 1898.

(2) Œschner de Coninck. Les urines des rachitiques. *Comptes rendus de l'Acad. des Sciences*, 27 mai 1895 et 29 juillet 1895.

même temps que les sels métalliques servant aux dosages, très adhérents à ces sels et présentant une résistance inusitée à la calcination effectuée lors de la calcination des cendres.

Enfin Babeau rapporte avoir obtenu dans certains cas la réaction de l'indican. L'indicanurie est de règle chez les rachitiques ; ce symptôme indique la putridité intestinale et est presque constant dans la gastro-entérite chronique des nourrissons (Marfan).

De l'étude des différentes théories chimiques proposées pour expliquer la pathogénie du rachitisme nous pouvons conclure que *si dans le rachitisme l'os contient moins de chaux que normalement et si la chaux est éliminée par les urines et les fèces, le déficit de sels calcaires seul ne peut expliquer les lésions si caractéristiques du rachitisme ; le déficit de sels calcaires est l'effet et non la cause du processus rachitique.*

## CHAPITRE III

### Théorie toxique.

« Les substances les plus essentielles à la constitution du corps, dit Bouchard (1), peuvent devenir nuisibles quand elles s'accumulent ; la surabondance des matières minérales, et la production de substances nouvelles dues à la perversion de la nutrition, peuvent également déterminer des accidents d'intoxication ; des substances toxiques peuvent être enfin élaborées par les agents infectieux ».

L'intoxication ayant été invoquée pour expliquer le mécanisme du rachitisme, nous allons rechercher si cette hypothèse peut être légitimée et quelles raisons peuvent être invoquées en faveur de cette manière de voir. Si les poisons issus des troubles de la nutrition ne semblent pas devoir être mis en cause, les substances toxiques élaborées au cours des troubles digestifs, et les poisons microbiens, peuvent jouer le rôle d'agent causal dans la pathogénie du rachitisme. Nous laisserons volontairement de côté dans ce chapitre l'intoxication par les agents figurés, bien que la toxicité des matières fécales soit due, en partie, à l'action des produits solubles bactériens.

**Action élective de certaines substances sur l'os.** — Si le rachitisme est provoqué par des poisons, il faut admettre

---

(1) Bouchard. Leçons sur les auto-intoxications. Paris, 1887.

que ces poisons ont une affinité bien spéciale pour l'os. Il est d'ailleurs de nombreux corps qui agissent d'une façon élective sur les éléments constitutifs de toute pièce osseuse (os, cartilage, etc.) : la *garance,* par exemple, qui colore la substance osseuse en rouge, le *phosphore* qui produit au niveau des os des lésions nécrosantes, le *phosphate de potasse* qui, d'après certains auteurs, aurait une action manifeste sur les cartilages d'accroissement des os.

*Action de la garance.* — Dans ses études sur la formation des os, Flourens (1) constate qu'en mélangeant intimement aux aliments de la garance (garance d'Alsace) en poudre, on obtient une coloration du tissu osseux ; la garance ne teint que les os, mais elle les teint tous sans exception. C'est ainsi que chez un jeune pigeon tué 24 heures après un repas de garance, Flourens trouva tous les os colorés en rouge. Ayant fait ingérer de la garance pendant 45 jours à une truie pleine, il constate que les petits, au moment de leur naissance, avaient les dents et les os également colorés en rouge. D'après lui, les os adultes se colorent plus difficilement et après un temps beaucoup plus long que ceux des animaux jeunes.

Il résulte de ces expériences que la garance se fixe d'une façon élective sur le tissu osseux, mais que ce phénomène se produit avec une plus grande intensité au niveau des os en voie de développement.

**15e Expérience.** — *Ingestion de poudre de racine de garance. — Injections sous-cutanées d'alizarine.*

Nous avons essayé de répéter ces colorations en faisant absorber à de jeunes animaux (lapins, cobayes) de la poudre de racine de garance ou en leur faisant des injections sous-cutanées d'alizarine ou de décoction de racine de garance. Nous n'avons jamais pu observer de coloration osseuse.

---

(1) Flourens. Théorie expérimentale de la formation des os. Paris, 1847. — Recherches sur le développement des os et des dents. Paris, 1842.

Ces expériences n'infirment en rien les résultats obtenus par Flourens.

La garance se fixe électivement sur la substance osseuse mais ne provoque pas de lésions. Nous avons cherché si d'autres colorants ne posséderaient pas les mêmes propriétés. Le bleu de méthylène (1), par exemple, provoque, si on ne dépasse pas la dose de 0gr,3 par kilogramme d'animal, des dépôts de matière colorante dans tous les organes et les tissus. Nous n'avons trouvé mentionné dans aucun travail si les os étaient ou non colorés. A ce sujet nos expériences sont restées régatives.

***16e Expérience.*** — *Injections sous-cutanées d'une solution de bleu de méthylène à 1 pour 20 (Lapin). — Mort.*

Nous avons fait chez un lapin de 15 jours des injections sous-cutanées de un centimètre cube d'une solution de bleu de méthylène à 1 pour 20. Ces injections sont répétées pendant 9 jours au bout desquels l'animal succombe.

L'autopsie permet de constater que le tissu cellulaire sous-cutané de la paroi abdominale et les aponévroses des muscles de l'abdomen sont fortement colorés en bleu. Il existe des dépôts de matière colorante, le long du psoas, dans l'épiploon, le péritoine, à la surface de l'estomac, de l'intestin. Les ganglions mésentériques présentent une teinte bleue très accentuée.

L'examen des différents os ne permet pas d'y déceler la présence du colorant.

*Action du phosphore.* — L'influence du phosphore sur le tissu osseux est connue de longue date. Le phosphore agit avec prédilection sur les os et produit à leur niveau, soit par intoxication générale, soit par action locale, des lésions nécrosantes (nécrose phosphorée). On observe successivement de la périostite et de l'ostéite suivie de suppuration qui entraîne à son tour la nécrose.

---

(1) VILLEFOSSE. Le bleu de méthylène. *Thèse*, Paris, 1896-97.

Wegner (1), expérimentant à doses faibles pour ne provoquer aucune lésion de l'estomac ni du foie ($0^{gr},0015$ à $0^{gr},003$ pour les lapins), observe chez les jeunes animaux les deux faits suivants :

1° La transformation du tissu spongoïde, formé après le début de l'expérience au niveau du cartilage de conjugaison, en un tissu compact et dur. Si l'expérience est continuée, toute la substance spongieuse est remplacée par du tissu osseux compact.

2° Le tissu osseux formé par le périoste, c'est-à-dire celui qui produit l'accroissement de l'os en épaisseur, éprouve des modifications consistant en un rétrécissement considérable des canalicules de Havers.

Kassowitz (2), répétant les expériences de Wegner, vérifie que sous l'influence de doses minimes de phosphore, il se produit, au niveau des points d'apposition des os, une couche plus compacte, caractérisée au microscope par une diminution de la formation des vaisseaux au sein du tissu ostéogène. Si la dose de phosphore est plus forte, il y a au contraire excès de formation vasculaire avec augmentation de la fonte du cartilage et de l'os. Quand la quantité de phosphore administrée est encore plus grande, on note même un décollement des épiphyses. Dans tous les cas, le phosphore dans le sang irrite les plus jeunes vaisseaux du tissu ostéogène.

En donnant de fortes doses de phosphore, Kissel observe l'atrophie du tissu osseux.

Dans une étude sur la médication phosphorée dans le rachitisme et son fondement anatomique, S. Miwa et W. Stœltzner rapportent des expériences faites sur des lapins et des poulets.

---

(1) Wegner. Der Einfluss des Phosphors auf den Organismus. *Vischow's Archiv*, Bd. 55, 1872.

(2) Kassowitz. Die Phosphorbehandlung der Rachitis. *Berlin. Klin. Woch.*, n° 7, p. 31, 14 janvier 1884.

Avec des doses de 2 milligrammes de phosphore données, matin et soir, pendant un mois, à des lapins de 700 à 730 grammes, ils observent une diminution de l'apposition osseuse. Quelques animaux étant morts d'intoxication aiguë, ils font justement remarquer que pour avoir sclérose, il faut que l'intoxication ait lieu pendant plusieurs semaines consécutives. Sans vouloir en rien comparer les lésions sclérosantes de l'intoxication phosphorée avec celles du rachitisme, on peut remarquer que dans les deux cas les lésions osseuses n'apparaissent que par le fait d'une intoxication chronique.

De leurs expériences, Miva et Stœltzner concluent que sous l'influence de l'empoisonnement phosphoré, le tissu spongieux normal devient scléreux. Le même effet se produit pour un os qui a tendance à devenir poreux ; or, la sclérose et l'ostéoporose étant deux phénomènes diamétralement opposés, le phosphore devrait être, en raison de ses tendances sclérosantes, le meilleur spécifique à opposer aux lésions rachitiques.

Cette action élective du phosphore, montre, en tous cas, que certaines substances peuvent se fixer sur l'os et y déterminer des lésions.

*Action du phosphate de potasse.* — Delcourt (2) a récemment montré l'action manifeste du phosphate de potasse sur les cartilages d'accroissement des os. D'après lui, il y aurait là une action tellement marquée, élective, qu'on est en droit d'affirmer que les sels de potasse doivent revendiquer une large part dans la pathogénie du rachitisme. Voici du reste les résultats expérimentaux auxquels il est arrivé.

Les animaux (chiens) soumis à l'action du phosphate de potasse pèsent moins et sont plus mal développés que les animaux témoins. Chez eux, le chapelet rachitique est très appa-

---

(1) S. Miva (Tokio) et W. Stoeltzner. Hat die Phosphor behandlung des Rachitis eine wissenschaftliche Begrundung. *Jahrb. f. Kindenheilk,* 1898.

(2) Delcourt. *Loc. cit.*

rent et les cartilages d'accroissement présentent une altération manifeste : leur épaisseur est augmentée d'un tiers ; leur coloration est toute différente ; elle est blanche, opaque et tranche nettement sur le fond rosé du tissu osseux, alors que chez les animaux normaux elle est grise et légèrement vitreuse. L'examen histologique permet de constater qu'à l'union des côtes et des cartilages costaux, le cartilage d'accroissement se continue insensiblement avec le cartilage costal, mais que la disposition en séries et l'hypertrophie des cellules cartilagineuses sont beaucoup plus marquées que dans les coupes des os des chiens témoins. La limite de l'ossification est tout à fait irrégulière, les cavités médullaires pénétrant dans le cartilage d'une façon anormale, en laissant entre elles des traînées de cellules cartilagineuses persistantes, non altérées. Ces séries de cellules cartilagineuses persistantes apparaissent, à certaines places, complètement séparées du cartilage d'ossification. Au pourtour des cavités médullaires, il existe des travées de tissu ostéoïde, fortement colorées en rouge par le carmin. Au niveau des os longs, les séries de cellules cartilagineuses hypertrophiées, et divisées, se retrouvent en nombre encore plus considérable. On trouve, comme au niveau de la nouure costale, des séries de cellules cartilagineuses hypertrophiées, non utilisées et complètement séparées du cartilage d'accroissement.

Ces expériences semblent démontrer l'action très marquée des sels de potasse sur les cartilages des os en voie d'accroissement, les lésions produites étant identiques à celles du rachitisme. Reste à interpréter la manière dont se produisent ces lésions. Les sels de potasse sont indispensables au fonctionnement régulier de l'organisme, mais ils sont en même temps doués d'un pouvoir toxique assez considérable, puisqu'il suffit d'injecter dans les veines d'un chien 0$^{gr}$,2 de chlorure de potassium par kilogramme pour amener la mort (1).

(1) Roger. Les intoxications. *Traité de path. génér.*, I, p. 682.

« De plus, les sels de potasse, au contact du chlorure de sodium des tissus, subissent une transformation partielle, il en résulte la production de chlorure de potassium qui est éliminé par l'urine; en même temps, le sodium, devenu libre, s'unit à l'acide du sel potassique introduit; ce sel de soude, modifiant, par sa nature ou par sa quantité, la constitution normale du sang, est éliminé également par l'urine; il se produit donc une double perte en chlore et en sodium ». La perte en sodium est démontrée par ce fait que les herbivores qui absorbent une quantité de potasse plus considérable que les carnivores, consomment une grande quantité de sel.

Se basant sur ces différentes considérations, Delcourt émet l'hypothèse suivante : le cartilage jeune contient énormément de sels de soude (1). En enlevant à l'organisme une partie des sels de soude, les sels de potasse altèrent peut-être la composition chimique des cartilages d'ossification et, partant, leur fonction physiologique. Sans vouloir nous arrêter davantage sur cette théorie du rachitisme, qui, d'après l'auteur lui-même, nécessite des expériences complémentaires, il est permis de se demander si dans les expériences citées plus haut, les lésions osseuses ont été provoquées directement par l'action du phosphate de potasse ou si ce sel de potasse n'a pas provoqué une intoxication, digestive ou autre, agissant secondairement sur le tissu osseux. Il est vrai que Delcourt a répété les mêmes expériences avec du phosphate de soude, sans obtenir cette fois de lésion osseuse.

En 1885, Artopé(2) avait déjà ajouté à la nourriture de jeunes animaux du phosphate de potasse sans obtenir aucun résultat. Il donna à un chevreau de 4 jours, nourri au lait, 3 grammes de phosphate de potasse par jour ; la dose fut doublée au bout de trois semaines. Cet animal ne présenta aucune lésion de

(1) Analyses de cendres de cartilage dues à Bibra et rapportées par Delcourt. *Thèse*, p. 97.

(2) ARTOPÉ. Beitrag zur lehre von des Rachitis. *Inaug. dissert. Göttingen*, 1885.

rachitisme. L'expérimentation faite dans les mêmes conditions chez 3 jeunes chiens et 2 porcs donna également des résultats négatifs. Nous avons repris ces recherches sur l'action des sels de potasse et nous n'avons jamais obtenu de résultats.

*17ᵉ* ***Expérience.*** — *Ingestion de phosphate de potasse (lapin). — Amaigrissement. — Mort.*

On ajoute à l'alimentation d'un lapin âgé d'un mois 2 grammes de phosphate de potasse par jour. Au bout d'un mois l'animal maigrit. L'expérience est continuée pendant 2 mois, au bout desquels l'animal succombe.

A l'autopsie on constate que le foie est très pâle. Les autres organes sont normaux. A l'examen des os, la moelle osseuse est d'un rouge vif et aux épiphyses inférieures des radius et des cubitus, elle présente des placards d'une coloration rouge sombre tranchant sur un fond jaunâtre.

Un ensemencement fait avec la moelle du tibia resta sans résultat.

**Examen histologique.** — *Épiphyse supérieure du tibia* (Coupes colorées au picro-carmin et à l'hématoxyline). — On ne constate aucune altération ; l'ossification se fait normalement.

*Moelle osseuse du tibia* (Colorations à la thionine-éosine). — La moelle est constituée par un réseau conjonctif épais. Les éléments cellulaires sont rares (mononucléaires). On trouve un grand nombre de cellules allongées et en certains endroits existent des amas de substance amorphe, rose.

*18ᵉ* ***Expérience.*** — *Ingestion de phosphate de potasse (lapins).*

4 lapins d'un mois sont nourris pendant un mois avec des pommes de terre saupoudrées de phosphate de potasse. Les animaux sont sacrifiés de 15 jours à 3 semaines après la fin de l'expérience. Les os [extérieurement et sur des sections longitudinales] ne présentent aucune lésion macroscopique. Des coupes des épiphyses inférieures des tibias, colorées au picro-carmin et à l'hématoxyline, montrent que l'ossification se fait normalement.

*19ᵉ* ***Expérience.*** — *Injections sous-cutanées d'une solution de phosphate de potasse. — Cachexie. — Mort.*

Un lapin d'un mois reçoit le 3 octobre une injection sous-cutanée de 5 centimètres cubes d'une solution de phosphate de potasse à 20 pour 100 (soit $0^{gr},50$). Les 4, 5, 6 et 7 octobre, injections de 5 centimètres cubes. Les 8, 10 et 14, injections de 50 centimètres cubes (soit 1 gramme).

L'animal meurt cachectique au bout de 15 jours. Les différents os (extérieurement et sections longitudinales) ne présentent aucune altération macroscopique appréciable.

Croyant que les animaux en expérience n'avalaient pas, d'une façon sûre et certaine, le phosphate de potasse qui était cependant mélangé d'une façon intime à leurs aliments, nous avons essayé de le leur faire absorber sous forme de pilules quoique ce mode d'expérience soit assez difficile à réaliser.

**20e Expérience.** — *Ingestion de phosphate de potasse (lapin).* — *Mort.*

On fait avaler journellement à un lapin de trois semaines une pilule renfermant 0gr50 de phosphate de potasse. Cette expérience est répétée pendant 10 jours au bout desquels l'animal succombe après avoir absorbé 5 grammes de phosphate. Les différents organes étaient normaux, Les os ne présentaient d'autres altérations qu'une coloration rouge intense de la moelle.

*Examen histologique.* — Des coupes de l'épiphyse supérieure du tibia colorées au picro-carmin et à l'hématoxyline montrent que l'ossification se fait normalement.

**21e Expérience.** — *Ingestion de phosphate de potasse (porc).*

Un jeune porc est nourri à partir de l'âge de 15 jours avec du lait auquel on ajoute journellement 5 grammes de phosphate de potasse.

L'animal buvant le lait dans une écuelle, il nous était facile de constater que la dose de phosphate était bien réellement absorbée. L'animal prend 5 grammes de phosphate pendant 5 jours et, pendant un mois, une quantité variant entre 15 et 20 grammes. Ce jeune porc absorbe donc en l'espace de 20 jours près de 700 grammes de phosphate de potasse. Il ne présente pendant tout le temps de l'expérience aucun symptôme particulier. Il est tué à l'âge de 8 semaines. L'autopsie permet de constater que tous les organes sont normaux. Les différents os longs (extérieurement et sur des sections longitudinales) ne présentent aucune altération macroscopique.

**Examen histologique.** — *Épiphyse inférieure du tibia* (Coupes verticales colorées au picro-carmin et à l'hématoxyline). — On ne constate aucune altération de structure ; l'ossification se fait normalement.

*Cartilage costal* (Coupes longitudinales colorées au picro-carmin et à l'hématoxyline). — L'ossification se fait normalement ; le cartilage de conjugaison n'est pas épaissi.

*Moelle osseuse du tibia* (Coupes colorées à la thionine-éosine). — L'aspect aréolaire est en grande partie conservé. On trouve cependant un assez grand nombre de cellules à l'intersection des travées qui délimitent les aréoles graisseuses. Ces cellules comprennent de petits et de gros mononucléaires, quelques cellules éosinophiles, quelques cellules géantes et un grand nombre de cellules allongées.

Si Delcourt a pu observer chez des animaux auxquels il faisait ingérer du phosphate de potasse des lésions osseuses identiques à celles du rachitisme, nos expériences, conduites d'une façon analogue, nous ont toujours donné des résultats négatifs. Il est cependant certain que dans nos expériences le phosphate mélangé aux aliments fut ingéré par ces animaux et il est incontestable, par exemple, que le porc de l'expérience 21 absorba, en l'espace de 20 jours, près de 700 grammes de phosphate de potasse. Ces différences, dans les résultats obtenus, peuvent être expliqués de diverses manières. L'action élective du phosphate de potasse sur les cartilages d'accroissement n'étant pas suffisamment démontrée, il est possible que cette substance agisse par l'intermédiaire des troubles digestifs qu'elle peut provoquer. D'autre part, Delcourt ayant obtenu des résultats positifs chez le chien et nos expériences ayant échoué chez le porc et chez le lapin, on pourrait penser que l'action du phosphate de potasse varie avec les différentes espèces animales, mais cette hypothèse est peu probable.

### Les poisons intestinaux.

Malgré nos expériences négatives, il semble donc qu'il existe des corps ayant une action élective sur certains éléments constitutifs des os, et capables, dans certaines conditions, de provoquer des lésions. En partant de ce principe, et en se basant surtout sur les données de la clinique, on pourrait attribuer les mêmes propriétés à certains poisons développés dans l'organisme ; ces poisons se localiseraient sur certaines régions de l'os en voie de développement et produiraient les lésions du rachitisme.

Les troubles gastro-intestinaux existant avec une fréquence considérable à l'origine du rachitisme (voir étiologie), il est fort probable que ces poisons ont une origine digestive. « On peut avancer que les troubles digestifs sont très communs chez les nourrissons, aussi bien chez ceux qui sont rachitiques, que chez ceux qui ne le sont pas et qu'il y a là une simple coïncidence. Mais c'est sur des coïncidences de ce genre que sont basées les principales lois de la pathologie(1). » En supposant que des poisons fabriqués dans le tube digestif peuvent jouer le principal rôle dans la pathogénie du rachitisme, nous devons d'abord étudier la nature et les effets des différents poisons élaborés à ce niveau.

Les poisons sont nombreux dans le tube digestif. « Ce conduit alimentaire reçoit des toxiques exogènes, habituels ou accidentels, des toxines endogènes qui dérivent de la vie cellulaire, de l'assimilation, de la désassimilation, des fermentations figurées ou solubles. Tout concourt à faciliter l'apparition dans ce conduit de matières qui, de par l'observation confirmée par l'expérimentation, se révèlent pour une bonne catégorie, à titre de produits nuisibles(2). » Dans ses leçons sur les auto-intoxications, le Prof. Bouchard rappelait les origines diverses de la toxicité du contenu intestinal : les aliments sont surtout toxiques par les matières minérales et par la potasse ; la bile contient du poison et sa toxicité est due aux matières colorantes, aux sels biliaires et à d'autres substances inconnues ; les putréfactions qui se développent dans les résidus alimentaires engendrent du poison ; enfin, les matières fécales sont toxiques par la potasse et l'ammoniaque et par la réunion des principes organiques, y compris les principes alcaloïdiques.

L'organisme recèle donc tous les matériaux nécessaires à la production d'une intoxication. Reste à déterminer si cette intoxication est possible et quels sont ses effets.

Les poisons gastro-intestinaux provoquent des accidents que l'on attribuait à des mécanismes réflexes, avant que le Prof. Bou-

---

(1) Marfan. *Loc. cit.*
(2) Charrin. *Loc. cit.*

chard n'ait démontré qu'ils étaient bien le fait de l'intoxication. C'est à l'action de ces poisons sur les cellules cérébrales, les fibres médullaires ou périphériques, qu'on attribue les vertiges, les migraines, les céphalées, l'accablement, les névralgies, les spasmes observés au cours des dyspepsies gastro-intestinales ou des intoxications digestives. « L'intoxication des centres bulbaires détermine avec celle des nerfs du cœur, avec celle du myocarde, des crises d'asthme, des accès de dyspnée, des palpitations, des attaques d'arythmie, des angoisses cardiaques. En passant par les glandes de la peau, ces substances causent de l'urticaire, des érythèmes, de l'acné, de l'eczéma (1). » On peut expliquer de la même façon les accidents que l'on observe chez l'enfant au cours des infections et intoxications digestives, et l'on doit également attribuer à l'intoxication les symptômes nerveux, convulsions, coma, certaines dermatoses, eczémas, etc., rencontrées dans les gastro-entérites.

Beaucoup plus que l'adulte, l'enfant est exposé aux intoxications digestives, parce que son alimentation n'est pas toujours en rapport avec l'état de son tube digestif. L'estomac et l'intestin de l'enfant sont faits pour l'alimentation lactée qui donne le minimum de poisons. Si la plupart des aliments sont toxiques, le lait normal, bien donné, et par conséquent bien digéré, ne l'est pas ; le lait laisse peu de résidus et réduit à leur minimum les fermentations et les putréfactions intestinales. Nous devons faire remarquer également, qu'avec le lait, la quantité de poisons microbiens est bien moins considérable ; le lait livre un minimum de détritus aux ferments figurés et il en résulte que le nombre des parasites diminue sensiblement par le fait de l'alimentation lactée. Normalement, chez l'adulte, on compte par milligramme de contenu intestinal 65,000 parasites. Dans les 150 à 300 grammes de fèces éliminés par 24 heu-

(1) Bouchard. *Loc. cit.*

res, dans l'espèce humaine, on a prétendu que cette quantité de germes oscille entre 10 et 18 milliards. Avec le régime lacté, les proportions tombent à 14,000, puis 5,000 et même 2,000 parasites (Gilbert et Dominici).

La faible toxicité de l'alimentation lactée se traduit par l'abaissement de la toxicité urinaire, démontrée d'une façon si frappante par les expériences de Charrin : chez un lapin soumis au régime végétal, il faut 14$^{cc}$,98 d'urine (la quantité par kilogramme et par 24 heures étant de 61 centimètres cubes) pour tuer 1 kilogramme d'animal, alors que par le régime lacté, il faut 96 centimètres cubes (quantité = 152 centimètres cubes) de la même urine. Chez un chien soumis au régime carné, il faut 22 centimètres cubes d'urine (quantité = 72 centimètres cubes) pour tuer un kilogramme d'animal, alors que par la diète lactée il faut 67$^{cc}$,8 (quantité = 125 centimètres cubes). Dans la diète lactée, la toxicité urinaire est donc deux ou trois fois moindre qu'à l'état normal.

Le lait peut cependant occasionner des accidents, lorsqu'il est ingéré d'une façon défectueuse. S'il est pris en excès, il peut en rester dans l'estomac et dans l'intestin, une certaine quantité non digérée, qui surcharge les voies digestives ; ce lait est un bon milieu de culture pour les microbes de l'intestin qui y pulluleront et donneront naissance à des fermentations. De plus, l'estomac d'un enfant se vide en une heure et demie à deux heures, mais continue à sécréter de l'acide chlorhydrique, la sécrétion atteignant son maximum deux heures et demie après la tetée ; cet acide a un pouvoir antiseptique s'exerçant surtout dans l'intervalle des digestions. Si on multiplie les tetées, l'acide chlorhydrique, absorbé par le travail digestif, ne concourt plus à l'antisepsie du milieu intéressé et devient incapable de détruire les microbes déglutis par le nouveau-né. Si on donne enfin à l'enfant des aliments autres que le lait, à une époque où l'estomac et l'intestin ne sont pas aptes à les digérer (sécrétion salivaire faible, sécrétions gastriques incomplètes, pouvoir digestif restreint du pancréas, etc.), les aliments fermentent, se décomposent et donnent naissance à des composés toxiques.

Nous avons vu que ces différentes conditions, suralimentation, alimentation défectueuse, étaient souvent réalisées chez l'enfant. Il en résulte que, chez lui, les gastro-entérites sont fréquentes et provoquent des altérations de tous les organes digestifs et des annexes et retentissent sur les organes hématopoiétiques ; ces gastro-entérites jouent un rôle considérable dans la pathologie infantile (1), d'autant plus qu'elles sévissent surtout dans les trois premiers mois de la vie et au moment du sevrage prématuré, vers le 8e et le 9e mois. Nous verrons plus loin que de nombreux poisons se développent au cours de ces gastro-entérites.

*Nous voyons donc que si une alimentation rationnelle et normale donne au nourrisson le minimum de poisons, l'alimentation défectueuse, auquel il est si souvent soumis, lui donne le maximum.*

***Moyens de défense de l'organisme contre l'intoxication digestive.*** — **Rôle antitoxique du foie.** — L'organisme a de nombreux moyens de défense contre les poisons intestinaux. Quelques-uns de ces produits toxiques sont éliminés hors de la cavité digestive, mais la plus grande partie est reprise par la circulation porte ; le foie les arrête, les métamorphose, les rend inoffensifs ou les élimine par le cholédoque. Ce rôle protecteur du foie a été nettement défini par les expériences restées classiques de Schiff et de Roger. En 1877, Schiff (2) montre que l'injection sous-cutanée d'une goutte de nicotine diluée dans 4 centimètres cubes d'eau distillée tue un chien de 10 kilogrammes, tandis qu'on n'obtient rien en injectant une dose double dans l'intestin ou dans la veine porte. Roger (3) reprend la question

(1) Zuber. Mortalité infantile à Nancy. Importance de la gastro-entérite. *Thèse*, Nancy, 1899.

(2) Schiff. *Arch. de Sc. phys. et nat.*, t. LVIII. n° 231, mars 1877, Genève.

(3) Roger. Action du foie sur les poisons. *Thèse*, Paris, 1887.

et démontre que le foie arrête les produits toxiques des fermentations intestinales et les poisons putrides. L'extrait alcoolique de viandes pourries est deux fois moins toxique quand on l'injecte par la veine porte que lorsqu'on l'introduit dans la circulation générale. Du sang, puisé dans la veine porte du chien, tue le lapin à la dose de 13 à 14 centimètres cubes par kilogramme alors qu'il faut 23 centimètres cubes de sang sus-hépatique.

Cette importante fonction du foie a été résumée d'une façon frappante par Charrin : « Le foie agit sur la pathologie de l'intestin en prenant part aux métamorphoses digestives, en restreignant les fermentations ; à son tour l'intestin intervient dans la manière d'être de cette glande, en livrant à la veine porte parasites ou poisons. Placé en arrière de l'iléon, ce parenchyme hépatique met obstacle à l'entrée d'une foule d'agents nuisibles dans la circulation. »

*Si le foie est altéré, sa fonction antitoxique est atténuée ou annulée* (1) *et les accidents d'intoxication apparaissent.* Or le foie est souvent lésé dans la gastro-entérite ; chez les enfants atteints de troubles gastro-intestinaux, la glande hépatique est sujette à des variations de volume considérable.

Dans son travail sur le foie des dyspeptiques, Boix (2) rapporte une série d'expériences dans lesquelles des injections d'acide butyrique, d'alcool, d'acide lactique, d'acide valérianique, etc., provoquèrent des lésions cirrhotiques des plus nettes. Quand l'infection digestive a duré longtemps, on observe la dégénérescence graisseuse siégeant surtout dans les cellules de la périphérie du lobule. Gastou (3) a trouvé les mêmes lésions

(1) Hanot. Rapports de l'intestin et du foie. *Congrès de Bordeaux.* 1895. — Verhoogen. Diffusion dans l'organisme de certaines substances toxiques ou médicamenteuses injectées dans le sang. Bruxelles, 1892.

(2) Boix. Foie des dyspeptiques. *Thèse,* Paris, 1894.

(3) Gastou. Le foie infectieux. *Thèse,* Paris, 1894.

d'hépatite diffuse que Boix. Terrien (1) a récemment montré que dans les gastro-entérites des nourrissons il existe des lésions hépatiques à peu près identiques à celles qu'on trouve au cours de certaines maladies infectieuses. L'intoxication hépatique d'origine intestinale augmente encore au cours de la dyspepsie gastro-intestinale chronique des nourrissons par le fait de l'allongement anormal de l'intestin, cet allongement étant produit par l'alimentation défectueuse (2).

Il existe des cas où on ne peut pas déceler de lésions hépatiques ; c'est ainsi que Robert (3) trouve le foie normal chez un certain nombre de malades atteints de gastro-entérites banales, et il suppose alors que l'intoxication est due à ce fait que les poisons sont élaborés en quantité tellement considérable que le foie ne suffit plus à remplir sa fonction antitoxique. Dans tous les cas, comme le fait remarquer Robert, le fait important, c'est que malgré tous les moyens de défense dont dispose l'organisme, il subit les effets nocifs des poisons élaborés dans l'intestin au cours des gastro-entérites. Il est évident que si le foie, qui normalement arrête les poisons intestinaux, est altéré, l'intoxication n'en sera que plus intense.

Ces différents phénomènes se trouvent réalisés à un degré extrême dans le rachitisme, à l'origine duquel existent presque toujours des troubles digestifs. Ces troubles digestifs, provoquant des lésions de la glande hépatique et diminuant par ce fait même les moyens de défense de l'organisme, livrent l'enfant à l'action nocive des poisons intestinaux.

Si la nature chimique de ces poisons n'est pas définie il est possible tout au moins de déterminer leur action physiologique ; un fait analogue s'est produit dans l'étude de la toxicité urinaire ;

---

(1) TERRIEN. Étude anat. path. des lésions du foie dans la gastro-entérite des nourrissons. *Thèse* Paris, 1899.

(2) MARFAN. *Rev. mens. mal. de l'enf.*, février 1895.

(3) ROBERT. Du rôle de l'intoxication dans les gastro-entérites. *Thèse*, Paris, 1898.

si les substances qui confèrent à l'urine sa toxicité ne sont pas bien connues au point de vue chimique, on est arrivé à classer ces substances toxiques et à les caractériser d'après les effets qu'elles produisent sur les animaux.

**Toxicité des matières fécales à l'état normal et dans les gastro-entérites.** — De nombreux auteurs ont montré que des alcaloïdes, diversement toxiques, se développaient au cours de la putréfaction des matières organisées, et que cette putréfaction engendrait également toute une série de substances, douées d'un toxicité plus ou moins considérable : acides acétique, butyrique, sulfhydrique; ammoniaque, leucine, tyrosine, indol, scatol, phénol, etc. Tous ces résultats de la putréfaction *in vitro* « sont applicables à la putréfaction dans les voies digestives car le tube digestif est un véritables appareil à putréfaction (1) » Le Prof. Bouchard a montré qu'on retrouvait dans les matières fécales des substances alcaloïdiques diverses, solubles ou insolubles dans l'éther et dans le chloroforme. Dans le but de démontrer péremptoirement la toxicité des matières fécales, il pratiqua des injections intraveineuses avec les extraits de ces matières, et il conclut de ses recherches, que l'extrait aqueux est toxique et produit de l'abattement, de la diarrhée mais que c'est surtout l'extrait alcoolique qui est très toxique, même à faible dose; 17 grammes de cet extrait suffisent pour tuer en déterminant des convulsions.

Dans un travail récent sur le rôle de l'intoxication dans les gastro-entérites, Robert (2) arrive à des résultats différents et pour lui, d'après l'étude de la toxicité des matières normales et diarrhéiques, ce sont les extraits aqueux qui, de beaucoup, se montrent les plus toxiques ; parmi ces extraits aqueux, les extraits de matières bouillies occupent le premier rang. Comparant

---

(1) Bouchard. *Loc. cit.*
(2) Robert. *Loc. cit.*

la toxicité des matières normales et celle des matières diarrhéiques, il voit que les « matières diarrhéiques, prélevées à la période d'état des gastro-entérites, donnent une toxicité plus grande que celle des matières normales ». Comme le rapport entre la toxicité des extraits alcooliques et celle des extraits aqueux reste le même, il pense qu'à l'état pathologique il n'y a pas formation de nouveaux poisons, mais exaltation de la toxicité des poisons normaux. D'après ses expériences, il regarde, comme démontré, le rôle d'une « intoxication au cours des gastro-entérites, intoxication qui donne lieu à des convulsions, à de l'hypothermie, enfin, à une diarrhée probablement éliminatrice ». Au point de vue clinique, Robert constate « la présence de matières albuminoïdes dans les extraits aqueux de matières normales ou diarrhéiques et celle de peptones dans les extraits aqueux de matières diarrhéiques seulement ». Les matières albuminoïdes sont peu toxiques, puisque la toxicité de l'extrait augmente après séparation de ces matières par précipitation, et, dans les extraits alcooliques, Robert ne constate pas la réaction habituelle des alcaloïdes. Quant à la peptone trouvée dans les extraits aqueux des matières diarrhéiques, son rôle et son origine sont encore entourés d'obscurité.

*Nous voyons donc que le contenu intestinal est toujours toxique et que sa toxicité s'exagère d'une façon notable lorsqu'il existe des troubles digestifs.* A l'état normal et à l'état pathologique, les poisons, qui prennent naissance dans le tube digestif, provoquent des *réactions diverses de l'organisme, mais on n'a jamais cité de poisons spéciaux ayant une action élective sur le tissu osseux, ou tout au moins on ne les a jamais isolés.*

Le Prof. Bouchard a cependant, le premier, attiré l'attention sur les nodosités des articulations phalango-phalangiennes des doigts au cours de la dilatation d'estomac et il les attribue à des phénomènes toxiques. L'intoxication digestive a été également invoquée pour expliquer le mécanisme des lésions rachitiques ; cette hypothèse est basée principalement sur certains faits expérimentaux démontrant que les troubles digestifs, causés par une alimentation défectueuse, sont capables de provoquer la réaction du squelette. Il est cependant évident que le seul fait de produire le rachitisme, chez un animal, par l'intermédiaire des troubles digestifs, ne précise nullement la théorie de l'intoxication ; par contre, si on arrive à produire le rachitisme en faisant agir les poisons issus des troubles digestifs, et préalablement isolés, on aura obtenu une preuve de la plus haute importance. Il s'agit donc de savoir si les poisons intestinaux peuvent produire des manifestations osseuses ; c'est dans ce but que nous avons institué les expériences suivantes.

Nous basant sur ce fait que la gastro-entérite aiguë ou chronique se rencontre, avec une extrême fréquence, parmi les manifestations primordiales du rachitisme, nous avons cherché à faire agir, sur des animaux, les extraits de matières diarrhéiques recueillies chez des enfants rachitiques ou soupçonnés de l'être.

**Expériences sur l'action des extraits de matières fécales.**

Nous avons fait deux sortes d'extraits de matières fécales suivant le procédé indiqué par Robert, un extrait alcoolique et un extrait aqueux. On recueille les matières dans un vase, contenant une quantité d'alcool à 90° évaluée à peu près à cinq fois le poids de ces matières. Ce mélange de matières et d'alcool est filtré. Après filtration, le liquide alcoolique est évaporé à siccité au bain-marie ; le résidu repris dans du sérum artificiel est filtré de nouveau. On obtient ainsi l'extrait alcoolique à expérimenter. Les matières restées sur le filtre sont séchées, reprises dans du sérum artificiel et filtrées. On obtient ainsi l'extrait aqueux. Nous avons également expérimenté avec de l'extrait aqueux bouilli, dans le but de précipiter les matières albuminoïdes.

Connaissant le poids des matières, la quantité d'alcool et la quantité de sérum dans laquelle on reprend les résidus de l'évaporation (extrait alcoolique) et du filtrat (extrait aqueux), on arrive facilement à savoir à quel poids de matières correspond la dose d'extrait injecté. La quantité d'extraits à inoculer était forcément impossible à déterminer, la toxicité des matières employées nous étant inconnue. Cette toxicité est du reste des plus variables ; c'est ainsi qu'avec l'extrait alcoolique de 19 grammes (par kilogramme d'animal) de matières recueillies chez un malade dans la période d'état d'une gastro-entérite, Robert n'obtient aucun résultat, tandis que l'extrait aqueux de $27^{gr},5$ (par kilogramme) des mêmes matières amène la mort 2 heures 1/2 après l'injection. Par contre avec l'extrait aqueux de $13^{gr},57$ de matières (par kilogramme d'animal) recueillies chez un malade au début d'une gastro-entérite, l'animal survécut.

Nous avons donc été conduits à évaluer, d'une façon hypothéthique, le nombre de centimètres cubes que nous devions injecter, tout en cherchant, autant que possible, à provoquer chez un même animal, non pas des accidents aigus, mais une intoxication chronique que nous avons obtenue au moyen d'intoxications répétées.

Ces expériences ont été pratiquées sur 21 jeunes animaux (20 lapins et 1 chat), âgés de 10 jours à 3 et 4 semaines, les injections étant faites sous la peau ou dans la veine auriculaire ; la vitesse de l'injection ne dépassait jamais dans ce dernier cas 3 à 4 centimètres cubes par minutes.

### 1. Inoculations d'extraits alcooliques

**22e Expérience.** — *Lapin.* — *Injection intraveineuse d'extrait alcoolique de matières fécales (gastro-entérite aiguë).* — *Mort.*

On fait à un lapin de trois semaines une injection intraveineuse d'extrait alcoolique de 17 grammes de matières provenant d'un enfant atteint de gastro-entérite aiguë. L'animal meurt trois jours après l'injection. Il pèse 280 grammes.

**Autopsie.** — Les organes sont normaux, ainsi que les différents os; la moelle osseuse est rosée. Un ensemencement fait avec la moelle d'un des tibias donne une culture de staphylocoque.

*Moelle osseuse du tibia* (Coupes colorées à la thionine-éosine). L'aspect aréolaire a complètement disparu. Les éléments cellulaires, qui ont pris la place des aréoles graisseuses, sont en majeure partie constitués par de gros mononucléaires et par des cellules géantes.

### 23e Expérience. — *Lapin. — Injections intraveineuses d'extraits alcooliques de matières fécales. — Mort.*

On fait, le 16 mai, à un lapin de trois semaines une injection intraveineuse d'extrait alcoolique de 6 grammes de matières provenant d'un enfant atteint de gastro-entérite (diarrhée verte). Le 5 juin, injection intraveineuse de l'extrait alcoolique de 4 grammes de matières (diarrhée verte). Le 14 juin, injection intraveineuse de l'extrait alcoolique de 5 grammes de matières (diarrhée verte). L'animal succombe le 28 juin après avoir présenté de la diarrhée.

**Autopsie.** — Congestion pulmonaire. Liquide diarrhéique dans l'intestin. Les différents os ne présentent aucune altération macroscopique (extérieurement et sections longitudinales).

*Examen histologique.* — Des coupes des épiphyses inférieures du radius et du cubitus, colorées au picro-carmin et à l'hématoxyline, ne montrent aucune particularité ; la ligne d'ossification est régulière.

## 2. Inoculations d'extraits aqueux.

### 24e Expérience. — *Lapin. — Injections intraveineuses d'extraits aqueux de matières fécales (rachitisme et gastro-entérite).*

On fait, le 16 mai, à un lapin de trois semaines une injection intraveineuse de l'extrait aqueux de 5 grammes de matières provenant d'un enfant atteint de rachitisme à la période de début (troubles digestifs, gros ventre, nouures épiphysaires et costales). Le 19 mai, injection intraveineuse de l'extrait aqueux de 5 grammes de matières provenant du même enfant. Le 5 juin, injection intraveineuse de l'extrait aqueux de 12 grammes de matières (diarrhée verte). Le 12, injection de l'extrait aqueux de 2gr,25 de matières (diarrhée verte) et le 28 juin, injection de l'extrait aqueux de 4 grammes de matières (selles diarrhéiques).

**Autopsie.** — L'animal est tué le 30 juillet. Les différents organes sont normaux. Le squelette ne présente aucune altération.

**25e Expérience.** — *Lapin.* — *Injections intraveineuses d'extraits aqueux de matières fécales (rachitisme et gastro-entérite).*

On fait, le 16 mai, à un lapin de trois semaines une injection intraveineuse de l'extrait aqueux de 5 grammes de matières provenant d'un enfant atteint de rachitisme à la période de début. Le 19 mai, injection intraveineuse de l'extrait aqueux de 10 grammes de matières provenant du même enfant. Le 5 juin, injection intraveineuse de l'extrait aqueux de 5 grammes de matières (diarrhée verte). Le 12 juin, injection de l'extrait aqueux de 2 grammes de matières (diarrhée verte) et le 28, injection de l'extrait aqueux de 4 grammes de matières (diarrhée verte).

**Autopsie.** — L'animal est tué le 30 juillet. Les organes sont normaux et le squelette ne présente aucune altération.

**26e Expérience.** — *Lapin.* — *Injections intraveineuses d'extraits aqueux de matières fécales (rachitisme et gastro-entérite).* — *Mort.*

On fait, le 19 mai, à un lapin de trois semaines, une injection intraveineuse de l'extrait aqueux de 10 grammes de matières provenant d'un enfant atteint de rachitisme au début. Le 12 juin, injection intraveineuse de l'extrait aqueux de 2gr,25 de matières (diarrhée verte). L'animal succombe le 23 juin. Poids 660 grammes.

**Autopsie.** — L'autopsie permet de constater des abcès miliaires du foie. Le squelette ne présente aucune altération appréciable.

*Examen histologique.* — Sur des coupes des épiphyses inférieures du radius et du cubitus, colorées au picro-carmin et à l'hématoxyline, on constate que l'ossification s'effectue normalement.

**27e Expérience.** — *Lapin.* — *Injections intraveineuses et sous-cutanées d'extrait aqueux de matières fécales (rachitisme).*

On fait à un lapin de 10 jours, le 19 mai, une injection sous-cutanée de l'extrait aqueux de 5 grammes de matières provenant d'un enfant atteint de rachitisme au début. Le 5 juin, injection intraveineuse de l'extrait aqueux de 10 grammes de matières provenant du même enfant.

**Autopsie.** — L'animal est tué le 26 juillet à l'âge de 6 semaines, poids 1,570 grammes. Les différents organes et les os sont normaux.

**28e Expérience.** — *Lapin.* — *Injections intraveineuses et sous-cutanées d'extrait aqueux de matières fécales (rachitisme).* — *Mort.*

On fait, le 3 juin, à un lapin de 10 jours une injection sous-cutanée de l'extrait aqueux de 5 grammes de matières provenant d'un enfant atteint de rachitisme au début. Le 5 juin, injection intraveineuse de l'extrait aqueux de 2gr, 5 de matières provenant du même enfant.

**Autopsie.** — L'animal meurt le 7 juin et l'autopsie permet de constater les lésions suivantes : congestion et œdème pulmonaire avec pus dans les bronches ; gros foie pâle, grosse rate, liquide diarrhéique dans l'intestin, reins volumineux plaqués de taches rouges noirâtres. Des ensemencements faits avec la rate et différents os ne donnent aucun résultat.

Les os ne présentent aucune altération macroscopique appréciable (extérieurement et sections longitudinales), mais les épiphyses se détachent facilement.

*Examen histologique.* — Sur des coupes de l'épiphyse inférieure du radius colorées au picro-carmin et à l'hématoxyline, on constate que la ligne d'ossification est normale.

*Moelle osseuse du tibia* (Coupes colorées à la thionine-éosine). — La structure aréolaire est en partie intacte au centre de la moelle. Ailleurs, les éléments cellulaires (mononucléaires, cellules géantes, cellules éosinophiles) sont tassés les uns contre les autres. Au milieu des cellules, on trouve de nombreux globules rouges.

**29e Expérience.** — *Lapin.* — *Injection intraveineuse d'extrait aqueux de matières fécales (gastro-entérites).*

On fait à un lapin de 20 jours, le 5 juin, une injection intraveineuse de l'extrait aqueux de 2 grammes de matières (diarrhée verte). L'animal meurt le 12 juin, poids 265 grammes.

**Autopsie.** — A l'autopsie, la rate est volumineuse, le foie est diffluent et les reins sont très congestionnés. Les différents os (extérieurement et sections longitudinales) ne présentent aucune altération macroscopique.

*Moelle osseuse du tibia* (Coupes colorées à la thionine-éosine). — L'aspect aréolaire a totalement disparu. Au milieu des éléments cellulaires habituels, on trouve une grande quantité de globules rouges.

### 3. Inoculations du mélange d'extrait alcoolique, d'extrait aqueux et d'extrait aqueux bouilli

**30e Expérience.** — *Lapin.* — *Injections intraveineuses et sous-cutanées d'extraits alcooliques et aqueux de matières fécales (rachitisme et gastro-enterite).* — *Mort.*

On fait à un lapin de 13 jours, le 25 avril, une injection sous-cutanée de l'extrait aqueux de 2 grammes de matières provenant d'un enfant atteint de rachitisme (période de début). Le 26 avril, injection de l'extrait aqueux de 2 grammes de matières provenant du même enfant. Le 30 avril, injection intraveineuse de l'extrait aqueux de 17 grammes de matières (diarrhée verte). Le 3 mai injection intraveineuse de l'extrait aqueux et de l'extrait alcoolique de 30 grammes de matières (diarrhée verte). L'animal meurt le 5 mai.

**Autopsie.** — *Examen histologique.* — Les organes et les os ne présentent aucune altération. Sur des coupes de l'épiphyse inférieure du radius colorées au picro-carmin et à l'hématoxyline, on constate que la ligne d'ossification est normale.

*Moelle osseuse du tibia* (Coupes colorées à la thionine-éosine). — L'aspect aréolaire a complètement disparu sauf à la périphérie où l'on constate encore quelques aréoles graisseuses. Les éléments cellulaires (mononucléaires, polynucléaires, cellules géantes) sont tassés les uns contre les autres.

***31e Expérience.*** — *Lapin.* — *Injections intraveineuses et sous-cutanées d'extraits alcooliques et aqueux de matières fécales (rachitisme et gastro-entérite).* — *Mort.*

On fait à un lapin de 13 jours, le 25 avril, une injection sous-cutanée de l'extrait aqueux bouilli de 2 grammes de matières provenant d'un enfant atteint de rachitisme à la période de début. Le 25 avril, injection sous-cutanée de l'extrait aqueux bouilli de 2 grammes de matières provenant du même enfant. Le 30 avril, injection sous-cutanée de l'extrait alcoolique de 17 grammes de matières (diarrhée verte). Le 3 mai, injection sous-cutanée de l'extrait alcoolique de 30 grammes de matières (diarrhée verte). Le 9 mai injection intraveineuse de l'extrait alcoolique de 4gr,5 de matières (diarrhée verte). Le 17 mai, injection intraveineuse de l'extrait aqueux de 2gr,5 de matières et injection sous-cutanée de l'extrait aqueux de 10 grammes de matières (diarrhée verte). Le 5 juin, injection intraveineuse de l'extrait aqueux de 5 grammes de matières (selles diarrhéiques). Le 12 juin, injection intraveineuse de l'extrait aqueux de 2 grammes de matières (diarrhée verte). L'animal meurt le 25 juin, poids 770 grammes.

**Autopsie.** — *Examen histologique.* — A l'autopsie, grosse rate ; les autres organes sont normaux. Les différents os (extérieurement et sections longitudinales) ne présentent aucune altération macroscopiques et sur des coupes des épiphyses inférieures du radius et du cubitus, colorées au picro-carmin et à l'hématoxyline, on constate que l'ossification se fait normalement.

***32e Expérience.*** — *Lapin.* — *Injections intraveineuses et sous-cutanées d'extrait aqueux et alcooliques de matières fécales (rachitisme et gastro-entérite).* — *Mort.*

On fait à un lapin de 3 semaines, le 25 avril, une injection intraveineuse du mélange d'extraits de 6 grammes de matières provenant d'un enfant atteint de rachitisme à la période de début (extrait alcoolique de 2 grammes, extrait aqueux de 2 grammes, extrait aqueux bouilli de 2 grammes). Le 26 avril, injection intraveineuse du même mélange. Le 29 avril, injection intraveineuse des extraits aqueux et alcoolique de 5 grammes de matières provenant d'un enfant rachitique (période de début). Le 3 mai, injection intraveineuse de l'extrait alcoolique de 30 grammes de matières (diarrhée verte) et le 16 mai injection de l'extrait aqueux de 8 grammes de matières (diarrhée verte). L'animal meurt le 17 mai, poids 750 grammes.

**Autopsie.** — *Examen histologique.* — A l'autopsie, gros foie pâle avec placards jaunâtres, rate volumineuse. Les différents os (extérieurement et sections longitudinales) ne présentent aucune altération macroscopique apparente. Sur des coupes des épiphyses inférieures du radius et du cubitus colorées au picro-carmin et à l'hématoxyline on constate que la ligne d'ossification est normale.

*Moelle osseuse du tibia* (coupes colorées à la thionine-éosine). — L'aspect aréolaire est en partie conservé, mais on trouve cependant à l'intersection des travées délimitant les aréoles un grand nombre d'éléments cellulaires (mononucléaires — cellules géantes).

**33e Expérience.** — *Lapin.* — *Injection intraveineuse d'extraits aqueux et alcoolique de matières fécales (gastro entérite). — Mort.*

On fait, le 9 mai, à un lapin de 4 semaines une injection intraveineuse de l'extrait aqueux de 8 grammes et de l'extrait alcoolique de 2gr,5 de matières provenant d'un enfant atteint de gastro-entérite. L'animal meurt le 12 mai.

**Autopsie.** — *Examen histologique.* — Les organes et les os sont normaux. Sur des coupes des épiphyses inférieures du radius et du cubitus, colorées au picro-carmin et à l'hématoxyline, on constate que la ligne d'ossification est normale.

*Moelle osseuse du tibia* (coupes colorées à la thionine-éosine). — L'aspect aréolaire a complètement disparu. Les éléments cellulaires (mononucléaires, cellules géantes) sont tassés les uns contre les autres.

**34e Expérience.** — *Chat.* — *Injections rectales et sous-cutanées d'extraits aqueux et alcoolique de matières fécales. [rachitisme et gastro-entérite]. — Mort.*

On fait, le 19 avril, à un chat d'un mois une injection rectale d'environ 15 grammes de matières provenant d'un enfant mort de gastro-entérite aiguë. Le 21 avril injection rectale d'environ 10 grammes de matières provenant d'un enfant mort de gastro-entérite aiguë avec broncho-pneumonie. Le 25 avril, injection sous-cutanée du mélange d'extraits de 6 grammes de matières provenant d'un enfant atteint de rachitisme à la période aiguë. (Extrait aqueux de 2 grammes — extrait aqueux bouilli de 2 grammes — extrait alcoolique de 2 grammes). Le 26, injection sous cutanée de l'extrait alcoolique de 10 grammes et de l'extrait aqueux de 10 grammes de matières provenant d'un enfant atteint de gastro-entérite. Le 30, injection sous-cutanée de l'extrait aqueux et de l'extrait alcoolique de 17 grammes de matières (diarrhée verte). Le 3 mai, injection sous-cutanée de l'extrait aqueux et de l'extrait alcoolique de 30 grammes de matières (diarrhée verte).

L'animal a un ventre énorme, distendu, qui pend sur la surface antérieure des cuisses ; poils mouillés. Il meurt le 4 mai.

**Autopsie.** — A l'autopsie on trouve à l'incision de l'abdomen, entre la peau et le péritoine, un foyer hémorragique et des fausses membranes ayant l'aspect de villosités et ressemblant à un enduit péricardique ; la cavité péritonéale est intacte ; l'intestin est normal ; la rate est volumineuse ; le foie est gros et pâle. Des ensemencements faits avec les pulpes splénique et hépatique donnent des cultures de coli-bacille : une culture faite avec la moelle osseuse donne une culture de streptocoque.

Les différents os (extérieurement et sections longitudinales) ne présentent aucune altération macroscopique appréciable.

35e ***Expérience.*** — *Lapin.* — *Injections sous-cutanées d'extraits alcoolique et aqueux, de matières fécales (rachitisme et gastro-entérite).* — *Mort.* — *Lésions du cartilage de conjugaison* (Pl. 27, fig. 3 ; Pl. 30, fig, 1 et 2).

On fait, le 25 avril, à un lapin de 13 jours une injection sous-cutanée de l'extrait alcoolique de 2 grammes de matières provenant d'un enfant atteint de rachitisme à la période de début. Le 26 avril, injection sous-cutanée de l'extrait alcoolique de 2 grammes de matières provenant du même enfant. Le 30, injection sous-cutanée de l'extrait aqueux de 17 grammes de matières (diarrhée verte). Le 3 mai, injection sous-cutanée de l'extrait aqueux de 9 grammes de matières (diarrhée verte). L'animal reste très petit par rapport aux autres de la même portée. Il meurt le 11 mai à l'âge de 29 jours.

**Autopsie.** — A l'examen des différents os, sur des sections longitudinales on constate que les noyaux spongieux épiphysaires sont très congestionnés, surtout au niveau du radius et du cubitus (épiphyse inférieure) et que le cartilage de conjugaison est épais et vasculaire. — Le cartilage juxta-épiphysaire mesure en effet au niveau de l'épiphyse inférieure du radius 3 millimètres alors que sur un os normal il mesure à peine 1 millimètre (pl. 30, fig. 1 et 2).

**Examen histologique.** — *Epiphyse inférieure du radius* (Coupes colorées au picro-carmin et à l'hématoxyline).

Le cartilage de conjugaison est considérablement épaissi. Il est composé de deux couches superposées : la première, contiguë au cartilage articulaire, est formée de cellules plates ; la seconde, qui donne au cartilage de conjugaison toute son épaisseur, comprend des cellules arrondies, tassées les unes contre les autres, sans interposition de substance fondamentale (pl. 27, fig. 3), le cartilage est envahi par des anses vasculaires qui montent verticalement jusqu'aux confins de la couche de cellules plates ; ces anses vasculaires, arborisées, se terminent en anse et sont entourées de cellules rondes. La zone sous-jacente au cartilage est composée de grandes lacunes sanguines et d'aréoles graisseuses entourées de cellules rondes. Au milieu de ces amas de vaisseaux et de cellules on trouve des blocs de cartilage isolés. On ne trouve qu'un petit nombre de lamelles osseuses dissociées.

*Moelle osseuse du radius.* — (Coupes colorées à la thionine-éosine.) L'aspect aréolaire a complètement disparu. Au centre de la moelle existe une grande lacune remplie de globules rouges d'où partent de larges traînées de globules rouges qui s'irradient entre les amas de cellules (gros mononucléaires, cellules géantes). Au milieu de ces cellules on trouve un certain nombre de globules rouges isolés, et des amas de pigment.

Les injections d'extraits alcooliques et aqueux de matières fécales de gastro-entérites nous montrent que la toxicité de ces matières est le plus souvent assez faible. Dans ses recherches Czerny (1) disait que les matières fécales des enfants atteints d'entérite n'étaient pas toxiques et Lesage (2), reprenant la question, obtenait également des résultats négatifs, en filtrant à la bougie le contenu intestinal dilué dans une certaine quantité d'eau distillée et stérilisée.

Nous nous sommes, dans un certain nombre d'expériences, servi du même procédé en inoculant le produit obtenu par filtration sur bougie. Dans deux expériences les animaux sont morts au bout de 24 heures.

**36e Expérience.** — *Lapin. — Injection sous-cutanée de matières fécales (gastro-entérite) filtrées. — Mort.*

On fait, le 26 juin, à un lapin de 3 semaines une injection sous-cutanée de 10 centimètres cubes du liquide provenant de la filtration sur bougie de 5 grammes de matières fécales (gastro-entérite, diarrhée verte) diluées dans 15 centimètres cubes d'eau.

L'animal meurt le 7 juillet. Poids 370 grammes.

**Autopsie.** — *Examen histologique.* — Les différents os ne présentent aucune altération macroscopique (extérieurement et sections longitudinales), mais les épiphyses se détachent facilement. Sur des coupes des épiphyses inférieures du radius et du cubitus, colorées au picro-carmin et à l'hématoxyline, on constate que l'ossification se fait normalement.

---

(1) CZERNY. *Jahrb. f. Kinderheilk.* Bd. 44, p. 15, et Bd. 45.
(2) LESAGE. *Loc. cit.*

**37e Expérience.** — *Lapin.* — *Injection sous-cutanée de matières fécales (gastro-entérite) filtrées.* — *Mort.*

On fait, le 28 juin, à un lapin d'un mois une injection sous-cutanée de 10 centimètres cubes du liquide provenant de la filtration sur bougie de 5 grammes de matières fécales (diarrhée verte) reprises par l'eau et filtrées sur papier.

L'animal meurt le 29 juin.

Les différents organes et les os sont normaux.

**38e Expérience.** — *Lapin.* — *Injections sous-cutanées de matières fécales (gastro-entérite) filtrées.* — *Mort.*

On fait à un lapin d'un mois, le 2 juillet, une injection sous-cutanée de 2 centimètres cubes provenant de la filtration sur bougie de 2 grammes de matières fécales (diarrhée verte) reprises par l'eau. Le 5 juillet, injection sous-cutanée du produit de filtration sur bougie de 1 gramme de matières (diarrhée verte) reprises par l'eau. L'animal succombe le 11 juillet.

**Autopsie.** — *Examen histologique.* — A l'autopsie, le foie est volumineux, violacé; liquide diarrhéique dans l'intestin. Les différents os sont normaux. Sur des coupes de l'épiphyse inférieure du radius, colorées au picro-carmin et à l'hématoxyline, on constate que la ligne d'ossification est normale.

**39e Expérience.** — *Lapin.* — *Injection intraveineuse de matières fécales (gastro-entérite) filtrées.* — *Mort.*

On fait, le 5 juillet, à un lapin de 3 semaines une injection intraveineuse du produit de filtration sur bougie de 1 gramme de matières (gastro-entérite aiguë) reprises par l'eau.

L'animal meurt le 6 juillet.

Le foie est pâle, friable, liquide diarrhéique dans l'intestin. Les autres organes et les os sont normaux.

Nous avons fait ensuite quelques expériences sur les *injections de raclage de muqueuse intestinale,* nous basant sur l'hypothèse de Lesage (1) qui suppose que la toxicité de la muqueuse est supérieure à celle du contenu intestinal. Charrin (2) avait cependant montré qu'en injectant à des animaux des toxines ou

---

(1) Lesage. *Loc. cit.*

(2) Charrin. Dépenses de l'organisme, p. 170.

des poisons intestinaux, en y ajoutant le produit de macération de la muqueuse intestinale, on obtenait une atténuation ; ce fait tendrait à prouver que la muqueuse ayant bien un rôle de défense, les inoculations d'extraits de raclage devraient avoir une action toxique assez limitée.

Voici les 4 expériences que nous avons pratiqué, après raclage de la muqueuse intestinale, macération dans l'eau et filtration à la bougie.

**40e Expérience.** — *Lapin.* — *Injection sous-cutanée de raclage de muqueuse intestinale (gastro-entérite).* — *Mort.*

On fait, le 26 juin, à un lapin de 3 semaines une injection sous-cutanée du raclage de 5 grammes de muqueuse intestinale provenant d'un enfant mort de gastro-entérite. L'animal meurt le 19 juillet. Poids 480 grammes.

**Autopsie.** — A l'autopsie, foie pâle. Des ensemencements faits avec le sang du cœur et la moelle osseuse du tibia restent stériles. Les différents os (extérieurement et sections longitudinales) ne présentent aucune altération macroscopique appréciable.

*Moelle osseuse du radius* (Coupes colorées à la thionine-éosine). — L'aspect aréolaire a complètement disparu. La moelle est constituée par un amas de cellules tassées les unes contre les autres (mononucléaires, cellules géantes). Les amas de cellules sont séparés par des ilots remplis de globules rouges.

**41e Expérience.** — *Lapin.* — *Injection sous-cutanée de raclage de muqueuse intestinale (gastro-entérite).* — *Mort.*

On fait, le 28 juin, à un lapin d'un mois une injection sous-cutanée du raclage de 5 grammes de muqueuse intestinale provenant d'un enfant mort de gastro entérite. L'animal meurt le 29 juin. L'autopsie ne permet de révéler aucune lésion.

**42e Expérience.** — *Lapin.* — *Injection sous-cutanée de raclage de muqueuse intestinale (gastro-entérite).* — *Mort.*

On fait, le 2 juillet, à un lapin d'un mois une injection sous-cutanée du raclage de 1 gramme de muqueuse provenant d'un enfant mort de gastro-entérite.

L'animal meurt le 15. On trouve à l'autopsie un phlegmon au point d'inoculation ; les reins sont très pâles. Les autres organes et les os ne présentent aucune altération. Des ensemencements faits avec le pus du phlegmon, avec le sang du cœur et avec la moelle osseuse du tibia ne donnent aucun résultat.

**43e Expérience.** — *Lapin.* — *Injection intraveineuse de raclage de muqueuse intestinale (gastro-entérite).* — *Mort.*

On fait, le 5 juillet, à un lapin de 3 semaines une injection intraveineuse du raclage de 1 gramme de muqueuse provenant d'un enfant mort de gastro-entérite. L'animal meurt le 10 juillet. Les différents organes et les os sont normaux.

Ces diverses injections, d'extraits de matières fécales provenant d'enfants atteints de gastro-entérites avec ou sans rachitisme apparent nous ont montré que la toxicité de ces matières était des plus variables, les animaux succombant dans un espace de temps variant, de un jour, à un mois et demi ou même deux mois. Nous n'avons pas observé de différences de toxicité sensibles entre les extraits aqueux et les extraits alcooliques. Par contre nous avons vu les animaux mourir rapidement à la suite d'injections de matières fécales diluées dans l'eau et filtrées à la bougie et du produit obtenu par raclage de la muqueuse intestinale.

Chez ces 21 animaux nous n'avons observé d'altérations osseuses que dans un cas (expérience 35). Chez les 20 autres animaux (19 lapins et 1 chat), les os étaient toujours normaux, macroscopiquement et microscopiquement.

Les lésions osseuses que nous avons obtenu chez le lapin de l'expérience 35, par inoculation d'extraits de matières fécales d'enfant rachitique, présentent tous les caractères des lésions du rachitisme. Nous discuterons plus loin les résultats de cette expérience, mais nous pouvons déjà conclure, que l'hypothèse de l'origine toxique du rachitisme, basée sur les données cliniques et anatomiques, peut être en partie vérifiée par l'expérimentation.

## CHAPITRE IV

### THÉORIE MICROBIENNE

### Infection et intoxication microbienne.

La doctrine microbienne devait être invoquée à son tour dans la pathogénie du rachitisme ; un certain nombre de faits viennent en effet plaider en faveur de l'origine infectieuse de cette maladie. Un premier argument nous est fourni par l'étude des symptômes généraux du début du rachitisme ; il est vrai que la fièvre, qui est un signe fréquent des infections, fait le plus souvent défaut, mais nous pouvons répondre à cette objection que la fièvre manque également dans certaines infections locales, superficielles, dans certaines formes de tuberculose, et de syphilis, etc. Nous avons cependant constaté que le rachitisme, à sa phase de début, peut s'accompagner d'un léger mouvement fébrile, même en l'absence de toute complication.

Le rachitisme peut apparaître spontanément chez l'enfant et chez les animaux ; on peut l'observer sous forme épidémique dans certaines espèces animales.

Les lésions de l'os rachitique, enfin, sont des lésions inflammatoires, néoplasiques, hyperplasiques qui peuvent être considérées comme une réaction contre une offense directe par un microbe ou un poison agissant électivement sur les parties atteintes.

Si le rachitisme reconnaît pour cause un agent microbien, il faut rechercher quel peut être le point de départ de l'infection.

Bien que Chaumier (1) ait considéré le rachitisme comme une maladie contagieuse, il ne semble pas que la contagion puisse jamais s'effectuer directement ; on pourrait tout au plus admettre la transmission d'une maladie au cours de laquelle le rachitisme se développerait ; s'il était prouvé que le rachitisme soit provoqué par une infection digestive, par exemple, la propagation de cette infection digestive pourrait jouer un rôle dans la dissémination du rachitisme.

En admettant l'origine infectieuse du rachitisme, on peut émettre plusieurs hypothèses sur la façon dont se développe l'infection. Le rachitisme peut être produit par un agent microbien, vivant dans l'organisme à l'état de parasite, jusqu'au moment où son activité morbide entre en jeu ; le rachitisme peut être provoqué par la localisation d'un microbe au cours d'une infection quelconque provoquée par ce microbe ; on peut enfin expliquer le rachitisme par la production d'une infection surajoutée, analogue à celle qu'on observe si fréquemment au cours et dans la convalescence des infections graves ou prolongées.

Il semble en effet qu'on puisse voir apparaître le rachitisme à la suite d'un certain nombre de maladies infectieuses : rougeole, coqueluche, broncho-pneumonies, etc. Il est plus fréquent et presque constant de constater son apparition au cours des infections ou intoxications digestives aiguës ou chroniques. Du reste, ce fait, en lui-même, ne préjuge en rien le mécanisme suivant lequel se développe la lésion osseuse.

L'*étude bactériologique* des maladies infectieuses permet seule de préciser la nature de l'infection en recherchant le microbe aux différentes phases de la maladie, pendant la vie et après la mort, dans les différents organes et tissus de l'économie. Nous allons voir si cette étude peut donner quelques résultats dans le rachitisme.

---

(1) CHAUMIER. *Loc. cit.*

ÉTUDE BACTÉRIOLOGIQUE

Peu d'auteurs se sont occupés jusqu'à présent de ce genre de recherches dans l'étude du rachitisme.

Dans plusieurs autopsies de rachitisme Mircoli (1) constate la présence dans le cerveau, la moelle épinière, et dans le tissu osseux, du staphylocoque pyogène associé, dans un cas, au streptocoque. En l'absence de lésions viscérales antérieures il ne pense pas qu'il s'agisse d'une infection secondaire.

Smaniotto-Ettore (2) examine comparativement les os de 25 enfants non rachitiques et de 22 enfants rachitiques. Il cautérise la surface de l'os et aspire, à l'aide d'une pipette stérilisée, la moelle de l'os au niveau de la diaphyse et des épiphyses. Il trouve les résultats suivants :

1. *Os non rachitiques.* — 16 cultures stériles, 2 fois le bactérium coli, 1 fois le staphylococcus pyogenes albus et 6 fois le streptocoque (4 cas de diphtérie avec infection streptococcique secondaire, 1 cas de scarlatine et 1 cas de broncho-pneumonie).

2. *Os rachitiques.* — Dans le rachitisme grave, chez les enfants ayant souffert d'une gastro-entérite grave, l'auteur trouve, dans les épiphyses, un grand nombre de bactéries dont la plupart sont des hôtes de l'intestin et qu'il range par ordre de fréquence: colibacille, streptocoque, pyocyanique, staphylocoque, etc. Dans le rachitisme d'intensité moyenne avec gastro-entérite chronique la flore bactérienne est moins riche. Enfin dans le rachitisme léger, l'auteur trouve le streptocoque et le pneumocoque. Smaniotto-Ettore rejette l'idée d'une invasion osseuse par les bactéries intestinales, après la mort, et se rattache à la théorie infectieuse du rachitisme.

---

(1) Mircoli. *Gazette des hôpitaux*, 16 août 1891. — *Archiv. ital. de clin. med.* 1894. — *Gazette des hôpit. de Milan*, 1895, p. 628. — *Riforma medica*, 1895, p. 373. *Presse médicale*, 28 janvier 1899.

(2) Smaniotto-Ettore. *Rev. mens.. mal. enf.*, mars-avril 1897.

## Recherches personnelles.

En admettant dans le rachitisme l'hypothèse d'une infection générale, on peut rechercher l'agent microbien dans le sang, dans les organes et enfin dans les os. Cette recherche peut être effectuée pendant la vie et après la mort.

*Pendant la vie*, on se trouve en présence de difficultés considérables. L'infection générale devant être relativement courte, le microbe pourrait être surtout retrouvé pendant la phase de début. Nous avons vu combien cette période de début du rachitisme est obscure et surtout combien elle est banale ; le diagnostic précis faisant presque défaut dans tous les cas, il faudrait donc, pour avoir quelque chance de réussite, choisir de jeunes enfants chez lesquels on soupçonne le développement du rachitisme, sans en être absolument certain. Il y aurait chez ces enfants plusieurs façons de rechercher l'agent microbien hypothétique.

En supposant que le rachitisme soit une infection générale sanguine, on pourrait pratiquer des ensemencements avec le sang ; nous remarquerons cependant que l'infection sanguine est rare dans les maladies infectieuses chroniques et même dans les infections aiguës.

Nous avons eu l'occasion de faire qnelques-unes de ces cultures et nous avons toujours obtenu des résultats négatifs.

### Cultures faites avec le sang de jeunes enfants, à la période de début du rachitisme.

1. Fille, 19 mois, nourrie au biberon. A toujours eu des troubles digestifs. N'a jamais marché, ne peut pas se tenir assise ; crie quand on touche ses membres. Fontanelles non soudées, huit dents, thorax évasé, gros ventre. Diarrhée.

Une culture faite avec le sang reste stérile.

2. Garçon, 5 mois, nourri au biberon. A toujours eu de la diarrhée. Enfant très amaigri, cachectique, gros ventre, grande fontanelle béante.

Une culture faite avec le sang reste stérile.

3. Fille, huit mois, nourrie au sein, mais prenant de la soupe et de la viande depuis l'âge de 4 mois; a de la diarrhée. Enfant cachectique ; pas de dents, chairs flasques, sueurs profuses, gros ventre, diarrhée fétide.

Une culture faite avec le sang reste stérile.

4. Fille, 17 mois, nourrie au sein ; boit du lait stérilisé plusieurs fois par jour depuis l'âge de 5 mois. N'a jamais eu de troubles digestifs. A partir de l'âge de 16 mois, elle commence à maigrir ; pleure au moindre mouvement, ne peut se tenir assise. Enfant pâle, chairs flasques, gros ventre, fontanelles non soudées. Tuméfaction des épiphyses inférieures des tibias et des radius.

Une culture faite avec le sang reste stérile.

5. Fille 8 mois, nourrie au sein — suralimentation — bien portante jusqu'à l'âge de 6 mois. A partir de ce moment elle maigrit et présente de la diarrhée. Enfant pâle, cachectique, gros ventre distendu, chairs flasques, diarrhée.

Une culture faite avec le sang reste stérile.

Il y aurait encore deux moyens de rechercher le microbe pendant la vie : les ponctions de la rate et les ponctions osseuses. On sait en effet qu'au début de l'évolution du rachitisme, la rate est hypertrophiée, et que les épiphyses des os longs sont tuméfiées. Ces deux modes de recherches sont inapplicables, chez l'enfant, en raison des accidents qu'ils pourraient entraîner.

*Après la mort* les difficultés, pour être d'une autre nature, n'en existent pas moins. Il est rare en effet que l'enfant rachitique meure au début de la maladie et surtout qu'il meure du fait même de l'évolution du rachitisme ; presque toujours la mort est due à des infections secondaires, et les résultats bactériologiques obtenus sont toujours sujets à caution.

Dans l'hypothèse d'une infection générale on pourrait retrouver le microbe dans le sang, dans les organes et enfin dans les os.

Pour faire l'examen bactériologique de l'os, le moyen le plus simple consiste à prélever aseptiquement une parcelle de moelle osseuse et à l'ensemencer. Il serait préférable, dans l'étude du rachitisme, d'ensemencer une parcelle d'os ou de cartilage, mais ce procédé est peu pratique, la section aseptique des os étant difficilement réalisable. On peut cependant sectionner aseptiquement des nouures costales ou des épiphyses de petites dimensions et ensemencer une partie du cartilage de conjugaison ou du tissu spongieux.

Nous avons pratiqué des ensemencements, avec la moelle osseuse, chez 48 enfants. La moelle était prélevée au niveau de la diaphyse et de l'une des épiphyses du tibia, l'os étant rapidement débarrassé des parties molles et sectionné à l'aide d'une cisaille flambée.

En même temps que la culture osseuse, on pratiquait un ensemencement avec la pulpe splénique et quelquefois avec le sang du cœur.

Les cultures primitives ont toujours été faites sur bouillon. Nous avons cependant pratiqué, sur des milieux anaérobies, quelques ensemencements de moelles osseuses provenant d'enfants rachitiques. Nous avons employé, dans ce but, le tube de Roux pour anaérobies, à une tubulure latérale (en faisant le vide à l'aide de la trompe à eau), et la gélose glycosée répartie en longs tubes (viande 250 grammes, eau 500 grammes, peptone 5 grammes, sel marin 2gr,50, gélose 6 grammes + 750 grammes de glucose en solution, ajoutés après le premier passage à l'autoclave). Nous n'avons obtenu que des résultats négatifs ou des cultures identiques à celles observées sur bouillon ordinaire.

Nous avons également essayé d'ensemencer des parcelles de moelle osseuse sur un milieu renfermant tous les éléments constitutifs de l'os : 3 kilogrammes d'os de veau étaient concassés et additionnés d'un litre d'eau ; le tout était soumis à l'ébullition pendant une demi-heure, puis filtré sur linge et passé à l'autoclave (115) pendant un quart d'heure ; le filtrat obtenu était neutralisé, réparti en tubes et placé de nouveau pendant un quart d'heure à l'autoclave ; on obtenait ainsi un liquide jaunâtre, renfermant une forte proportion de graisse et présentant des flocons blanchâtres. Les cultures obtenues dans ce bouillon d'os étaient identiques à celles des autres milieux.

Nous diviserons nos cultures d'os en deux catégories : cultures obtenues chez des enfants rachitiques et cultures obtenues chez des enfants non rachitiques,

Sur 48 enfants chez lesquels nous avons pu pratiquer des cultures avec la moelle osseuse, nous trouvons 16 rachitiques, le rachitisme ayant toujours été contrôlé par l'examen histologique.

## Enfants rachitiques, 16 cas.

5 cultures positives. — 11 cultures négatives.

### I. — Cultures positives.

*Pneumocoque* (culture obtenue par ensemencement de la moelle osseuse du tibia. Un ensemencement pratiqué avec la pulpe splénique reste stérile). — Enfant rachitique de 2 ans (Obs. XV, anat. path.) morte de broncho-pneumonie en 10 jours.

*Staphylocoque* (culture obtenue par ensemencement de la moelle osseuse du tibia. Un ensemencement pratiqué avec la pulpe splénique reste stérile). — Enfant rachitique de 9 mois (Obs. XII, anat. path.) mort cachectique avec un foie volumineux et une grosse rate.

*Streptocoque* (culture obtenue par ensemencement d'une parcelle du cartilage de conjugaison d'une nouure costale. Des ensemencements pratiqués avec la moelle osseuse du tibia et avec la pulpe splénique restent stériles). — Enfant rachitique de 10 mois (examen histologique de la nouure costale sans décalcification ; absence de microbes sur les coupes) mort de broncho-pneumonie.

*Microcoque* indéterminé, semblant se rapprocher de l'*entérocoque*. Culture finement ponctuée sur gélose. Même culture sur gélatine (non liquéfiée) en piqûre et en strie. Lait coagulé. Enduit vernissé sur pomme de terre. Polymorphisme ; micrococques en amas ; diplocoques lancéolés. (Culture obtenue par ensemencement de la moelle osseuse du tibia. Un ensemencement pratiqué avec la pulpe splénique reste stérile.) — Enfant rachitique de 1 an (Obs. XI, anat. path.) morte de broncho-pneumonie en 6 jours.

*Microcoque* indéterminé semblant se rapprocher de l'*entérocoque*. Mêmes caractères que la culture précédente (culture obtenue par ensemencement de la moelle osseuse du tibia. Un ensemencement pratiqué avec la pulpe splénique reste stérile. Enfant rachitique de 7 mois (Obs. I, anat. path.) morte de gastro-entérite ; foie volumineux, grosse rate.

Nous ne parlerons pas ici d'une culture obtenue chez un enfant rachitique de 1 an et demi, culture que nous avons inoculée à l'animal. (Voir page 298.)

### II. — Cultures négatives.

Les cultures ont été pratiquées par ensemencement de la moelle osseuse du tibia et par ensemencement de la pulpe splénique :

1. Enfant rachitique de 5 mois mort de gastro-entérite.
2. Enfant rachitique de 4 mois mort de broncho-pneumonie.
3. Enfant rachitique de 7 mois (Obs. XIII, anat. path.) mort de broncho-pneumonie.
4. Enfant rachitique de 9 mois (Obs. XVI, anat. path.) mort de broncho-pneumonie.
5. Enfant rachitique de 11 mois (Obs. III, anat. path.) mort de broncho-pneumonie.
6. Enfant rachitique de 1 an (Obs. VIII, anat. path.) mort de rougeole avec broncho-pneumonie.
7. Enfant rachitique de 8 mois mort de broncho-pneumonie.
8. Enfant rachitique de 1 an (Obs. VI, anat. path.) mort de broncho-pneumonie.
9. Enfant rachitique de 7 mois (Obs. IV, anat. path.) mort de broncho-pneumonie.
10. Enfant rachitique de 10 mois (Obs. II, anat. path.) mort de broncho-pneumonie.
11. Enfant rachitique de 14 mois mort de broncho-pneumonie.

## Enfants non rachitiques, 32 cas.

6 cultures positives. — 26 cultures négatives.

### I. — Cultures positives.

*Coli-bacille.* (cultures obtenues par ensemencements de la moelle osseuse du tibia et de la pulpe splénique.) Enfant de 2 ans, morte de diphtérie avec broncho-pneumonie.

*Coli-bacille.* (culture obtenue par ensemencement de la moelle osseuse du tibia.) Enfant de 18 mois, morte de gastro-entérite avec broncho-pneumonie.

*Coli-bacille.* (culture obtenue par ensemencement de la moelle osseuse du tibia.) Enfant de 1 mois, morte de broncho-pneumonie.

*Coli-bacille.* (culture obtenue par ensemencements de la moelle osseuse du tibia et de la pulpe splénique.) Enfant de 10 mois, mort de broncho-pneumonie.

*Pneumocoque.* (culture obtenue par ensemencement de la moelle osseuse du tibia ; un ensemencement pratiqué avec la pulpe splénique reste stérile.) Enfant de 5 mois, morte de gastro-entérite.

*Pneumocoque.* (culture obtenue par ensemencement de la moelle osseuse du tibia.) Enfant de 10 mois, morte de broncho-pneumonie.

## II. — **Cultures négatives.**

Les cultures ont été pratiquées par ensemencement de la moelle osseuse du tibia. Ces cultures avaient été faites chez des enfants, âgés de quelques mois à 2 et 3 ans, morts d'affections diverses : 17 broncho-pneumonies, 3 gastro-entérites, 2 granulies, 2 athrepsies, 1 érysipèle, 1 hérédo-syphilis.

En comparant les résultats obtenus chez les enfants rachitiques et chez ceux qui ne l'étaient pas, nous obtenons le tableau suivant :

CULTURES PAR ENSEMENCEMENT DE MOELLE OSSEUSE CHEZ 48 ENFANTS

| | RÉSULTATS POSITIFS | | RÉSULTATS NÉGATIFS |
|---|---|---|---|
| Rachitisme 16 cas. | 5 | 1 pneumocoque.<br>2 staphylocoque.<br>3 streptocoque.<br>4, 5 microcoque pouvant être rapproché de l'entérocoque. | 11 |
| Affections diverses (sans rachitisme) 32 cas. | 6 | 1 coli-bacille.<br>2 —<br>3 —<br>4 —<br>5 pneumocoque.<br>6 — | 26 |

Si la recherche du microbe est difficile chez l'enfant, elle devrait être des plus simplifiées chez l'animal. Les animaux rachitiques, en effet, peuvent être sacrifiés à des phases différentes de l'évolution de la maladie, et les ensemencements, pouvant être faits immédiatement après la mort, devraient donner des résultats indiscutables.

Nous avons vu cependant, dans l'étude du rachitisme animal, combien il était difficile de se procurer des animaux rachitiques, surtout à la période de début. Or, cette phase de début est justement la seule où on pourrait avoir le plus de chances d'obtenir des résultats positifs.

Nous avons pu pratiquer des ensemencements avec le sang, avec les organes et avec la moelle de différents os, chez 3 animaux rachitiques; ces animaux avaient été sacrifiés à des phases différentes de la période de début du rachitisme. *Les cultures restèrent stériles chez 2 poulets rachitiques* (moelle osseuse du tibia, du fémur, foie, rate, sang du cœur). Nous avons obtenu par ensemencement de la moelle osseuse du tibia d'un canard rachitique une culture sur laquelle nous reviendrons, avec détails, dans le chapitre suivant (voir page 300).

Au cours de nos expériences, nous avons pratiqué des ensemencements, avec la moelle osseuse, chez 42 animaux. Nous donnerons les résultats de ces cultures pour montrer que des microbes peuvent se trouver dans l'os sans provoquer de lésions.

### Cultures obtenues par ensemencements de moelles osseuses chez 42 animaux (1).

14 cultures positives. — 28 cultures négatives.

#### I. — Cultures positives.

*Coli-bacille*, 7 fois (poulet mort de diarrhée à l'âge de 15 jours — lapin nourri avec du sucre — lapin inoculé avec des extraits de matières fécales

(1) Les résultats de ces cultures ont été mentionnés à la suite de chaque expérience.

— 3 lapins inoculés avec de la toxine coli-bacillaire — chat inoculé avec de la toxine coli-bacillaire).

*Pneumocoque,* 1 fois (agneau inoculé avec de la toxine coli-bacillaire).

*Staphylocoque,* 2 fois (lapin inoculé dans la veine auriculaire avec une culture de staphylocoque — lapin inoculé avec des extraits de matières fécales).

*Streptocoque,* 1 fois (chat inoculé avec des extraits de matières fécales).

*Bacillus subtilis,* 1 fois (poulet mort à 3 semaines de diarrhée).

*Microcoque indéterminé* (culture confluente jaune sur gélose — culture jaune d'or non liquéfiante, sur gélatine en piqûre et en strie — lait coagulé — enduit crémeux sur pomme de terre. — Ces cultures sont composées de gros microcoques réunis en amas). 2 fois (lapin nourri pendant plusieurs mois avec de la viande — poulet mort de cachexie gastro-intestinale).

II. — **Cultures négatives** (28 animaux).

1. — 12 animaux devenus cachectiques à la suite d'alimentation défectueuse (3 lapins — 1 agneau — 1 renard — 6 poulets — 1 cobaye).

2. — 9 lapins soumis à des intoxications diverses (inoculations sous-cutanées et intraveineuses de toxine coli-bacillaire, de toxine staphylococcique, d'extraits de matières fécales, d'acide lactique; ingestion de phosphate de potasse).

3. — 4 lapins ayant reçu pendant plusieurs semaines des cultures de coli-bacille dans leur alimentation.

4. — 1 lapin inoculé dans la veine auriculaire avec une culture de coli-bacille.

5. — 2 lapins inoculés avec un microbe isolé de selles diarrhéiques, dans un cas de gastro-entérite aiguë (microbe coliforme, liquéfiant la gélatine).

Les résultats obtenus par ces ensemencements de moelle osseuse montrent qu'on peut trouver dans les os d'enfants ou d'animaux rachitiques les mêmes microbes que dans les os d'enfants ou d'animaux morts d'affections quelconques, sans que leur squelette ait présenté la moindre altération. En nous plaçant à un point de vue général (1), nous voyons que, pour une

(1) P. Haushalter et L. Spillmann. Microbes dans la moelle osseuse au cours des infections chez les enfants et chez les jeunes animaux. *Soc. de biologie*, 20 janvier 1900.

même affection, l'ensemencement de la moelle osseuse donne des résultats positifs ou négatifs, sans qu'on puisse rien préjuger d'avance. Rien ne prouve d'ailleurs que l'on doive trouver des microbes dans la moelle des différents os d'un même individu (notre examen n'a porté dans chaque cas que sur un seul os). D'autre part, il n'est pas démontré, que dans les maladies infectieuses, la présence des microbes dans la moelle ne puisse se montrer d'une façon transitoire et répétée. Dans les cas que nous avons examinés, les microbes ont été proportionnellement rencontrés plus souvent dans la moelle osseuse que dans la rate. Des maladies réputées locales, telles la broncho-pneumonie, peuvent s'accompagner d'infections de la moelle osseuse; nous avons en effet rencontré des microbes divers, dans la moelle, dans 11 cas de broncho-pneumonie.

Il ne semble pas qu'il y ait de rapport entre la présence des microbes dans la moelle osseuse et l'intensité des lésions de la moelle. Les lésions de la moelle sont tout aussi intenses dans les cas où les intoxications expérimentales ont été réalisées avec des toxines microbiennes ou avec des poisons divers; les intoxications peuvent elles-mêmes devenir le point de départ d'auto-infections, au cours desquelles des microbes peuvent secondairement envahir la moelle osseuse.

Au point de vue du rachitisme, nous n'avons trouvé des microbes dans l'os rachitique que 5 fois sur 16 cas. L'absence d'agents microbiens dans l'os de l'enfant rachitique pourrait cependant ne pas être considérée comme une preuve négative. L'os peut être examiné, en effet, à un moment où l'agent microbien a disparu. La présence dans ces os d'agents microbiens vulgaires, tels que le pneumocoque ou le staphylocoque, s'explique fort bien par l'existence des infections secondaires, que l'on observe si fréquemment chez l'enfant rachitique; il en est de même pour les os d'animaux spontanément rachitiques, et il est évident que par le seul examen des cultures obtenues avec des ensemencements pratiqués avec la moelle osseuse, il est impossible de trancher la question de l'origine infectieuse du rachitisme.

*Nous pouvons seulement conclure que dans les os rachitiques on trouve les mêmes microbes que dans les os d'enfants morts d'une affection quelconque* (1).

Comme on vient de le voir, l'étude bactériologique ne donne que peu de renseignements sur le rôle de l'infection dans le rachitisme, d'autant plus qu'on peut admettre que l'agent microbien produit la lésion rachitique par l'intermédiaire de ses toxines.

Nous allons donc rechercher si certains agents microbiens, ou leurs poisons, peuvent se rendre au sein du tissu osseux et y provoquer le rachitisme. Les troubles digestifs semblant jouer le principal rôle dans l'évolution de la maladie, nous chercherons, tout d'abord, à définir l'action des microbes d'origine intestinale et de leurs poisons, pour étudier ensuite le rôle d'agents microbiens divers et de leurs toxines.

**Rôle des microbes intestinaux et de leurs toxines.** — Les selles normales de l'enfant, et surtout du nourrisson, renferment une quantité considérable d'éléments figurés les plus divers, et on n'attribue habituellement à une espèce microbienne donnée le principal rôle dans la production de la gastro-entérite que si on la trouve en grande abondance dans les selles incriminées. On a décrit de cette façon : les gastro-entérites aiguës à microbes coliformes (2), les gastro-entérites à streptocoques (3), les gastro-entérites coli-streptococciques, à diplocoques (4), à microcoques

---

(1) Nota. — Nous n'avons jamais trouvé d'éléments microbiens sur les coupes de moelle osseuse et sur les frottis faits avec une parcelle de tissu médullaire. D'autre part, dans un cas de rachitisme (enfant de 14 mois) où les os étaient assez ramollis pour ne pas nécessiter la décalcification, nous avons pratiqué, après fixation à l'alcool, des coupes d'épiphyses au niveau du cartilage de conjugaison. En nous servant des méthodes de coloration habituelle (violet de gentiane, thionine, éosine, Gram, etc.), nous n'avons pu déceler aucun microbe.

(2) Lesage. *Soc. méd. des hôpitaux*, 1898.

(3) Escherich. *Jahrb. f. Kinderheilk.*, mars 1899.

(4) Thiercelin. *Soc. de biol.*, 15 avril 1899.

liquéfiant ou ne liquéfiant pas, à proteus, à pyocyanique, etc. Il existe « une relation entre le nombre des microbes d'une espèce et la nocuité de ces mêmes éléments (1) » ; la culture abondante ou pure d'un microbe dans l'intestin devient ainsi un bon signe de l'activité nocive de ce microbe. Plus la maladie est invétérée, plus le milieu bactériologique perd de sa pureté et devient complexe : la flore bactérienne est en effet notablement plus variée dans les infections digestives lentes que dans les infections aiguës ; il en résulte que de nombreux microbes (staphylocoque, streptocoque pyogène, etc.) peuvent intervenir dans la production des complications des gastro-entérites (bronchites, broncho-pneumonies, abcès, etc.). Ce point particulier serait important à considérer dans l'étude du rachitisme au cas où ce dernier serait attribué à une infection secondaire.

Si le rachitisme reconnaît une origine infectieuse intestinale, nous nous trouvons en présence de deux hypothèses : ou bien le microbe qui se trouve dans l'intestin fabrique des produits toxiques, qui pénètrent dans la circulation et vont agir électivement sur le tissu osseux ; ou bien le microbe lui-même, parti de la muqueuse intestinale, s'achemine vers l'os, où il provoque par sa présence les lésions caractéristiques du rachitisme.

Nous avons vu, au chapitre précédent, que l'action élective sur le tissu osseux des substances toxiques produites dans le tube digestif est possible. La toxicité des matières fécales étant due en grande partie aux produits solubles bactériens, nous nous exposerions à des redites en insistant à nouveau sur le rôle possible de ces poisons intestinaux.

Quant aux microbes partis de l'intestin, ils peuvent envahir l'organisme et provoquer, soit des lésions générales, soit des lésions spéciales. « Des recherches personnelles corroborées par

---

(1) LESAGE. De la gastro-entérite aiguë des nourrissons. *Monogr. cliniques*, n° 17, Paris, 1899.

celles d'autres auteurs m'ont convaincu que dans les gastro-entérites des nourrissons, il peut y avoir envahissement de l'organisme par des microbes venus de l'intestin, qu'il existe des infections générales d'origine intestinale, déterminant, tantôt une septicémie sans lésions appréciables, tantôt des lésions localisées dans des organes plus ou moins éloignés du tube digestif (1). » Lorsque les bactéries intestinales traversent la paroi, elles se diffusent dans l'organisme par voie lymphatique ou sanguine et on peut dans certains cas les retrouver dans le foie, la rate, le péricarde, les méninges, les reins et même les os (Smanitto-Ettore, voir page 256). On a voulu attribuer à un phénomène cadavérique la présence de microbes intestinaux dans les tissus et dans les organes, du bacterium coli par exemple ; il semble prouvé aujourd'hui qu'il s'agit là d'un fait pathologique. Du reste, Marfan et Bernard (2) ont récemment montré que la muqueuse intestinale d'un animal sain, examinée aussitôt après la mort, ne renferme pas de microbes ; ceux-ci, très abondants dans le contenu intestinal, ne franchissent pas l'épithélium. Par contre, dans l'entérite provoquée expérimentalement par injection d'acide arsénieux, les microbes existent dans la paroi intestinale (tunique muqueuse et couche sous-endothéliale de la tunique séreuse). Hanot (3) avait déjà montré que, pendant la vie, des influences diverses déterminant de la congestion intestinale (alcool, etc.), permettent aux microbes de l'intestin de passer dans le péritoine, le sang de la veine porte et le sang du cœur.

Marfan et Bernard (4) ont également constaté très fréquemment la présence de microbes dans la tunique muqueuse intes-

---

(1) Marfan. Rôle des microbes dans les gastro-entérites des nourrissons. *Rev. mens. maladies de l'enfance,* août-septembre-octobre-novembre 1899.

(2) Marfan et Bernard. Bactériologie de l'intestin. *Pr. méd.*, 10 mai 1899.

(3) Hanot. *Loc. cit.*

(4) Marfan et Bernard. Présence des microbes dans la muqueuse intestinale des nourrissons atteints de gastro-entérite. *Presse médicale,* 15 novembre 1899.

tinale de nourrissons ayant succombé avec de la gastro-entérite. D'après ces auteurs, qui donnent la relation de onze cas de gastro-entérite avec examen histologique de la muqueuse intestinale, l'envahissement de la paroi digestive par certains microbes du contenu intestinal est un fait pathologique, mais c'est un fait secondaire, non pas un fait primitif: c'est un phénomène « conséquence », non pas un phénomène « cause ». Il est vrai que le phénomène secondaire pourra donner lieu à son tour à de nouvelles lésions de la paroi gastro-intestinale ou devenir le point de départ d'une septicémie. Avec les méthodes actuelles de coloration des préparations histologiques, les cultures étant impossibles à faire dans le cas particulier, Marfan et Bernard trouvaient sur les coupes de muqueuse intestinale que les microbes qui envahissaient l'intestin appartenaient presque toujours à deux espèces: « 1° Des bâtonnets longs, moyens ou courts, se décolorant par le Gram et représentant probablement des variétés de coli-bacilles: 2° des microcoques, le plus souvent en diplocoques, très rarement en streptocoques, qui résistent, en général, à la décoloration par l'iode et qui paraissent appartenir à un parasite normal de l'intestin (diplococcus intestinalis de Tavel — entérocoque de Thiercelin). »

Si donc, à l'état normal, les bactéries ne traversent pas la paroi intestinale, il n'en est plus de même lorsque la muqueuse présente des lésions de son épithélium et, dans ce cas, les microbes peuvent passer dans la circulation et envahir l'organisme.

**Rôle protecteur du foie dans les infections intestinales.** — Arrivés dans la circulation, les agents microbiens trouvent devant eux des obstacles qui, dans la majeure partie des cas, s'opposent à leur propagation; il n'en est pas de plus important que le foie.

L'action du foie sur les bactéries est à rapprocher de son action sur les poisons (1). L'infection varie avec la voie suivie

(1) Roger. Rôle protect. du foie contre l'inf. charbonneuse. *Soc. biol.*, 9 octobre 1897.

par le microbe (1), et si l'inoculation d'éléments microbiens par l'aorte, une veine périphérique, l'artère fémorale ou la carotide, amène la mort dans un laps de temps déterminé, il n'en est plus de même si l'injection est faite dans la veine porte, auquel cas le microbe est arrêté par le foie. Cette action protectrice du foie ne s'exerce pas sur tous les microbes ; si le bacille du charbon, le staphylocoque, l'oïdium s'arrêtent dans le foie et y périssent, le streptocoque et le coli s'y développent et s'y exaltent. C'est ainsi que par injection de coli-bacille dans la veine porte on observe des lésions (foie jaunâtre, avec taches blanches) qui entraînent l'insuffisance hépatique ; celle-ci joue à son tour un rôle dans l'évolution rapide des accidents infectieux.

Roger a également montré que l'action protectrice du foie augmente ou diminue suivant les circonstances (2). Au bout de 3 jours de jeûne, la puissance anti-bactériennse du foie diminue dans de notables proportions. Des doses de 3 à 5 grammes de glycose introduites par la veine porte (inj. par veine mésaraïque) diminuent ou suppriment l'action du foie sur le staphylocoque ; des résultats analogues sont obtenus par ingestion de 15 à 20 grammes, alors que des doses plus faibles stimulent la glande. L'éther aurait une action identique : au-dessus de $1^{cc},5$ en injection, il diminue l'action du foie, au-dessous, il l'augmente. Ces résultats, obtenus expérimentalement avec le sucre ou l'éther, sont réalisés souvent en clinique, au cours des gastro-entérites qui produisent des lésions de dégénérescence hépatique, et par là même une diminution de l'action protectrice du foie.

Au point de vue de la question qui nous occupe, nous voyons

(1) Roger. Les organes protecteurs contre les infections. *Pr. méd.*, 15 juillet 1898.

(2) Roger. *Soc. biol.*, 15 octobre 1898. De quelques conditions qui modifient l'action du foie sur les microbes. — *Pr. méd.*, 21 décembre 1898. Rôle du foie dans les infections.

que les nombreuses bactéries qui se trouvent normalement ou à l'état pathologique dans le tube digestif peuvent, à la faveur des troubles gastro-intestinaux produisant des lésions des parois intestinales, traverser la muqueuse et passer dans la circulation ; à ce niveau, elles devraient s'arrêter dans le foie, mais le foie étant presque toujours dégénéré dans les gastro-entérites, son action protectrice se trouve amoindrie ou abolie et rien n'empêche plus les agents microbiens, partis de l'intestin, d'aller provoquer des lésions dans les différents tissus de l'économie.

Sans vouloir faire ici aucune analogie avec le rachitisme, il existe des microbes ayant une action élective sur le tissu osseux. « Le périoste d'un côté, la moelle de l'autre, paraissent offrir aux micro-organismes des conditions favorables de développement et on voit l'aureus qui dans les glandes sudoripares se borne à créer le furoncle, provoquer l'ostéomyélite au sein des canaux médullaires (1). » Rien n'empêche d'admettre qu'un agent figuré, parti du tube digestif vienne provoquer des lésions osseuses. Nous avons vu que les toxines microbiennes peuvent avoir les mêmes propriétés.

Admettant que le rachitisme peut être dû à une infection ou à une intoxication banale, probablement d'origine intestinale, se localisant sur certains tissus de l'organisme et sur l'os en particulier, nous nous sommes adressé à l'expérimentation dans le but de spécifier l'action possible des microbes et l'action de leurs toxines. Les affections aiguës, les affections de l'appareil respiratoire, les complications des fièvres éruptives, etc., ayant été invoqués comme cause du rachitisme, nous étudierons non seulement l'action des microbes intestinaux, mais aussi l'action d'agents microbiens divers.

---

(1) CHARRIN. *Traité de médecine*, t. I, p. 150.

### EXPÉRIMENTATION

Nous avons pratiqué un certain nombre d'expériences qui peuvent se grouper sous deux chefs principaux : *action des microbes* et action des *toxines microbiennes*. Comme mode d'introduction de ces substances dans l'organisme, nous avons employé l'ingestion, l'injection sous-cutanée et l'injection intraveineuse (veine auriculaire chez le lapin et veine des membres, superficielle ou profonde chez les autres animaux).

Nous commencerons par la relation des expériences faites à l'aide du coli-bacille, qui semble jouer un des principaux rôles dans les infections digestives.

#### I. — Expériences sur le rôle du coli-bacille et de ses toxines.

Pour placer les animaux dans les mêmes conditions que les enfants au cours des gastro-entérites chroniques, nous avons cherché à provoquer chez l'animal des infections ou des intoxications prolongées, permettant une assez longue survie. Dans ce but, nous ne nous sommes servi que de cultures peu virulentes et n'avons injecté que de très faibles doses.

Les cultures de bactérium-coli que nous avons employées provenaient d'ensemencements faits avec des selles diarrhéiques d'enfants. La culture fut renforcée ultérieurement par passage sur le cobaye. Sauf un ou deux cas où nous nous sommes servi de cultures sur lait, les diverses inoculations ont été faites avec des cultures sur bouillon en nature ou filtrées sur bougie de porcelaine. Nous n'avons expérimenté que sur de jeunes animaux ; presque tous étaient âgés de 15 jours à 3 semaines et plusieurs lapins furent même inoculés à l'âge de 7 jours. La mort survint généralement au bout d'un mois ; dans quelques cas, cependant, elle ne se produisit que trois ou quatre mois après la première injection.

### Ingestion de cultures de coli-bacille.

**44e Expérience.** — *Lapin nourri pendant 2 mois et demi avec des aliments imbibés de cultures de coli-bacille. — Cachexie progressive. — Mort.*

Un lapin âgé d'un mois et demi est nourri à partir du 23 décembre avec des carottes imbibées de 10 centimètres cubes de culture de coli-bacille (par jour) ; même régime jusqu'au 10 janvier. A partir de ce moment l'animal maigrit, ses poils sont rudes; selles dures blanchâtres. On continue à lui faire absorber journellement 10 centimètres cubes de culture. L'amaigrissement s'accentue, l'animal se cachectise peu à peu, restant blotti, sans bouger, dans un coin de sa cage ; il avale ses aliments imbibés de culture jusqu'au 6 mars. Il meurt le 7 après avoir été soumis au régime pendant deux mois et demi, ayant ainsi absorbé près de 750 centimètres cubes de culture. — A sa mort il pèse 1200 grammes (âgé de 4 mois — un lapin normal du même âge pèse 1600 grammes).

**Autopsie.** — A l'autopsie les poumons et le cœur sont normaux, le foie présente à sa surface des placards blanchâtres ; l'intestin est rempli de liquide diarrhéique. Le squelette ne présente aucune altération macroscopique appréciable ; la section longitudinale des différents os permet seulement de constater que la moelle osseuse a une coloration rouge foncé, au niveau des épiphyses, alors qu'elle présente une teinte jaunâtre à la diaphyse.

Des ensemencements faits avec la moelle osseuse, le sang du cœur, la rate, le foie restent stériles.

*Moelle osseuse du tibia* (coupes colorées à la thionine-éosine).— La structure aréolaire a complètement disparu. Les éléments cellulaires (mononucléaires — cellules géantes) sont tassés les uns contre les autres ou séparés en certains endroits par des traînées de globules rouges.

**45e Expérience.** — *Lapin nourri avec des aliments imbibés de culture de coli. — Mort.*

Un lapin de 15 jours est nourri avec du son imbibé de culture de coli-bacille, à partir du 7 mars. L'expérience continue jusqu'au 20 mars, époque à laquelle l'animal meurt (à l'âge de 28 jours).

**Autopsie.** — L'autopsie permet de constater que l'estomac est très dilaté, que le foie est volumineux et que l'intestin est rempli d'un liquide diarrhéique jaune verdâtre. Les os ne présentent aucune altération macroscopique, extérieurement et sur des sections longitudinales. Une culture faite avec la moelle osseuse du tibia reste stérile.

*Moelle osseuse du tibia* (Coupes colorées à la thionine-éosine).— L'aspect aréolaire est nettement marqué, mais les cellules sont en plus grand nombre qu'à l'état normal. En certains endroits existent des amas de globules rouges. On trouve un certain nombre de cellules allongées.

**46e Expérience.** — *Lapin nourri avec des aliments imbibés de culture de coli. — Mort.*

Un lapin de 15 jours est nourri du 7 au 23 mars avec du son mélangé à des cultures de coli-bacille sur lait (lait coagulé). L'animal meurt le 23 avec des convulsions (âgé de 4 semaines).

**Autopsie.** — A l'autopsie on constate que l'estomac est dilaté ; liquide diarrhéique abondant dans l'intestin. Les os, extérieurement et sur une coupe longitudinale, ne présentent aucune altération macroscopique.

Un ensemencement fait avec la moelle osseuse du tibia reste négatif.

*Moelle osseuse du tibia* (Coupes colorées à la thionine-éosine).— L'aspect aréolaire persiste en partie. A l'entrecroisement des travées délimitant les aréoles on trouve de nombreux éléments cellulaires (mononucléaires, cellules géantes, cellules allongées).

D'après ces expériences, nous voyons que le coli-bacille produit peu de réaction en ingestion puisque dans l'expérience 44, un lapin put absorber, en l'espace de 2 mois et demi, environ 750 centimètres cubes de culture de coli-bacille, ce qui est une dose respectable.

Il se passe probablement chez l'animal ce qui a lieu chez l'enfant : chez celui-ci, en effet, un bactérium coli très virulent peut se trouver dans le tube digestif sans provoquer de lésions, alors qu'un bactérium coli peu virulent pourra envahir l'organisme d'un enfant cachectique et d'un enfant dont la muqueuse intestinale est altérée. Valagussa (1) a montré que la virulence du coli est d'autant plus faible que l'état général de l'animal en expérience est meilleur.

Nous basant sur les recherches de Roger sur la diminution des fonctions protectrices du foie (voir p. 270) par la glycose et dans le but de neutraliser autant que possible l'action du foie

(1) VALAGUSSA. *Centralblatt. f. bacteriologie*, 1898, vol. XXIV, n° 20, p. 750. Recherches expériment. sur la virulence du bact. coli commune.

chez les animaux, nous avons fait ingérer, à un lapin, du sucre et du coli-bacille, sans plus de résultats du reste que dans les expériences précédentes.

**47e Expérience.** — *Lapin nourri avec des aliments saupoudrés de sucre et imbibés de culture de coli. — Mort.*

Un lapin de 15 jours est nourri à partir du 7 mars avec du son imbibé de culture de coli-bacille, le tout étant additionné d'une certaine quantité de sucre. L'animal meurt le 24 mars (âgé de 4 semaines).

**Autopsie.** — A l'autopsie, on constate que l'estomac est dilaté, que le foie et la rate sont volumineux et que l'intestin est rempli de liquide diarrhéique.

L'examen des os ne permet de constater aucune lésion macroscopique appréciable (aspect extérieur : section longitudinale). Des cultures faites avec la moelle osseuse du tibia et avec la pulpe splénique restent stériles.

*Moelle osseuse du tibia* (Coupes colorées à la thionine-éosine). — La structure aréolaire est très nette et les éléments cellulaires sont peu nombreux.

**Injections intraveineuses de culture de coli-bacille.**

**48e Expérience.** — *Lapin. — Injections intraveineuses de culture de coli. — Cachexie.*

Un lapin de 5 semaines reçoit le 29 mars une injection intraveineuse de 2 centimètres cubes de culture de coli bacille. Le 31, injection de 3 centimètres cubes. Le 4 avril, injection de 3 centimètres cubes. Le 8 avril, injection de 6 centimètres cubes. Le 14, injection de 10 centimètres cubes. Le 27, injection de 10 centimètres cubes. Le 2 mai, injection de 2 centimètres cubes.

Au cours de l'expérience, l'animal a considérablement maigri. Il est tué le 10 juin (âgé de 3 mois); il pèse 1 250 grammes, alors qu'un lapin témoin pèse 1 600 grammes. Il a donc reçu en l'espace de 34 jours, 44 centimètres cubes de culture de coli-bacille dans le sang.

**Autopsie.** – A l'autopsie, le foie est énorme, blanchâtre; la rate est volumineuse; liquide diarrhéique dans l'intestin. L'examen des os (aspect extérieur, section longitudinale) ne permet d'y constater aucune altération macroscopique.

Un ensemencement fait avec la moelle osseuse du tibia reste négatif.

**49e Expérience.** — *Lapin.* — *Injection intraveineuse de culture de coli-bacille virulent.* — *Mort.*

On fait, le 19 juin, à un lapin de 2 mois pesant 431 grammes une injection intraveineuse de 1/2 centimètre cube de culture de coli-bacille (extrait de selles diarrhéiques vertes provenant d'un enfant atteint de gastro-entérite). L'animal meurt le 20.

**Autopsie.** — A l'autopsie, on constate que la rate est volumineuse ; le foie est blanchâtre ; sang fluide ; foyers hémorragiques dans presque tous les muscles.

Les différents os (extérieurement et sections longitudinales) ne présentent aucune altération macroscopique.

**50e Expérience.** — *Lapin.* — *Injection intraveineuse de culture de coli-bacille virulent.* — *Mort.*

On fait, le 26 juin, à un lapin de 3 semaines une injection intraveineuse de 1 centimètre cube de culture de coli-bacille obtenue chez le lapin de l'expérience précédente. L'animal meurt le 27 juin.

**51e Expérience.** — *Lapin.* — *Injection intraveineuse de culture de coli-bacille virulent.* — *Arthrite radio-carpienne.* — *Mort.*

On fait, le 28 juin, à un lapin d'un mois une injection intraveineuse de 1/2 centimètre cube de la même culture que dans l'expérience précédente. Quelques jours après on constate une arthrite de l'articulation radio-carpienne droite; l'articulation est fortement gonflée.

L'animal meurt le 8 juillet (poids 375 grammes).

**Autopsie.** — Les différents organes sont normaux ; les os ne présentent aucune altération macroscopique. Un ensemencement fait avec le pus de l'arthrite reste stérile.

Nous plaçons également ici la relation d'une expérience dans laquelle nous avons inoculé du bouillon dans lequel avaient macéré des matières fécales (Le mélange renfermait du coli-bacille).

**52e Expérience.** — *Lapin.* — *Injection intraveineuse de matières fécales diluées dans du bouillon.* — *Mort.*

On fait, le 13 juin, à un lapin de 2 mois pesant 511 grammes une injection intraveineuse de 3 centimètres cubes de bouillon dans lequel avait macéré, pendant 6 heures, 1 gramme de matières provenant de selles recueillies chez un enfant atteint de gastro-entérite.

Le 16 juin, injection intraveineuse de 5 centimètres cubes du produit d'une macération analogue. L'animal meurt le 18 juin.

**Autopsie.** — Sang fluide; congestion pulmonaire; gros foie blanc; rate énorme; fausses membranes fibrino-purulentes sur le foie, le péritoine, l'intestin; pus dans l'articulation du coude et de l'épaule gauche.

Les différents os (extérieurement et sur des sections longitudinales) ne présentaient aucune altération macroscopique appréciable.

Les injections de cultures de coli-bacille sont donc toujours restées sans résultat.

### Inoculations de toxine coli-bacillaire.

Le coli-bacille peut développer dans le tube digestif deux sortes de produits nuisibles : des produits de fermentation, aux dépens des aliments sucrés et azotés, et des toxines véritables dont dépendrait sa virulence (1). Nous avons seulement en vue ici les toxines. Il faut, à l'état normal, des doses élevées du produit de filtration du coli-bacille pour amener la mort, les coli-toxines élaborées dans le tube digestif étant en partie détruites par l'épithélium intestinal, et en partie arrêtées par le foie (Gilbert et Roger).

Nous n'avons pas cru nécessaire de faire ingérer la toxine coli-bacillaire aux animaux ; on sait du reste que les toxines introduites dans l'estomac du lapin ne produisent aucun accident, quelle que soit la dose ingérée. Carrière (2) attribue cette annulation des toxines à la ptyaline, au suc gastrique, etc. Charrin et Levaditi (3) ont également montré que certaines

---

(1) Marfan. *Loc. cit.*

(2) Carrière. Étude expérimentale sur le sort des toxines et des antitoxines introduites dans le tube digestif des animaux. *Annales de l'Institut Pasteur*, mai 1899.

(3) Chavarin et Levaditi. *Acad. des sciences*, 9 janvier 1899. Modific. des toxines introduites dans le tube digestif.

toxines très actives quand on les introduit dans le sang, perdent la plus grande partie de leur action quand on les fait pénétrer par la voie digestive.

L'injection de doses massives de toxines (diphtérique ou tétanique) dans le rectum des lapins, des chiens ou des cobayes, ne produit également aucun effet apparent(1).

Nous avons donc pratiqué des injections sous-cutanées et intraveineuses de toxine coli-bacillaire chez différents animaux (15 lapins, 1 agneau, 1 chat, 1 cobaye).

Nous étudierons successivement les injections sous-cutanées, les injections sous-cutanées et intraveineuses, les injections intraveineuses et les associations toxiques (coli-staphylo, coli-subtilis, etc).

### Injections sous-cutanées de toxine coli-bacillaire.

**53e *Expérience.*** — *Lapin. — Injections sous-cutanées de toxine coli-bacillaire. — Arrêt de développement. — Mort.*

On fait, le 23 décembre, à un lapin d'un mois, une injection sous-cutanée de 2 centimètres cubes de toxine coli-bacillaire. Du 23 au 31, injection sous-cutanée quotidienne de 2 centimètres cubes. A partir de ce moment l'animal maigrit, reste blotti dans un coin de sa cage sans bouger. Du 2 au 20 janvier, il reçoit 2 centimètres cubes de toxine par jour. L'amaigrissement s'accentue, l'animal ne grandit pas. Du 21 janvier au 19 février, injections de 2 centimètres cubes par jour. Du 19 février au 7 mars injection de 10 centimètres cubes par jour. Ce lapin reçoit donc sous la peau, en l'espace de 3 mois et demi, 284 centimètres cubes de toxine coli-bacillaire. Il est tué le 9 mars (âgé de 4 mois il pèse 880 grammes alors qu'un lapin normal du même âge pèse 1600 grammes).

**Autopsie.** — A l'autopsie le foie est énorme, pâle, la rate est volumineuse. Extérieurement et sur une section longitudinale les différents os ne présentent aucune altération. Des ensemencements faits avec la moelle

---

(1) Gibier. *Bull. Acad. des Sciences,* 1896, p. 1075. Effets produits sur les animaux par les toxines et les antitoxines de la diphtérie et du tétanos injectés dans le rectum.

osseuse du tibia, avec la pulpe hépatique et la pulpe splénique restent négatifs.

*Moelle osseuse du tibia* (coupes colorées à la thionine-éosine). — Les aréoles graisseuses ont complètement disparu et sont remplacées par des amas de cellules (mononucléaires, cellules géantes très nombreuses). On trouve en certains endroits de petits amas de pigments.

**54e Expérience.** — *Cobaye.* — *Injection sous-cutanée de toxine coli-bacillaire.* — *Mort.*

On fait, le 7 janvier, à un cobaye âgé de 3 jours, une injection sous-cutanée de 1 centimètre cube de toxine coli-bacillaire ; l'animal a des convulsions dans la journée du 8 et meurt le 9. La toxine coli-bacillaire employée provenait des mêmes cultures que dans l'expérience précédente. A l'autopsie les différents organes et les os sont normaux.

**55e Expérience.** — *Lapin.* — *Injections sous-cutanées de toxine coli-bacillaire.* — *Mort.*

On fait à un lapin de 15 jours, le 7 mars, une injection sous-cutanée de 1 centimètre cube de toxine coli-bacillaire. Des injections analogues sont pratiquées les jours suivants. L'animal meurt le 14 mars (à l'âge de 22 jours) ; il est très amaigri.

**Autopsie.** — A l'autopsie l'estomac est dilaté, l'intestin est rempli de liquide diarrhéique, la rate est grosse. Les différents os sectionnés longitudinalement ne présentent aucune altération macroscopique appréciable.

*Examen histologique.* — Des coupes des épiphyses inférieures du radius et du cubitus, colorées au picro-carmin et à l'hématoxyline montrent que l'ossification se fait normalement.

*Moelle osseuse du radius* (coupes colorées à la thionine-éosine). — L'aspect aréolaire a complètement disparu. On trouve entre les amas de cellules des traînées de globules rouges.

**56e Expérience.** — *Chat.* — *Injections sous-cutanées répétées de toxine coli-bacillaire.* — *Arrêt de développement considérable.* — *Mort.*

On fait le 11 avril, à un chat âgé de 8 jours, une injection sous-cutanée de 4 centimètres cubes de toxine coli-bacillaire. Le 12 on remarque que l'animal ne peut pas se redresser ; il ne tette pas. Le 17, injection sous-cutanée de 7 centimètres cubes de toxine ; le 21 injection de 10 centimètres cubes de toxine ; le 9 mai injection de 20 centimètres cubes. A ce moment l'animal est beaucoup plus petit qu'un chat témoin du même âge et nourri par la même mère. Le 15 mai injection de 30 centimètres cubes de toxine ; le 19 mai injection de 30 centimètres cubes ; le 2 juin injection de 28 centimètres cubes. Le 4, le chat reste couché dans un coin de sa cage ; convulsions et diarrhée ; il meurt le 5. Il pèse 600 grammes alors que le chat témoin pèse 1200 grammes.

**Autopsie.** — A l'autopsie le foie est pâle, la rate est volumineuse. Vus extérieurement, les différents os ne présentent aucune altération ; sur une coupe longitudinale on constate que la moelle a une coloration rouge sombre ; le cartilage de conjugaison est violacé.

Un ensemencement fait avec la moelle osseuse du tibia donne une culture de coli-bacille.

*Examen histologique.* — Epiphyse supérieure du tibia (coupes colorées à la thionine-éosine).

En comparant cet os à celui d'un chat normal du même âge on constate que l'ossification se fait normalement.

### 57e Expérience. — *Lapin. — Injections sous cutanées de toxine coli-bacillaire. — Mort.*

On fait le 17 avril, à un lapin âgé de 6 jours, une injection sous-cutanée de 1 demi-centimètre cube de toxine coli-bacillaire ; le 21 injection de 3 centimètres cubes de toxine ; le 26 injection de 3 centimètres cubes ; le 2 mai injection de 20 centimètres cubes ; le 9 injection de 20 centimètres cubes. L'animal meurt le 11, à l'âge d'un mois.

**Autopsie.** — A l'autopsie les organes sont normaux. Les os ne présentent aucune altération macroscopique, mais sur des coupes longitudinales on constate que la moelle a une teinte rouge ecchymotique ; les épiphyses se détachent facilement au niveau du cartilage de conjugaison.

Un ensemencement fait avec la moelle osseuse du tibia ne donne aucun résultat.

*Examen histologique.* — Des coupes de l'épiphyse inférieure du radius, colorées au picro-carmin et à l'hématoxyline, montrent que la ligne d'ossification est normale.

*Moelle osseuse du radius* (coupes colorées à la thionine-éosine). — L'aspect aréolaire a totalement disparu. Au milieu des cellules on trouve de vastes espaces remplis de globules rouges.

## Injections sous-cutanées et intraveineuses de toxine coli-bacillaire (chez un même animal).

### 58e Expérience. — *Agneau. — Inoculations répétées de toxine coli-bacillaire (1 395 centimètres cubes). — Mort.*

Un agneau né le 31 janvier 1899 est nourri au biberon, avec du lait de vache, à partir du 1er février.

Le 10 février on fait une injection sous-cutanée de 5 centimètres cubes de toxine coli-bacillaire. Les 12, 14, 16, 18 et 20 février on fait des injections de 10 centimètres cubes de toxine. Les 22, 23 et 25 février, injections de 20 centimètres cubes. Le 27, injection de 5 centimètres cubes. Les 27, 28, 29 et 30 février, 1er, 2, 3 et 4 mars, injections de 30 centimètres cubes. Les 5 et 6 mars, injections de 40 centimètres cubes. A partir de ce moment l'animal maigrit. Du 7 au 18 mars, injections quotidiennes de 50 centimètres cubes. Les 19 et 20 mars, injections de 50 et 70 centimètres cubes. Le 21, on dénude une veine dans la région brachiale interne et on pratique une inoculation intraveineuse de 30 centimètres cubes de toxine coli-bacillaire. Le 25, on dénude une veine dans la région fémorale interne et on injecte 15 centimètres cubes de toxine dans le sang et 30 centimètres cubes dans le muscle; la plaie est suturée. Les jours suivants l'animal ne peut parvenir à se lever, mais il continue à bien manger. Le 31, on dénude une veine dans la région brachiale gauche et on injecte dans cette veine 180 centimètres cubes de toxine. Le 2 avril, l'animal reste couché; ne boit pas; diarrhée blanchâtre, mousseuse.

Il succombe le 3 après avoir reçu en injection sous-cutanée 1170 centimètres cubes et en injection intra-veineuse 225 centimètres cubes, c'est-à-dire la dose totale considérable de 1395 centimètres cubes de toxine coli-bacillaire.

**Autopsie.** — A l'autopsie, les poumons sont congestionnés; liquide diarrhéique dans l'intestin. Les différents os examinés extérieurement et sur des sections longitudinales ne présentent aucune altération macroscopique appréciable.

Un ensemencement fait avec la moelle osseuse du tibia donne une culture de pneumocoque (cultures sur bouillon, gélose, sérum de lapin).

*Examen histologique.* — Epiphyses inférieures de l'humérus et du tibia (Coupes colorées au picro-carmin et à l'hématoxyline). En comparant ces coupes à celles obtenues chez un agneau normal, du même âge, on ne voit aucune modification.

### 59e *Expérience. — Lapin. — Inoculations de toxine coli-bacillaire. Mort.*

On fait, le 21 avril, à un lapin âgé de 11 jours une injection sous-cutanée de 3 centimètres cubes de toxine coli-bacillaire. Le 27, injection sous-cutanée de 4 centimètres cubes de toxine. Le 2 mai, injection intraveineuse de 5 centimètres cubes. Le 6 mai, injection sous-cutanée de 10 centimètres cubes et injection intraveineuse de 4 centimètres cubes.

L'animal meurt le 6 à l'âge d'un mois.

**Autopsie.** — Les différents organes sont normaux et les os (extérieurement et sur des sections longitudinales) ne présentent aucune altération macroscopique.

Un ensemencement fait avec la moelle osseuse du tibia reste stérile.

*Moelle osseuse du tibia* (Coupes colorées à la thionine-éosine). — La structure aréolaire a totalement disparu et les aréoles graisseuses sont remplacées par des amas de cellules rondes (mononucléaires, éosinophiles, cellules géantes).

### 60e Expérience. — *Lapin. — Inoculations de toxine coli-bacillaire. Mort.*

On fait, le 17 avril, à un lapin de 11 jours une injection sous-cutanée de 1 centimètre cube de toxine coli-bacillaire. Le 21, injection sous-cutanée de 3 centimètres cubes de toxine; le 2 mai, injection de 10 centimètres cubes. Le 6, injection intraveineuse de 4 centimètres cubes de toxine; le 9, injection intraveineuse de 10 centimètres cubes; le 17, injection intraveineuse de 20 centimètres cubes; le 2 juin, injection intraveineuse de 10 centimètres cubes.

L'animal meurt le 3 juin à l'âge de 2 mois.

**Autopsie.** — A l'autopsie, l'estomac est très distendu et remplit toute la cavité abdominale; le foie est pâle, la rate énorme, diffluente. Vus extérieurement et sur des sections longitudinales, les différents os ne présentent aucune altération macroscopique. L'animal pèse 440 grammes, alors qu'un lapin témoin pèse 511 grammes.

Un ensemencement fait avec la moelle osseuse du tibia donne une culture de coli-bacille; un ensemencement fait avec la pulpe splénique reste stérile.

*Examen histologique.* — Des coupes des épiphyses inférieures du radius et du cubitus, colorées au picro-carmin et à l'hématoxyline, montrent que l'ossification se fait normalement.

### 61e Expérience. — *Lapin. — Inoculations de toxine coli-bacillaire. Mort.*

On fait, le 2 mai, à un lapin âgé de 20 jours une injection intraveineuse de 5 centimètres cubes de toxine coli-bacillaire. Le 6 mai, injection sous-cutanée de 10 centimètres cubes de toxine; le 9 mai, injection sous-cutanée de 20 centimètres cubes; le 16 mai, injection sous-cutanée de 30 centimètres cubes.

L'animal succombe le 17. Il pèse 450 grammes (à 4 semaines), alors qu'un lapin témoin pèse 511 grammes.

**Autopsie.** — Les différents os ne présentent aucune altération macroscopique.

Un ensemencement fait avec la moelle osseuse du tibia donne une culture de coli-bacille.

*Moelle osseuse du tibia* (Coupes colorées à la thionine-éosine). — L'aspect aréolaire a complètement disparu. Au milieu des cellules on trouve d'abondantes traînées de globules rouges.

**62e Expérience.** — *Lapin.* — *Inoculations de toxine coli-bacillaire. Arrêt de développement considérable.* — *Mort.*

On fait, le 21 avril, à un lapin de 9 jours une injection sous-cutanée de toxine coli-bacillaire. Le 26, injection sous-cutanée de 3 centimètres cubes de toxine ; le 2 mai, injection intraveineuse de 5 centimètres cubes ; le 9 mai, injection sous-cutanée de 15 centimètres cubes et injection intra-veineuse de 4 centimètres cubes. L'animal meurt le 18 mai (à 5 semaines) ; il pèse 180 grammes, alors qu'un lapin témoin pèse 400 grammes. Ce lapin est microscopique par rapport aux autres de la même portée ; il existe un arrêt de développement considérable.

**Autopsie.** — A l'autopsie, la rate est pâle. Les différents os (extérieurement et sur des sections longitudinales) ne présentent aucune altération macroscopique.

**Injections intraveineuses de toxine coli-bacillaire.**

**63e Expérience.** — *Lapin.* — *Inoculation intraveineuse de toxine coli-bacillaire.* — *Amaigrissement.* — *Mort.*

On fait à un lapin de 5 semaines, le 27 mars, une injection intraveineuse de 3 centimètres cubes de toxine coli-bacillaire. Le 31, injection intraveineuse de 10 centimètres cubes de toxine ; le 8 avril, injection intraveineuse de 10 centimètres cubes. A partir de ce moment l'animal maigrit. Le 14 avril, injection intraveineuse de 10 centimètres cubes de toxine.

L'animal meurt le 15 à l'âge de 3 mois.

**Autopsie.** — Les poumons sont congestionnés, le foie est volumineux et la rate énorme. Les différents os (extérieurement et sur des sections longitudinales) ne présentent aucune altération microscopique.

*Examen histologique.* — Des coupes des épiphyses inférieures du radius et du cubitus colorées au picro-carmin et à l'hématoxyline montrent que la ligne d'ossification est normale.

*Moelle osseuse du radius* (Coupes colorées à la thionine-éosine). — L'aspect aréolaire est nettement marqué. Les éléments cellulaires (mononucléaires, cellules géantes et cellules éosinophiles en nombre considérable) sont tassés les uns contre les autres.

**64e Expérience.** — *Lapin.* — *Inoculation intraveineuse de toxine coli-bacillaire.* — *Mort.*

On fait, le 22 avril, à un lapin âgé de 3 semaines une injection intraveineuse de 5 centimètres cubes de toxine coli-bacillaire ; le 26, injection intraveineuse de 10 centimètres cubes de toxine ; le 2 mai, injection intraveineuse de 20 centimètres cubes. L'animal meurt le 3 mai.

**Autopsie.** — A l'autopsie, le foie est volumineux avec placards blanchâtres. Les os (extérieurement et sections longitudinales) ne présentent aucune altération microscopique.

*Examen histologique.* — Des coupes des épiphyses inférieures du radius et du cubitus colorées au picro-carmin et à l'hématoxyline montrent que l'ossification se fait normalement.

*Moelle osseuse du radius* (Coupes colorées à la thionine-éosine). — La structure aréolaire a complètement disparu. Les éléments cellulaires (mononucléaires, cellules géantes nombreuses) sont tassés les uns contre les autres.

**65e Expérience.** — *Lapin.* — *Inoculation intraveineuse de toxine coli-bacillaire.* — *Mort.*

On fait, le 16 mai, à un lapin de 3 semaines une injection intraveineuse de 20 centimètres cubes de toxine coli-bacillaire; le 2 juin, injection intraveineuse de 20 centimètres cubes de toxine. L'animal meurt le 4 juin.

**Autopsie.** — Les organes sont normaux et les différents os (extérieurement et sections longitudinales) ne présentent aucune altération macroscopique.

*Examen histologique.* — Des coupes des épiphyses inférieures du radius et du cubitus colorées au picro-carmin et à l'hématoxyline montrent que la ligne d'ossification est normale.

**66e Expérience.** — *Lapin.* — *Inoculation de toxine coli-bacillaire (culture sur lait).* — *Mort.*

On fait, le 16 mai, à un lapin de 3 semaines une injection intraveineuse de 6 centimètres cubes de culture de coli-bacille sur lait, filtrée sur bougie. Le 19 mai, injection intraveineuse de 2 centimètres cubes de culture sur lait filtrée. L'animal meurt le 20 mai.

**Autopsie.** — Le foie est blanchâtre, la rate est violacée, volumineuse. Congestion et œdème pulmonaire. L'examen des différents os ne révèle aucune altération microscopique (extérieurement et sections longitudinales).

Un ensemencement fait avec la moelle osseuse du tibia donne une culture de coli-bacille.

## Associations toxiques (coli-staphylo, coli-subtilis, etc.). — Injections sous-cutanées et intraveineuses.

**67e Expérience.** — *Lapin.* — *Injection sous-cutanée de toxines coli-bacillaires et staphylococciques.*

On fait, le 7 mars, à un lapin âgé de 15 jours une injection sous-cutanée de 1/2 centimètre cube de toxine coli-bacillaire et de 1/2 centimètre cube de toxine de staphylocoque. L'animal meurt le 17 mars (à l'âge de 20 jours).

**Autopsie.** — A l'autopsie, l'estomac est distendu, la rate volumineuse, le foie blanchâtre et l'intestin rempli de liquide diarrhéique.

L'examen des différents os (extérieurement et sections longitudinales) ne permet de constater aucune altération macroscopique. Un ensemencement fait avec la moelle osseuse du tibia reste stérile.

*Moelle osseuse du radius* (Coupes colorées à la thionine-éosine). — L'aspect aréolaire a complètement disparu. Les éléments cellulaires (mononucléaires, polynucléaires) sont tassés les uns contre les autres.

**68e Expérience.** — *Lapin.* — *Injection intraveineuse de toxines coli-bacillaire et staphylococcique.* — *Mort.*

On fait, le 16 mai, à un lapin de 3 semaines une injection intraveineuse de 2 centimètres cubes de toxine coli-bacillaire et de 2 centimètres cubes de toxine de staphylocoque. L'animal meurt le 19 mai. Il pèse 375 grammes.

**Autopsie.** — Les organes sont normaux ainsi que les os (extérieurement et sections longitudinales).

Un ensemencement fait avec la moelle osseuse du tibia reste stérile.

**69 Expérience.** — *Lapin.* — *Injection sous-cutanée de toxines de coli-bacille et de bacillus subtilis.* — *Mort.*

On fait, le 22 avril, à un lapin de 11 jours une injection sous-cutanée de 3 centimètres cubes de toxine coli-bacillaire et de 4 centimètres cubes de toxine de bacillus subtilis; le 27, injection sous-cutanée de 4 centimètres cubes de toxine coli-bacillaire ; le 2 mai, injection intraveineuse de 4 centimètres cubes de toxine coli-bacillaire; le 6 mai, injection intraveineuse de 8 centimètres cubes; le 9 mai, injection intraveineuse de 10 centimètres cubes; le 17 mai, injection intraveineuse de 15 centimètres cubes. L'animal meurt le 27 mai à l'âge de 2 mois.

**Autopsie.** — A l'autopsie, le foie est gros, pâle. L'examen des différents os (extérieurement et sections longitudinales) ne permet pas d'y constater aucune altération macroscopique.

*Examen histologique.* — Des coupes des épiphyses inférieures du radius et supérieures du tibia, colorées au picro-carmin et à l'hématoxyline, montrent que l'ossification se fait normalement.

**70e Expérience.** — *Lapin.* — *Injection sous-cutanée d'éther et injection sous-cutanée de toxine coli-bacillaire consécutive.*

Nous basant sur les expériences de Roger tendant à démontrer que l'éther comme la glycose diminue l'action antitoxique du foie, nous avons fait à un lapin de 3 semaines, le 22 avril, une injection sous-cutanée de 2 centimètres cubes d'éther, et quelques minutes après, en pleine période d'ivresse éthérique, une injection sous-cutanée de 5 centimètres cubes de toxine coli-bacillaire.

L'animal reste inerte le 23 et meurt le 24.

**Autopsie.** — Les organes sont normaux. La moelle osseuse est très rouge. Un ensemencement fait avec la moelle osseuse du tibia reste stérile.

Comme expérience de contrôle nous avions injecté le même jour à un lapin du même âge 2 centimètres cubes d'éther sous la peau. Cet animal mourut le 25 avril, soit un jour plus tard seulement que le lapin injecté avec la toxine coli bacillaire. La culture osseuse faite dans ce cas fut également négative.

Tous les milieux ne donnent pas une égale production de toxine coli-bacillaire. Lesage (1) a indiqué récemment un procédé avec lequel il aurait obtenu un rendement de toxine plus élevé. Il fait subir à la caséine fraîchement coagulée et stérilisée une digestion par la pancréatine (solution filtrée) ; cette digestion se fait très vite à 39-40 degrés. Quand la liquéfaction est obtenue on neutralise et on filtre à la bougie ; on répartit en tubes de 5 centimètres cubes et on ensemence. Après cinq jours de séjour à 37-38 degrés on filtre et on inocule. La dose toxique est de 1 centimètre cube et au-dessous. Nous avons répété ces expériences et nous avons pu constater que le rendement de toxine n'est pas sensiblement plus élevé qu'avec les autres milieux.

*71e* **Expérience.** — *Lapin. — Injection sous-cutanée de toxine coli-bacillaire (culture sur caséine). — Mort.*

On fait le 11 juillet à un lapin de 15 jours une injection sous-cutanée de 1 centimètre cube de caséine digérée par la pancréatine, filtrée, ensemencée avec le coli-bacille et filtrée.

L'animal meurt le 15 juillet.

**Autopsie.** — A l'autopsie les organes sont normaux et les os ne présentent aucune altération macroscopique (section longitudinale). Un ensemencement fait avec le sang du cœur ne donne aucun résultat.

---

(1) Lesage. *Loc. cit.*

**72e Expérience.** — *Lapin.* — *Injection sous-cutanée de toxine coli-bacillaire (culture sur caséine).* — *Mort.*

On fait à un lapin de 15 jours une injection sous cutanée de 1 centimètre cube de toxine coli-bacillaire obtenue dans les mêmes conditions que dans l'expérience précédente. Cette injection reste sans résultat.

**73e Expérience.** — *Cobaye.* — *Injection sous-cutanée de toxine coli-bacillaire (culture sur caséine).*

On fait à un cobaye de 3 semaines une injection sous-cutanée de 2cc,5 de la même toxine coli-bacillaire. Résultat négatif.

Ces multiples injections de culture de coli-bacille ou de toxine coli-bacillaire ne nous ont jamais permis de constater la moindre réaction osseuse. Le coli-bacille peut cependant provoquer dans certains cas des lésions du squelette. Klemm (1) l'a trouvé dans un cas d'ostéomyélite et Ackermann (2) conclut de nombreuses recherches expérimentales sur l'action des cultures de coli-bacille sur l'os, que ce microbe, injecté dans le sang de jeunes lapins de 4 à 5 semaines, peut produire des lésions inflammatoires aiguës ou chroniques du tissu osseux. L'inflammation intéresse toutes les parties constitutives de l'os (moelle, périoste, os) ; elle est surtout manifeste dans les parties les plus molles et les plus altérables, moelle, canaux vasculaires, aréoles; elle est caractérisée par une infiltration de cellules embryonnaires dans le tissu de la moelle, amas de leucocytes si serrés que la structure normale du tissu disparaît. On constate en outre une sclérose partielle et une ostéite raréfiante ayant détruit un certain nombre de lamelles osseuses; plus on se rapproche de la région juxta-épiphysaire et plus les manifestations morbides sont accentuées. Ces lésions s'observaient quand l'animal survivait quelques semaines. A un degré

(1) Klemm. *Arch. f. Klin. Chir.*, Bd. XLVIII, p. 794.
(2) Ackermann. *Arch. de méd. expér.*, 1895, p. 329.

plus avancé on trouve des abcès circonscrits sous le périoste et dans l'os, avec nécrose possible. Pour obtenir de tels résultats il était nécessaire d'injecter de fortes doses de microbes.

Ces lésions osseuses, décrites par Ackermann au cours de l'infection coli-bacillaire expérimentale, sont d'autant plus intéressantes qu'elles se rapprochent par certains caractères histologiques des lésions du rachitisme. Nous ne les avons jamais constatées dans aucune de nos expériences. Quand aux lésions de la moelle, les recherches récentes sur les réactions médullaires montrent que ces altérations doivent être regardées comme des lésions banales.

Albarel (1) qui fit aussi plusieurs inoculations avec la toxine coli-bacillaire, dans le but de reproduire le rachitisme, n'obtint aussi que des résultats négatifs. Il injectait journellement sous la peau d'un chat de 490 grammes, 1/2 centimètre cube de toxine coli-bacillaire pendant près d'un mois ; l'animal mourut au bout de ce temps, et les os ne présentaient aucune altération apparente. Un autre chat, pesant 430 grammes, reçut journellement sous la peau 1 centimètre cube de toxine coli-bacillaire pendant environ un mois ; les os ne présentaient pas de lésions appréciables.

## II. — Expériences sur le rôle d'agents microbiens divers et de leurs toxines.

### I. — *Staphylocoque.*

***74e Expérience.*** — *Lapin. — Injections intraveineuses de culture de staphylocoque. — Mort.*

On fait, le 29 mars, à un lapin de 5 semaines une injection intraveineuse de 2 centimètres cubes de culture de staphylocoque (bouillon). — Le 31 mars injection intraveineuse de 5 centimètres cubes ; le 4 avril injection

(1) ALBAREL, *loc. cit.*

de 5 centimètres cubes ; le 8 avril, injection de 10 centimètres cubes ; le 14, injection d'un raclage de culture sur gélose dilué dans 1 centimètre cube de bouillon ; le 27 avril, injection de 10 centimètres cubes ; le 2 mai, injection de 5 centimètres cubes. L'animal succombe le 3 mai, à l'âge de 9 semaines, un mois après la première injection.

**Autopsie.** — A l'autopsie le foie est pâle, la rate est volumineuse. L'examen des différents os ne permet d'y constater aucune altération macroscopique appréciable (extérieurement — sections longitudinales).

Des ensemencements faits avec la pulpe splénique et avec la moelle osseuse du tibia donnent des cultures de staphylocoque.

*Examen histologique.* — Des coupes des épiphyses inférieures du radius et du cubitus colorées au picro-carmin et à l'hématoxyline montrent que la ligne d'ossification est normale.

*Moelle osseuse du radius* (Coupes colorées à la thionine-éosine). — L'aspect aréolaire a complètement disparu. Les éléments cellulaires (mononucléaires, éosinophiles, cellules géantes) sont tassés les uns contre les autres. Au pourtour de l'artère centrale existent de vastes lacunes remplies de globules rouges.

**75e Expérience.** — *Lapin. — Injection de culture de staphylocoque dans la trachée. — Broncho-pneumonie consécutive. — Mort.*

On fait le, 29 mars, à un lapin de 5 semaines une injection de 2 centimètres cubes de culture de staphylocoque, sur bouillon, dans la trachée ; le 31, injection de 3 centimètres cubes ; le 4 avril, injection dans la trachée de 1 centimètre cube d'ammoniaque suivie de l'injection de 1 centimètre cube de culture de coli-bacille. L'animal est pris de dyspnée, de toux ; les jours suivants il continue à tousser et maigrit. Il meurt le 10 avril.

**Autopsie.** — On constate dans les deux poumons la présence de foyers de broncho-pneumonie ; abcès au point d'inoculation trachéal.

Les différents os ne présentent aucune altération macroscopique appréciable (extérieurement, sections longitudinales).

*Moelle osseuse du radius* (coupes colorées à la thionine-éonine). — L'aspect aréolaire a complètement disparu. On observe une congestion intense de la moelle. Les capillaires sont distendus et on remarque de vastes lacunes remplies de globules rouges. Les amas de cellules (mononucléaires, cellules géantes) sont surtout marqués à la périphérie de la moelle. A ce niveau on trouve de volumineuses cellules conjonctives boursouflées.

**76e Expérience.** — *Lapin. — Injection sous-cutanée de toxine de staphylocoque. — Mort.*

On fait, le 7 mars, à un lapin de 15 jours une injection sous-cutanée de 1 centimètre cube de culture de staphylocoque sur bouillon filtrée à la bougie ; du 7 au 14, injection quotidienne de 1 centimètre cube de toxine ; les 16, 18 et 19, injection de 3 centimètres cubes. L'animal meurt le 20 mars.

**Autopsie.** — L'estomac est dilaté ; l'intestin est rempli de liquide diarrhéique, le foie est volumineux. Les différents os examinés extérieurement et sur des sections longitudinales ne présentent aucune altération macroscopique appréciable.

Un ensemencement fait avec la moelle osseuse du tibia reste stérile.

*Examen histologique.* — Des coupes des épiphyses du radius et du cubitus, colorées au picro-carmin et à l'hématoxyline, montrent que la ligne d'ossification est normale.

**77e Expérience.** — *Lapin.* — *Injection intraveineuse de toxine de staphylocoque.*

On fait, le 29 mars, à un lapin de 5 semaines une injection intraveineuse de 8 centimètres cubes de culture de staphylocoque sur bouillon filtrée à la bougie ; le 31, injection de 20 centimètres cubes de toxine ; le 14 avril, injection de 10 centimètres cubes ; le 21, injection de 20 centimètres cubes. L'animal est tué le 16 juillet à l'âge de 5 mois et demi. Il pèse 1950 grammes alors qu'un lapin témoin pèse 2050 grammes.

**Autopsie.** — Les différents organes sont normaux ainsi que les os qui ne présentent aucune altération macroscopique appréciable (extérieurement — sections longitudinales).

**78e Expérience.** — *Lapin.* — *Injection intraveineuse de toxine de staphylocoque.* — *Mort.*

On fait, le 16 mai, à un lapin de 3 semaines une injection intraveineuse de 9 centimètres cubes de culture de staphylocoque sur bouillon filtrée à la bougie ; le 2 juin, injection de 2 centimètres cubes de toxine.

L'animal meurt le 3 juin.

**Autopsie.** — Les organes sont normaux et les os ne présentent aucune altération (extérieurement, sections longitudinales).

## II. — *Pyocyaniqne.*

**79e Expérience.** — *Lapin.* — *Injection sous-cutanée de toxine de pyocyanique.*

On fait le 24 décembre à un lapin de 2 mois une injection sous-cutanée de 2 centimètres cubes de culture de pyocyanique sur bouillon filtrée à la bougie ; le 26 décembre, injection de 2 centimètres cubes ; les 27, 29, 30 et 31 décembre, du 2 au 19 janvier et du 21 au 30, injection quotidienne de 2 centimètres cubes ; du 1er au 15 février injection quotidienne de 2 centimètres cubes. L'animal est tué le 4 juillet, près de 5 mois après la cessation des accidents, après avoir reçu en 2 mois 96 centimètres cubes de toxine pyocyanique. Agé de 8 mois il pèse 1350 grammes.

**Autopsie.** — A l'autopsie on constate que l'animal est très amaigri ; il y a disparition complète du tissu cellulaire sous-cutané. Les organes et les os (extérieurement et sections longitudinales) sont normaux.

Nous rappellerons ici les résultats qui avaient été obtenus chez le lapin par Charrin et Gley par inoculations de toxines microbiennes.

En 1896, Charrin[1] présentait à la Société de Biologie le squelette d'un lapin dont les ascendants avaient reçu des inoculations de toxines pyocyaniques. Ce lapin présentait des déformations osseuses rappelant celles du rachitisme (épiphyses énormes, incurvation des diaphyses, déformation du thorax, chapelet costal).

La même année, Charrin et Gley (2) pouvaient reproduire expérimentalement chez le lapin le tableau presque complet du rachitisme. Les épiphyses du tibia et du fémur étaient énormes ; les diaphyses étaient incurvées principalement au niveau des pattes antérieures ; le thorax était déformé ; les côtes offraient, sur une rangée verticale, des angles anormaux répondant à ce qu'on décrit sous la dénomination de chapelet rachitique ; l'abdomen était étalé ; diarrhée intermittente ; poils en désordre ; urines albumineuses ; le poids total de cet animal, à l'âge de 3 mois ne dépassait pas 985 grammes, tandis qu'un sujet de la même portée, élevé dans la même cage, avec le même régime, atteignait 1 810 grammes. Un troisième lapin de la même portée dont le mâle et la femelle avaient reçu des toxines diphtéritiques et pyocyaniques, nettement atrophié, était mort dès le début.

De l'ensemble de nos expériences sur l'action de cultures et

---

(1) CHARRIN. Rachitisme expérimental. *Soc. de biologie*, 18 avril 1896.
(2) CHARRIN et GLEY. Rachitisme expérimental. *Soc. de biol.*, 22 février 1896.

de toxines microbiennes diverses découlent plusieurs faits intéressants. L'infection ou l'intoxication coli-bacillaire chronique provoquent chez le jeune animal un état d'amaigrissement considérable, aboutissant à une véritable cachexie avec arrêt de développement manifeste.

C'est ainsi qu'un lapin âgé d'un mois, nourri d'aliments imbibés de culture de coli (Exp. 44) pendant trois mois, meurt cachectique, pesant 1 200 grammes, alors qu'un lapin normal de même âge pesait 1 600 grammes.

Un lapin d'un mois reçoit journellement pendant deux mois, en injection sous-cutanée, 2 centimètres cubes, puis 10 centimètres cubes de toxine de coli (Exp. 53). Il reste de petite taille, se cachectise et meurt trois mois après le début de l'intoxication. A ce moment il pèse 880 grammes, tandis qu'un lapin témoin pèse 1 600 grammes, c'est-à-dire le double.

Un jeune chat (Exp. 56) de 8 jours reçoit des injections sous-cutanées de toxine de coli, s'élevant progressivement de 5 à 30 centimètres cubes. Peu à peu l'animal maigrit. Mort au bout de 2 mois, il pèse 600 grammes, alors qu'un chat témoin pèse 1 200 grammes.

Un lapin né le 12 avril (Exp. 62) reçoit le 21 et le 26 avril 3 centimètres cubes de toxine de coli sous la peau, le 2 mai 5 centimètres cubes dans la veine de l'oreille et le 9 mai 4 centimètres cubes dans la veine et 15 sous la peau. Arrêt de développement considérable. L'accroissement est presque nul. Il meurt à l'âge d'un mois. L'animal pèse 180 grammes, alors qu'un lapin de la même nichée pèse 400 grammes.

Nous avons observé des phénomènes analogues chez un jeune agneau qui reçut en 2 mois, en injections sous-cutanée ou intraveineuse, 1 395 centimètres cubes de toxine coli-bacillaire. Cet animal était devenu peu à peu cachectique. En plus de cet arrêt de la croissance, nous avons noté les résultats habituels de l'infection ou de l'intoxication coli-bacillaire ; la diarrhée, la dégénérescence du foie et l'hypertrophie de la rate.

L'ensemble des différents symptômes observés chez ces animaux est à rapprocher du tableau de la *cachexie infantile d'origine gastro-intestinale*. La gastro-entérite chronique s'accompagne également d'amaigrissement, de cachexie, de lésions de dégénérescence du foie et de la rate; elle est souvent d'origine colibacillaire. Nous verrons que d'autres agents microbiens peuvent provoquer des symptômes identiques.

Il est un autre point sur lequel nous voulons aussi attirer l'attention. Alors que des inoculations de toxine de coli et de staphylocoque, faites chez des animaux différents, à doses assez élevées, n'entraînaient la mort qu'au bout d'un laps de temps plus ou moins long, variant de 20 à 25 jours, l'inoculation simultanée de deux toxines chez un même animal, à la dose très faible d'un centimètre cube faisait succomber cet animal au bout de 2 à 3 jours. *L'association des deux poisons avait donc un pouvoir toxique bien plus considérable que chaque poison pris séparément*. L'exaltation de la toxicité de la toxine coli-bacillaire, dans ce cas, montre bien l'influence fâcheuse que peut avoir chez l'enfant la production d'infections surajoutées, broncho-pulmonaires ou autres, au cours des infections ou intoxications digestives.

Nous avons enfin observé des différences de réceptivité à l'égard d'une même toxine chez des animaux de la même nichée. C'est ainsi qu'un lapin de 5 jours put recevoir, en plusieurs fois, 48 centimètres cubes de toxine de coli et ne mourir que le vingt-cinquième jour, alors qu'un lapin de la même portée, nourri par la même mère, mourut après n'avoir reçu que 15 centimètres cubes de la même toxine.

Chez ces animaux, nous n'avons jamais observé la moindre réaction osseuse. *Si nous avons pu reproduire expérimentalement le tableau de la cachexie infantile d'origine gastro-intestinale, nous n'avons jamais pu observer de lésions osseuses consécutives, ce qui prouve, une fois de plus, que l'infection ou l'intoxication digestive seules ne suffisent pas à provoquer le rachitisme. Les nombreux résultats négatifs, obtenus expérimentalement avec des microbes et des poisons variés, peuvent faire supposer que le rachitisme n'est pas le résultat obligatoire d'une infection ou d'une intoxication banale.*

---

## CHAPITRE V

### Le rachitisme est-il dû à une infection ou à une intoxication spécifique ?

Nous avons exposé les différents arguments qui pourraient être invoqués en faveur de l'origine microbienne du rachitisme. Le problème peut être serré de plus près et posé maintenant de la façon suivante : le rachitisme est-il dû à une infection ou à une intoxication provoquée par un microbe banal, ou par ses poisons, ou bien est-il dû à un microbe spécial (*maladie spécifique*), ce microbe se localisant sur l'os, à une phase donnée de la maladie, ou sécrétant des poisons qui vont agir électivement sur le tissu osseux.

En supposant que le rachitisme soit dû à un microbe banal, on peut cependant le considérer comme une maladie spéciale. De nombreuses maladies, présentant des caractères nettement déterminés, sont dus à des microbes vulgaires capables de provoquer de multiples réactions. Même en admettant que le rachitisme soit dû à une infection banale, on ne devrait pas nécessairement conclure que tous les microbes sont capables de le produire ; il pourrait exister parmi les espèces microbiennes vulgaires un agent capable de provoquer le rachitisme, dans certaines conditions déterminées. C'est de cette façon que, sans vouloir faire la moindre analogie, soit au point de vue clinique, soit au point de vue anatomique, le streptocoque, le type des « microbes » à tout faire, peut produire l'érysipèle, maladie bien spéciale dans ses symptômes, ses lésions, son évolution ; il en est de même pour la pneumonie, véritable entité morbide, affection cyclique, réalisée par un microbe capable dans d'autres conditions de produire les syndromes les plus variés.

Cette première partie du problème a été en partie tranchée dans le chapitre précédent ; nous avons vu que l'hypothèse d'une infection ou d'une intoxication banale ne semble pas devoir être réalisée.

Nous devons chercher maintenant si le rachitisme peut être considéré comme une maladie infectieuse spécifique. Certains points de l'histoire clinique et anatomique du rachitisme viennent à l'appui de cette manière de voir. Si le rachitisme se développe presque toujours à la suite de troubles gastro-intestinaux, on le voit apparaître quelquefois chez l'enfant brusquement, sans cause apparente ; le rachitisme produit toujours les mêmes lésions au sein du tissu osseux ; le rachitisme peut s'observer chez des animaux isolés, placés souvent dans d'excellentes conditions, et il semble qu'il puisse exister dans certaines espèces à l'état épidémique (voir étiologie, page 174). Ces faits pourraient être invoqués en faveur de l'origine spécifique du rachitisme.

Quelques auteurs ont déjà soutenu cette hypothèse. En 1894, Chaumier (1) concluait de ses recherches sur la nature du rachitisme : le rachitisme est une maladie spécifique. produite par un microbe inconnu ; elle est contagieuse, endémique dans les villes, parfois épidémique ; cette maladie existe à l'état spontané et épidémique chez les jeunes porcs ; les germes de la maladie semblent se conserver dans les habitations. Chaumier n'avait pu faire les expériences d'inoculation et rechercher le microbe sur lequel il basait sa conception pathogénique du rachitisme.

Hagenbach-Burckhardt (2), se basant sur la complexité des

(1) CHAUMIER. *Loc. cit.*

(2) HAGENBACH-BURCKHARDT. Zur aetiologie des Rachitis. *Berlin. Klin. Wochenschrift.*, 1895, n° 21. — *Arch. f. Kinderheild.*, 1896, XX, p. 433.

symptômes (ostéite, altération des organes digestifs et respiratoires, du système nerveux, grosse rate, etc.) et sur ce fait que chez l'enfant les infections tendent à se localiser sur l'os (syphilis, tuberculose) croyait aussi à une infection par un microbe spécifique.

Pollosson (1), frappé de la coïncidence de l'apparition du rachitisme avec l'importation de la pomme de terre, admet l'hypothèse d'une maladie infectieuse produite par un microbe de la pomme de terre. Remarquons à ce propos que le rachitisme est signalé en 1554 et 1637 (voir Historique) alors que l'importation de la pomme de terre en France remonte au XVIIIe siècle.

Si le rachitisme est dû à un microbe spécial, on peut supposer que ce microbe provoque une infection générale qui se localise sur l'os, ou bien qu'il reste cantonné dans un organe, l'intestin probablement, où il élabore des poisons qui sont ensuite transportés au niveau du tissu osseux. Si l'infection générale existait on devrait pouvoir retrouver l'agent microbien dans les différentes parties de l'organisme, dans l'os en particulier.

Nous avons vu que ces recherches pouvaient être effectuées pendant la vie ou après la mort. Pendant la vie les cultures de sang, que nous avons pratiquées à la période de début du rachitisme, sont toujours restées sans résultat (voir page 257). Après la mort on peut rechercher le microbe dans le sang, dans les organes, dans les os. Les différents auteurs qui se sont occupés de l'origine infectieuse du rachitisme n'ont trouvé que des microbes non spécifiques. Nous-mêmes, nous avons rencontré, dans les os d'enfants rachitiques les éléments microbiens les plus divers, ne différant en aucune façon de ceux observés chez des enfants morts d'infections quelconques alors que leur squelette ne présentait aucune altération (voir page 262).

---

(1) POLLOSSON. *Lyon médical,* 20 novembre 1898. — *Soc. des sc. méd. de Lyon,* 16 novembre 1898.

Dans un cas cependant l'ensemencement de la moelle osseuse donna une culture qu'il nous fut impossible de déterminer d'une façon précise. Dans l'intention de rechercher l'action possible de ce microbe sur l'os, nous avons pratiqué avec ses cultures les expériences suivantes :

***Description et inoculations expérimentales de cultures obtenues par ensemencement de la moelle osseuse d'un enfant rachitique.***

Chez un enfant rachitique âgé d'un an et demi (Obs. IX, anat. pathol), mort de broncho-pneumonie ayant duré 10 jours, les cultures avaient donné les résultats suivants : des ensemencements pratiqués sur bouillon avec la pulpe splénique et avec la moelle osseuse donnaient des résultats négatifs.

Un ensemencement fait sur gélose glycosée avec une parcelle de moelle osseuse du tibia donnait au bout de 2 jours une culture blanche, accompagnée d'un abondant dégagement de bulles de gaz. La colonie se montrait composée de cocci arrondis ou légèrement ovalaires, rappelant la forme du pneumocoque, généralement groupés en diplocoques. Le bouillon est troublé rapidement en 24 à 36 heures ; le lait est coagulé ; sur gélose les colonies forment une culture blanche, confluente, épaisse ; culture blanche sur gélatine qui n'est pas liquéfiée, même après plusieurs semaines ; enduit blanc crémeux sur pomme de terre.

Ces cultures sont inoculées à l'animal.

### *80e Expérience.*

Le 20 juin on inocule à un lapin d'un mois, dans la veine auriculaire, un demi-centimètre cube de la culture sur bouillon. Le 26 juin, l'animal présente de la gangrène des 2 oreilles ; le 29 on constate la présence d'une tuméfaction de l'articulation radio-carpienne gauche ; le 3 juillet, l'articulation du coude droit est volumineuse, tendue, élastique ; le lapin est tué le 5 juillet (15 jours après l'inoculation).

**Autopsie.** — A l'autopsie on constate la présence de petits abcès disséminés dans le foie ; la rate est pâle ; les autres organes sont normaux L'articulation radio-carpienne gauche et celles des deux coudes sont remplies par un pus jaunâtre, grumeleux qui distend la capsule articulaire. Les différents os (extérieurement et sur des sections longitudinales) ne présentent aucune altération macroscopique appréciable. Des ensemencements sur bouillon pratiqués avec le sang du cœur, avec la moelle osseuse d'un tibia et avec le pus de l'arthrite radio-carpienne, restent stériles.

### *81e Expérience.*

On fait, le 26 juin, à un lapin de 3 semaines une injection intraveineuse de 3 centimètres cubes de la culture précédente. L'animal meurt le 27.

**Autopsie.** — A l'autopsie on constate que tous les organes sont normaux et que les différents os ne présentent aucune altération.

Un ensemencement sur bouillon pratiqué avec le sang du cœur donne une culture identique à la culture initiale.

### *82e Expérience.*

On fait, le 28 juin, à un lapin d'un mois une injection intraveineuse de 1 centimètre cube de la même culture.

**Autopsie.** — L'animal meurt le 29. Les organes et les os sont normaux. Un ensemencement sur bouillon pratiqué avee le sang du cœur redonne la culture primitive.

### *83e Expérience.*

Un lapin de 3 semaines reçoit le 3 juillet dans la veine auriculaire un demi-centimètre cube de la culture obtenue chez le lapin de l'expérience précédente. L'animal succombe le 9 juillet.

**Autopsie.** — A l'autopsie le foie est pâle, la rate volumineuse. Les différents os ne présentent aucune altération macroscopique appréciable. Un ensemencement sur bouillon pratiqué avec le sang du cœur redonne la même culture.

### *84e Expérience.*

Un lapin de 3 semaines reçoit le 3 juillet dans la veine auriculaire un demi-centimètre cube de la culture obtenue dans l'expérience précédente.

**Autopsie.** — L'animal meurt le 5. Les organes et les os sont normaux. Un ensemencement sur bouillon, pratiqué avec le sang du cœur, donne la même culture.

### *85e Expérience.*

Un lapin de 3 semaines reçoit le 3 juillet, sous la peau, un centimètre cube de la culture primitive. Il meurt le 11 juillet.

**Autopsie.** — A l'autopsie on constate la présence d'un abcès circonscrit de la paroi abdominale, au lieu de l'injection. Les organes et les différents os sont normaux. Un ensemencement sur bouillon pratiqué avec le sang du cœur reste stérile.

Nous ne sommes donc pas arrivés, à l'aide de cette culture, et en cherchant à exalter sa virulence par passages successifs chez l'animal, à provoquer autre chose qu'une infection générale rapidement mortelle. Jamais nous n'avons obtenu la moindre réaction osseuse. Rien n'autorise à faire jouer à ce microbe un rôle quelconque dans la production des lésions rachitiques. Il s'agit plus que probablement d'une de ces nombreuses espèces microbiennes, souvent décrites sous des noms divers, et dont les principaux caractères ne sont pas encore suffisamment tranchés.

Si la recherche d'un microbe spécifique, d'ailleurs hypothétique, est difficile et sujette à erreur chez l'enfant, elle devrait être très simplifiée chez l'animal. On peut en effet sacrifier l'animal rachitique à différentes périodes de l'évolution de la maladie et, si ce microbe existait, on devrait avoir de sérieuses chances de le rencontrer.

Nous avons pu pratiquer des ensemencements avec le sang, avec les organes et avec la moelle de différents os de deux poulets rachitiques. Ces animaux furent sacrifiés à la phase de début du rachitisme. Les cultures restèrent stériles.

L'ensemencement de la moelle osseuse du tibia d'un canard rachitique (page 168) nous donna une culture qui présenta les caractères suivants (morphologie, cultures, inoculation).

***Description et inoculations de cultures, obtenues par ensemencement de la moelle osseuse du tibia d'un canard rachitique.*** (***Rachitisme animal.*** Obs. III.)

Les ensemencements, pratiqués sur bouillon avec la moelle osseuse, provoquent rapidement un trouble qui donne naissance à un dépôt blanchâtre partant, sous forme de tourbillon arrondi en spirale, du fond du tube, pour gagner la surface libre. Sur gélose, on constate la production de colonies blanches. Ces colonies se montrent composées de cocci arrondis, disposés en amas, quelques-uns se présentant sous la forme de diplocoques. Quatre réensemencements sont pratiqués avec quatre colonies différentes prises sur la culture primitive ; ils donnent les résultats suivants : bouillon troublé avec production d'un dépôt blanchâtre en tourbillon ; colonie blanche épaisse sur gélose ; colonie jaune d'or non liquéfiante sur gélatine, en piqure et en strie ; lait coagulé au bout de 8 à 10 jours ; les différentes cultures se montrent composées d'éléments arrondis, identiques à ceux de la culture primitive et ne se décolorant pas par la méthode de Gram.

On pratique alors avec les cultures des inoculations à l'animal.

La culture primitive ayant été obtenue chez un animal rachitique, nous avons jugé utile de faire un grand nombre d'expériences, dans le but de déterminer le rôle possible de cet agent microbien, dans la production des lésions osseuses du rachitisme. Le rachitisme ayant une évolution lente, nous avons cherché autant que possible à ne provoquer que des infections ou des intoxications chroniques.

## *Expériences 86 à 115.*

(24 lapins — 2 poulets — 3 cobayes — 1 souris).

24 lapins reçurent en ingestion, en injections sous-cutanées, en injections intraveineuses et en injections intrapéritonéales, des doses variables de culture sur bouillon et de cultures filtrées sur bougie de porcelaine.

Ces animaux succombèrent au bout d'un laps de temps plus ou moins long, ou furent tués en état de bonne santé apparente ; dans tous les cas les organes étaient normaux et les différents os (extérieurement et sur des sections longitudinales) ne présentaient aucune altération macroscopique appréciable. Un des lapins inoculés, sacrifié un mois après une injection intraveineuse de 3 centimètres cubes de culture, présentait des déformations osseuses ; nous reviendrons plus loin et avec plus de détail sur ce cas intéressant.

Dans huit expériences, des ensemencements pratiqués avec le sang du cœur, avec la pulpe splénique, avec la pulpe hépatique et avec la moelle osseuse, redonnèrent des cultures identiques aux cultures primitives. Ces ensemencements furent pratiqués de 3 à 4 semaines après l'inoculation de la culture. Il est intéressant de noter l'existence d'agents microbiens dans les différentes parties d'un même organisme, sans que cet organisme réagisse d'une façon appréciable.

Les doses injectées varièrent de 1 à 10 centimètres cubes de culture sur bouillon en nature dans la veine auriculaire.

Partant de ce principe que le microbe pouvait être l'agent du rachitisme, et que dans ces conditions le coli-bacille pouvait exalter sa virulence, on fit à un lapin une injection intraveineuse de 4 centimètres cubes de la culture et de 2 centimètres cubes de culture de coli-bacille. Cet animal mourut au bout de 4 jours et présenta à l'autopsie de la congestion et de l'œdème pulmonaire, un foie volumineux et une rate énorme ; les os ne présentaient aucune altération. Dans ce cas, la mort rapide semble devoir être attribuée à l'action du coli-bacille.

Les doses de toxine injectées dans la veine ou sous la peau s'élevèrent jusqu'à 30 et même 45 centimètres cubes. Un lapin reçut à 2 jours d'intervalle 20 centimètres cubes de toxine dans la veine auriculaire et 30 centimètres cubes de toxine en injection sous-cutanée.

Un lapin reçut, sans aucune réaction, 10 centimètres cubes de culture dans le péritoine.

Deux poulets de 2 mois reçurent chacun, en injections intraveineuses, (veine superficielle de l'aile) 3 centimètres cubes de cultures. Tués au bout d'un mois et demi, leurs organes et les différents os ne présentaient aucune altération.

Deux cobayes de 15 jours reçurent chacun sous la peau 3 centimètres cubes de culture, et un cobaye de 8 jours reçut 10 centimètres cubes de culture dans le péritoine. Sacrifiés au bout de 3 semaines, on constata que les organes et les os ne présentaient aucune altération.

Une souris reçut sous la peau 2 centimètres cubes de culture ; cette injection ne fut suivie d'aucun résultat.

Le microbe n'a donc aucune virulence, pas plus pour le lapin que pour le cobaye, la souris ou le poulet. Par ses réactions de culture, par sa morphologie, et par ses caractères d'inoculation, il peut être rapproché du microbe décrit par Thiercelin sous le nom d'entérocoque. Thiercelin (1) attribue à ce germe pathogène, trouvé dans les matières fécales d'enfants atteints d'entéro-colites, les caractères suivants : au bout de 24 heures, le bouillon est uniformément trouble, puis au bout de 48 heures il s'éclaircit, tandis qu'au fond du tube on voit un dépôt blanc grisâtre, qui s'élève sous forme de vrille ; colonie blanchâtre formée d'une multitude de petits points brillants sur gélose et sur gélatine, en strie et en piqûre ; lait coagulé ; enduit vernissé peu apparent sur pomme de terre. Ce microbe présente dans les cultures un polymorphisme des plus remarquables : cocci isolés de taille variable, diplocoques arrondis ou allongés, tétraèdres, chaînettes strepto-diplococciques, diplobacilles, cocci en amas rappelant l'aspect du staphylocoque. Au point de vue de la virulence, la plupart des lapins inoculés, même à hautes doses (5 centimètres cubes), ne succombent qu'au bout de plusieurs semaines. Mais à partir du jour où est faite l'inoculation, ils maigrissent et finissent par mourir de cachexie.

---

(1) THIERCELIN. Du diplocoque intestinal ou entérocoque. *Soc. de pédiatrie*, 14 novembre 1899. — Sur un diplocoque saprophyte de l'intestin susceptible de devenir pathogène. *Soc. de biologie*, 15 avril 1899. — Morphologie et reproduction de l'entérocoque. *Soc. de biol.*, 24 juin 1899.

Le microbe que nous avons trouvé dans l'os du canard rachitique, sans être identique à l'entérocoque de Thiercelin, s'en rapproche donc par bien des points.

Nous devons maintenant revenir sur une des expériences précédentes.

### *115e Expérience.*

Un lapin âgé de 3 semaines reçoit, le 14 octobre, dans la veine auriculaire, 3 centimètres cubes d'une des cultures obtenues par réensemencement de la culture primitive. L'état général de l'animal reste satisfaisant. Il est tué le 16 novembre.

**Autopsie.** — Les différents organes sont normaux. Du côté du squelette on ne trouve aucune altération appréciable, si ce n'est au niveau des radius et des cubitus.

Comparés à des os d'un lapin normal du même âge, ils présentent les particularités suivantes : la courbure des diaphyses est très accentuée surtout à la partie inférieure et les épiphyses inférieures, énormes, sont presque doublées de volume. Il en résulte que les surfaces articulaires se trouvent déviées de leur direction habituelle et que les pattes sont réclinées en dehors. (Pl. 30, fig. 3).

Sur une section longitudinale on constate que l'épiphyse inférieure du cubitus a 7 millimètres d'épaisseur (4 millimètres sur un os normal) ; l'épiphyse inférieure du radius a 6 millimètres (4 millimètres sur un os normal). Au lieu d'être rectiligne, le cartilage de conjugaison est irrégulier et sinueux. La zone spongieuse située sous le cartilage juxta-épiphysaire est très épaisse, alors que chez le lapin normal elle est très étroite et à peine perceptible. La moelle a une coloration blanc rosée au lieu d'être franchement rouge.

Des ensemencements pratiqués avec le sang du cœur, la pulpe hépatique et la moelle osseuse du fémur restent stériles. Par contre les cultures faites avec la pulpe splénique, avec la moelle osseuse du radius et celle du péroné et avec un fragment du cartilage épiphysaire du radius, donnent sur bouillon un trouble blanchâtre. La culture se montre composée de cocci disposés en amas serrés et en grappes. Pour être certain d'avoir une culture pure on différencie la culture osseuse obtenue avec le cartilage épiphysaire à l'aide de cultures sur plaques. Le réensemencement d'une des petites colonies donne des cultures présentant les caractères suivants :

Le bouillon se trouble en 18 ou 24 heures et présente, au bout de quelques jours, un voile blanchâtre s'étirant en filament et rejoignant la base du ballon sous forme de cône. Sur gélose on constate la présence d'une colonie blanche, épaisse, à bords jaunâtres légèrement surélevés ; le lait est coagulé au bout de 8 à 10 jours ; on obtient sur gélatine, en strie et en piqûre, des colonies jaunes d'or exubérantes, non liquéfiantes ; sur pomme de terre on observe un enduit jaune grisâtre, crémeux. Ces différentes colonies sont composées de microcoques disposés en amas, ne se décolorant pas par le Gram. Nous retrouvons donc tous les caractères de la culture primitive.

*Examen histologique.* — Sur des coupes verticales des épiphyses inférieures du radius et du cubitus, colorées à l'hématoxyline et au picro-carmin (colorations simples et colorations doubles), il *est impossible de percevoir la moindre anomalie dans la structure des différents tissus qui concourent à la structure des deux os. Le cartilage est normal; la ligne d'ossification ne présente aucune altération et les travées directrices, disposées d'une façon des plus régulières, se continuent insensiblement avec les lamelles osseuses du tissu spongieux.*

Cette expérience nous a donc permis d'observer des déformations osseuses chez un lapin inoculé avec une culture obtenue par ensemencement de la moelle osseuse d'un animal rachitique. A première vue nous croyions être en présence de déformations rachitiques ; l'hypothèse était aussi attrayante que plausible. Un examen histologique minutieux vint cependant nous montrer que les différents éléments constitutifs des os présentaient leur structure normale. Le rachitisme n'était donc pas en cause, et bien que l'agent microbien inoculé ait été retrouvé au sein des tissus cartilagineux et osseux, il ne devait avoir joué aucun rôle dans la production de cette déformation des extrémités épiphysaires. Du reste, les résultats négatifs obtenus par de nombreuses inoculations de ce microbe chez des animaux d'espèce différente, montrent bien qu'il n'a aucune action élective sur l'os.

Les déformations osseuses observées chez cet animal doivent être regardées comme un vice de conformation individuel. Si les os présentaient seulement un volume plus considérable que normalement, on pourrait voir là un phénomène analogue à celui qu'on peut observer chez l'enfant : certains enfants ont des os volumineux, massifs, d'autres ont des os grêles. Dans le cas particulier il y a véritablement malformation, d'origine probablement congénitale.

A ce propos nous rapporterons l'histoire d'une nichée de lapins qui présentaient des déformations analogues. Cinq jeunes lapins, nés de la même mère, et ayant toujours présenté les pattes de devant torses, comme les chiens bassets, sont élevés dans d'excellentes conditions et de la même façon que ceux des nichées voisines. Ayant tué un de ces animaux à l'âge de 5 mois, l'autopsie nous permit de constater les particularités suivantes : l'épiphyse inférieure du radius était considérablement augmentée de volume (fig. 4, pl. 30) ; sur une section longitudinale, le cartilage de conjugaison était irrégulier et se trouvait séparé du canal médullaire par une zone épaisse de coloration rosée. L'examen histologique de cette épiphyse, pratiqué sur des coupes verticales colorées au picro-carmin et à l'hématoxyline, montra que les différents tissus, osseux, cartilagineux et médullaires, étaient normaux et *que l'ossification se faisait régulièrement, les lamelles osseuses succédant aux travées directrices qui elles-mêmes faisaient suite au cartilage.*

Dans ce cas comme dans l'expérience 115, ces déformations étaient bien certainement congénitales et il est certain qu'on aurait pu, en sélectionnant la race, arriver à produire au bout de plusieurs générations des descendants présentant les mêmes difformités. C'est évidemment ce qui a dû se passer pour les races d'animaux bassets.

L'existence de ces déformations osseuses congénitales montre bien avec quelle prudence il faut interpréter les faits expérimentaux. *De telles déformations pourraient en effet fort bien être confondues avec les lésions osseuses du rachitisme.*

Ces faits viennent démontrer, une fois de plus, qu'un animal n'est pas rachitique parce qu'il a les os incurvés, et que pour affirmer le rachitisme il est indispensable de constater la présence des lésions histologiques caractéristiques de cette maladie.

Dans les différentes recherches que nous avons effectuées, nous n'avons jamais rencontré, chez les enfants ou chez les animaux rachitiques, d'agent microbien spécial. On pourrait admettre il est vrai que ce microbe peut exister mais ne pas se développer sur les milieux de culture habituels.

Si la plus grande partie de nos cultures primitives ont été faites sur bouillon, nous avons pratiqué chez 3 enfants rachitiques, et chez un poulet rachitique, des ensemencements sur milieu *anaérobie* (voir page 259). Les cultures qui se sont développées dans ces cas étaient analogues aux cultures observées sur bouillon. Nous avons également pratiqué des ensemencements sur un milieu renfermant tous les éléments constitutifs de l'os (voir page 259, bouillon d'os). Ces ensemencements n'ont jamais produit de cultures spéciales.

### Inoculations d'os rachitiques à l'animal.

En admettant que le rachitisme soit dû à l'action d'un agent microbien spécial, et en supposant que ce microbe ne puisse être isolé sur les milieux de culture ordinaires, on pourrait tenter de reproduire la lésion osseuse en inoculant à l'animal des fragments d'os prélevés dans un cas de rachitisme à la période de début. Plusieurs maladies ont pu être reproduites expérimentalement de cette façon, avant la découverte de leurs microbes. N'a-t-on pas démontré que la tuberculose était virulente avant la découverte du bacille de Koch?

Nous avons pratiqué quelques expériences dans ce sens, en employant des os d'enfants et des os d'animaux. Le procédé opératoire était le suivant: les chairs étant enlevées aseptiquement, l'os était savonné extérieurement et lavé au sublimé; après l'avoir ouvert avec une cisaille flambée, il était broyé dans un mortier stérile, avec une certaine quantité de bouillon. Le mélange était filtré sur papier stérile et le filtrat inoculé sous la peau ou dans le sang. Nous n'avons jamais obtenu que des résultats négatifs.

### *116e Expérience.*

Le tibia et le fémur d'un poulet rachitique (Obs. I) sont coupés et broyés le 7 mars. Le produit de filtration est inoculé à la dose de 4 centimètres cubes sous la peau d'un lapin. Ce lapin meurt le 27 mars.

**Autopsie.** — A l'autopsie on constate que l'estomac est dilaté ; l'intestin est congestionné et rempli d'un liquide diarrhéique abondant. Les autres organes sont normaux. Les différents os examinés extérieurement et sur des sections verticales ne présentent aucune altération macroscopique appréciable. Un ensemencement pratiqué avec la moelle osseuse du tibia reste négatif.

### *117e Expérience.*

Sur une couvée de 10 poulets, 9 meurent à 15 jours de diarrhée. Le dizième reste pendant quelques jours sans pouvoir marcher ; ventre énorme, diarrhée abondante. Il est tué à l'âge de 3 semaines (15 juillet). Ses 2 fémurs sont découpés et broyés. Le produit de filtration est inoculé sous la peau d'un poulet de 6 semaines pesant 125 grammes. Ce poulet est tué le 4 octobre et pèse 500 grammes. Il est normalement développé.

**Autopsie.** — Les organes sont normaux et les différents os, extérieurement et sur des coupes verticales, ne présentent aucune altération macroscopique appréciable.

### *118e Expérience.*

Un fémur d'un canard rachitique (Obs. III) est découpé et broyé : Le produit de filbration est inoculé à la dose de 10 centimètres cubes, sous la peau d'un poulet pesant 125 grammes (20 juillet). Ce poulet est tué le 4 octobre. Il pèse 280 grammes et paraît normal.

**Autopsie.** — Les organes sont normaux et les différents os, extérieurement et sur des coupes verticales, ne présentent aucune altération macroscopique appréciable.

### *119e Expérience.*

Le tibia d'un enfant rachitique (Voir résumé, observation et étude anatomique n° IV) est scié longitudinalement avec une scie flambée. On racle la moelle et le tissu spongieux épiphysaire et on triture le tout dans un mortier stérile avec 10 centimètres cubes de bouillon. Le produit de filtration est inoculé, le 25 mars, à un lapin de 5 semaines, de la façon suivante : 3 centimètres cubes dans la veine auriculaire et 3 centimètres cubes sous la peau du flanc. Le lapin est tué le 16 juillet, à l'âge de 4 mois, 3 mois après l'inoculation. Il pèse 1900 grammes.

**Autopsie.** — Les organes sont normaux et les différents os (extérieurement et sur des coupes longitudinales) ne présentent aucune altération macroscopique appréciable.

### *120e Expérience.*

Le tibia d'un enfant rachitique (Voir résumé, observation et étude anatomique n. XII) est sectionné avec une scie flambée. On racle la moelle et le tissu spongieux épiphysaire et on triture le tout dans 30 centimètres cubes de bouillon. Le produit de filtration est inoculé à la dose de 25 centimètres cubes dans la veine auriculaire d'un lapin de 3 semaines. Ce lapin est tué le 30 juillet à l'âge de 4 mois, 70 jours après l'injection.

**Autopsie.** — Les organes sont normaux et les différents os, extérieurement et sur des coupes verticales, ne présentent aucune altération macroscopique appréciable.

### Inoculations intra-osseuses.

En nous basant sur l'hypothèse d'une infection ou d'une intoxication spécifique ayant une action élective sur l'os nous avons pensé qu'il serait possible de mettre le tissu osseux en rapport direct avec un agent infectieux ou toxique; dans ce but, nous avons pratiqué des inoculations osseuses.

Il est facile d'introduire un liquide quelconque à l'intérieur de l'os du lapin jeune, l'os se laissant chez lui traverser avec la plus grande facilité.

Dans une première expérience nous avions pratiqué dans l'os, à l'aide d'un petit foret d'horloger un trou suffisant pour laisser pénétrer une fine aiguille, et de cette façon nous pouvions injecter quelques gouttes de cultures ou de liquide toxique au sein de l'épiphyse ou à l'intérieur du canal médullaire. Nous avons reconnu dans la suite qu'il était préférable, après avoir pratiqué une petite boutonnière cutanée, à seule fin d'éviter de léser les vaisseaux ou les nerfs, d'enfoncer directement l'aiguille à l'endroit voulu ; l'opération est des plus simples au niveau de la diaphyse et on se rend aisément compte du moment où l'aiguille est parvenue au niveau de la moelle.

Nous avons fait de cette façon 7 inoculations chez des animaux différents, inoculations qui sont restées sans le moindre résultat. Les substances inoculées étaient : bouillon stérile, culture de coli-bacille, culture n° 1. Exp. 115, solution de phosphate de potasse à 20 grammes pour 100.

Ces expériences sont les dernières que nous ayons pratiquées et nous n'avons pas eu le temps de les poursnivre davantage.

### *121e Expérience.*

Inoculation de un quart de centimètre cube de bouillon dans l'épiphyse inférieure du radius d'un lapin âgé d'un mois. Résultat négatif.

### *122e Expérience.*

Inoculation de un quart de centimètre cube de culture de coli-bacille, sur bouillon, dans l'épiphyse inférieure d'un lapin âgé d'un mois. Résultat négatif.

### *123e Expérience.*

Inoculation de un demi-centimètre cube d'une solution de phosphate de potasse à 20 pour 100 dans l'épiphyse inférieure du radius d'un lapin âgé d'un mois. Résultat négatif.

### *124e à 127e Expérience* (4 lapins).

Inoculation de un demi-centimètre cube de culture (cult. I, Exp. 115) dans l'épiphyse inférieure du radius de 4 lapins âgés de 15 jours à 3 semaines. Résultats négatifs.

Ces différents animaux furent sacrifiés au bout d'un temps variant de un mois à un mois et demi. Les différents organes étaient normaux et les os au niveau desquels avait été pratiquée l'inoculation ne présentaient aucune altération.

Les recherches que nous avons faites chez l'enfant et chez l'animal ne nous ont jamais démontré l'existence d'une infection spécifique. Les cultures faites avec le sang de l'enfant à la période de début du rachitisme sont toujours restées stériles ; la recherche des microbes dans le sang, dans les organes et dans les os d'enfants et d'animaux rachitiques nous a fait constater la présence d'éléments microbiens analogues à ceux que l'on rencontre lorsque le rachitisme n'est pas en cause ; jamais nous n'avons pu reproduire, avec les cultures ainsi obtenues ou avec leurs toxines, les lésions caractéristiques du rachitisme, même en les inoculant à l'intérieur des os ; l'inoculation de l'os rachitique enfin est toujours restée sans résultat.

Est-ce à dire que l'infection spécifique n'existe pas ? Il est évident que dans toutes ces recherches et dans toutes ces expériences nous avons pu prendre, comme point de départ, des rachitiques, enfants ou animaux, chez lesquels l'agent microbien n'existait plus, la lésion osseuse restant le seul indice de son passage dans l'organisme. Cet agent microbien peut du reste très bien ne pas pouvoir être décelé par les moyens d'investigation et d'expérimentation que nous possédons actuellement. N'existe-t-il pas encore un grand nombre de maladies infectieuses comme la syphilis, la scarlatine, la rougeole, la coqueluche, etc., dans lesquelles l'agent microbien est inconnu.

Au reste l'infection spécifique peut fort bien se cantonner dans un certain point de l'économie et provoquer, ultérieurement, des phénomènes d'intoxication générale avec localisation sur le tissu osseux. En se basant sur les données cliniques et étiologiques on pourrait admettre que le microbe spécial, *s'il existe,* doit se développer dans l'intestin où il élaborerait des poisons qui seraient transportés dans l'organisme par le sang et par les leucocytes.

A ce propos nous devons revenir en arrière, et considérer les résultats auxquels nous sommes successivement arrivé.

Le rachitisme ne semble pas devoir être attribué à une infection ou à une intoxication banale, et nous n'en voulons comme preuve que les faits suivants : le rachitisme peut manquer au cours de certaines infections ou intoxications digestives de longue durée ; à la suite d'infections prolongées de diverses natures; à la suite des inoculations expérimentales des agents microbiens les plus divers et de leurs toxines. D'autre part, l'apparition brusque et sans cause apparente du rachitisme chez certains enfants, son apparition chez des animaux isolés ou sous forme épidémique, la constance et l'uniformité des lésions, nous font attribuer une origine toute spéciale à la cause qui le provoque, microbe ou poison, ce dernier devant être vraisemblablement mis en cause.

Sur le grand nombre d'expériences (127) que nous avons effectuées, nous avons obtenu une seule fois des altérations osseuses.

L'expérience 35 est la seule, en effet, dans laquelle nous ayons pu observer la production de lésions osseuses analogues à celles que nous avons trouvé chez les enfants et chez les animaux atteints de rachitisme au début. Nous insisterons à nouveau sur cette expérience : un lapin recevait à partir de l'âge de 13 jours plusieurs injections sous-cutanées d'extrait alcoolique et d'extrait aqueux de matières fécales provenant d'un enfant atteint de rachitisme à la période de début ; il présentait bientôt un arrêt de développement des plus sensibles et mourait 20 jours après la première injection. Les os ne présentaient aucune modification de structure extérieure, mais sur des lésions longitudinales, on constatait *un épaississement et une vascularisation très marquée des cartilages de conjugaison.* L'examen histologique permettait de constater au niveau du cartilage de conjugaison la présence des lésions caractéristiques du rachitisme à sa phase de début : *cartilage épais, envahi par des anses vasculaires arborisées ; blocs de cartilages isolés, entourés de vaisseaux ; absence de travées directrices d'ossification.*

Ce fait expérimental est-il destiné à éclairer la pathogénie du rachitisme ? Nous pouvons et nous devons attribuer à l'action des extraits de matières fécales les troubles de l'état général, l'arrêt de la croissance, et les lésions osseuses observées chez cet animal. Dans aucune autre expérience en effet, nous n'avons pu observer des lésions analogues du squelette. Cette absence de réaction osseuse chez les animaux en expérience, étant donnée la diversité des agents mis en cause, microbes, poisons, etc., montre bien que le rachitisme doit être provoqué par une cause spéciale ou par des causes spéciales déterminées. Dans le cas particulier, les extraits de matières fécales semblent avoir joué le principal rôle. Bien que ces matières aient été recueillies chez un enfant atteint de rachitisme en évolution, il serait prématuré d'en conclure que le poison rachitisant se trouve exclusivement dans les matières fécales des rachitiques. Avant de poser une telle conclusion, il serait indispensable de pratiquer une série d'expériences de contrôle. Il faudrait étudier systématiquement l'action sur les jeunes animaux des extraits de matières fécales normales, des extraits de matières fécales dans les gastro-entérites aiguës, dans les gastro-entérites chroniques sans rachitisme, dans les gastro-entérites chroniques des rachitiques. Nous comptons poursuivre ces recherches.

Nous attachons une grande importance au résultat positif qui vient d'être rapporté, parce qu'il est le seul que nous ayons pu obtenir au cours d'expériences variées, et parce qu'il sert en quelque sorte de corollaire aux données cliniques et étiologiques du rachitisme; il vient en effet préciser le rôle joué par les troubles digestifs. Ce résultat expérimental soulève de nombreux problèmes que l'on peut poser sans prétendre les résoudre par de simples hypothèses.

Il semble qu'il existe, dans les deux premières années de la vie, des conditions particulièrement favorables au développement de ce poison qui provoque les lésions osseuses. L'alimentation lactée, bien dirigée, est la seule qui convienne au tube digestif du jeune enfant. Dès que l'alimentation est défectueuse, et lorsqu'on fait absorber à l'enfant des aliments qui ne lui sont pas appropriés, la quantité des microbes et des poisons intestinaux augmente dans des proportions considérables; il en résulte l'apparition de troubles digestifs avec toutes leurs conséquences. Les gastro-entérites aiguës ou chroniques de l'enfant ont des caractères bien particuliers et les matières fécales ne présentent jamais à un âge plus avancé, au cours des maladies gastro-intestinales, les caractères qu'on leur reconnaît dans les premiers mois de la vie. Ces gastro-entérites tiennent une place prépondérante dans la pathologie infantile; leur fréquence est considérable si on la compare à celle des autres affections du jeune âge et à celle des affections gastro-intestinales de l'adulte, et elle indique précisément la réceptivité toute spéciale de l'enfant.

En admettant que le poison rachitisant existe, ce peut être un poison banal dérivant des fermentations développées au cours des gastro-entérites infantiles ou un poison spécial né à la faveur des troubles intestinaux. Dans les deux cas, la muqueuse intestinale altérée et le foie dégénéré perdent une partie de leur pouvoir antitoxique et le poison passe dans la circulation. Pour élucider le problème, il est nécessaire de déterminer les conditions dans lesquelles se produit le poison; il faut donc savoir aux dépens de quels aliments il est formé ou quel est l'agent microbien qui lui donne naissance. Deux sortes de recherches semblent devoir être utilisées dans ce but: ce sont d'une part les inoculations d'extraits de matières fécales recueillies chez l'enfant à la période de début du rachitisme, et d'autre part l'inoculation des cultures ou des toxines des microbes trouvés dans les selles d'enfants rachitiques. Lorsqu'on aura pu isoler de cette façon le poison rachitisant, il ne restera plus qu'à déterminer sa nature chimique.

Supposons donc que ce poison soit réellement formé dans l'intestin; le résultat positif obtenu par inoculation d'extraits de matières fécales nous autorise à émettre une telle hypothèse. Si l'intestin n'est pas altéré et si le foie est normal, le poison sera détruit dans l'un ou l'autre de ces deux organes et l'os ne sera pas atteint. Si les cellules intestinales sont lésées et si le parenchyme hépatique est dégénéré, le poison va pénétrer dans l'organisme et provoquer les lésions du squelette en vertu de son action élective pour le tissu osseux. S'il est fabriqué d'une façon continue, la phase d'installation du rachitisme sera longue et les lésions pourront être diffuses et complexes; s'il est fabriqué d'une façon massive et momentanée, les lésions seront plus tranchées et l'évolution des diverses phases du rachitisme sera plus rapide.

Le poison rachitisant peut être apporté dans l'os par les *leucocytes* ou par le *sang*.

Les leucocytes exercent aussi bien leurs propriétés phagocytaires sur les substances solubles et la leucocytose doit être considérée comme un moyen de défense dans la conception la plus large du mot : « phénomène biologique général, qui s'étend sur toutes les influences nocives de l'économie, sous quelques formes qu'elles se présentent, solides ou liquides (1). » Metchnikoff (2), supposant que les phagocytes réagissaient contre les toxines microbiennes, put démontrer avec MM. Roux et Salimbeni (3) que les phagocytes absorbaient la toxine cholérique et la toxine tétanique, malgré les difficultés de ce genre d'études et l'impossibilité de déceler d'une façon directe l'existence d'une toxine bactérienne dans les tissus et les cellules. Le poison hypothétique, cause du rachitisme, pourrait donc être absorbé par les leucocytes, comme tous les poisons intestinaux, du reste, et être transporté au niveau des différents organes lymphoïdes. L'hyperleucocytose qui se produit dans la lutte de l'organisme contre les agents pathogènes microbiens ou toxiques a pour point de départ une prolifération des cellules médullaires (Roger, Josué). On pourrait cependant se demander si cette accumulation des éléments cellulaires dans la moelle des os est seulement due à une hyperproduction des cellules migratrices et à leurs transformations successives, en rapport avec la défense leucocytaire, ou bien si elle n'est pas liée peut-être, en partie, à une centralisation des leucocytes qui viendraient se débarrasser de leurs poisons à l'intérieur du tissu médullaire. Dans tous les cas les leucocytes peuvent apporter dans la moelle les poisons intestinaux et en particulier le poison rachitisant, comme ils les apportent au niveau de la rate et des ganglions. Une fois dans la moelle le poison du rachitisme pourra exercer son action pathogène élective sur le tissu osseux.

---

(1) Besredka. Etat actuel de la question de la leucocytose. *Ann. Inst. Pasteur*, 25 septembre 1897.

(2) *Ann. Inst. Pasteur*, 1894, p. 719-721.

(3) *Ann. Inst. Pasteur*, 1896, p. 273; 1897, p. 808, 25 avril 1898.

Les leucocytes pouvant arriver par les voies lymphatiques, il serait intéressant de rechercher s'il existe des lymphatiques afférents ou efférents dans la moelle osseuse, mais cette étude n'a pas encore été réalisée.

Le poison intestinal peut également arriver par le sang, et il faut admettre dans ce cas une électivité de ce poison pour l'os ou, ce qui revient au même, une sensibilité spéciale de l'os en face du corps toxique. Nous retrouvons des phénomènes analogues d'affinité et de prédisposition au cours de certaines infections ou intoxications d'origine sanguine, et on peut expliquer de cette façon la localisation des lésions sur certains appareils de préférence à d'autres.

Arrivant par le sang à l'intérieur de l'os, le poison rachitisant est concentré au niveau des points où la vascularisation est le plus intense, c'est-à-dire au niveau du cartilage de conjugaison des épiphyses et sous le périoste ; c'est là que chez l'enfant les échanges nutritifs ont leur maximum d'activité qui se traduit par l'accroissement rapide des os. De toutes façons le poison incriminé provoquera, en raison de son action élective, une lésion inflammatoire spéciale qui sera l'ostéite rachitique. *Le rachitisme serait donc une ostéite toxique.*

Il semble donc que le rachitisme soit dû à l'action d'un ou de plusieurs poisons intestinaux. Si la nature et l'origine de ces poisons restent indéterminés ; s'il est impossible, en l'état actuel des choses, d'élucider d'une façon définitive le mécanisme du processus rachitique, nous pouvons cependant poser les différents termes d'un problème dont la solution ne saurait être éloignée : *Le rachitisme est une maladie générale, d'origine intestinale probable, au cours de laquelle des poisons partis de l'intestin viennent provoquer au niveau du squelette des lésions d'ostéite.*

En serrant d'aussi près que possible le problème de la pathogénie du rachitisme, et en tenant compte de tout ce que la solution de ce problème renferme d'obscur et d'hypothétique, nous arrivons à cette conclusion que la théorie la plus conforme aux données expérimentales, anatomiques et cliniques est celle qui dérive de la notion précise fournie par l'étiologie du rachitisme. Si les troubles gastro-intestinaux, en effet, semblent jouer un rôle des plus importants dans le développement du rachitisme, l'inoculation expérimentale d'extraits de matières fécales permet de reproduire, en partie, les lésions osseuses si caractéristiques du début du rachitisme de l'espèce humaine et de l'espèce animale.

---

# CONCLUSIONS

Le terme de rachitisme n'est pas synonyme obligatoire de déformation osseuse. Le rachitisme est une *maladie générale* dont la détermination pathognomonique se fait sur le tissu osseux.

C'est une maladie très répandue ; sur 583 enfants âgés de quelques semaines à 12 ans, nous avons observé 100 rachitiques. Sur 44 jeunes enfants morts d'affections diverses, nous avons trouvé 19 fois des lésions rachitiques du squelette ; sur ces 19 enfants, 9 seulement présentaient pendant la vie les signes cliniques du rachitisme ; la *fréquence* du rachitisme, basée sur les symptômes cliniques, est donc toute *relative* et en opposition complète avec la *fréquence absolue* basée sur les signes anatomiques d'une authenticité indéniable.

En faisant remonter le début du rachitisme à l'origine des premiers symptômes généraux, nous avons trouvé que, sur 100 enfants, le début de la maladie ne s'était jamais présenté après la deuxième année ; l'examen anatomique nous a permis de constater que *de nombreux cas débutaient dans les premiers mois de la vie.*

A part un *endolorissement général du corps*, des *douleurs osseuses diffuses* et *une pâleur accentuée du revêtement cutané,* la *phase de début (prérachitique)* n'a pas de caractères cliniques bien tranchés ; ses altérations osseuses macroscopiques sont peu marquées et ne permettent pas d'affirmer l'existence du rachitisme ; la caractéristique histologique de cette phase de la maladie est : l'*irrégularité de la ligne d'ossification due à la pénétration de bourgeons vasculo-conjonctifs dans le cartilage.*

A cette phase de début, dont la durée est difficile à préciser, succèdent les tuméfactions et les déformations osseuses légères. Le rachitisme peut s'arrêter au cours de son évolution et en particulier à sa période de début, de même qu'il peut guérir sans laisser de traces.

L'intensité des lésions n'est pas en rapport avec l'intensité des symptômes généraux : l'examen clinique ne peut en rien faire préjuger le degré des altérations osseuses.

Le rachitisme est dû à un *processus inflammatoire* débutant au niveau du cartilage de conjugaison et de la couche ostéogène du périoste. La néoformation vasculo-conjonctive constitue la lésion primitive ; les troubles de la calcification, l'arrêt de l'ossification, etc., ne sont que des conséquences. On doit considérer le rachitisme comme une *ostéite à la fois juxta-épiphysaire et sous-périostée.*

*Les altérations de structure de la moelle osseuse, dans le rachitisme, ne diffèrent en rien de celles qu'on peut observer chez de jeunes enfants morts d'affections quelconques, sans que leur squelette ait présenté la moindre altération.* Même dans les cas de rachitisme accentué, la moelle osseuse réagit pour son compte propre, vis-à-vis des infections et intoxications auxquelles succombe si fréquemment l'enfant rachitique.

On a décrit sous le nom de *rachitisme intra-utérin* des lésions osseuses fœtales disparates, qu'on doit attribuer, selon les cas, à la syphilis héréditaire, au rachitisme vrai congénital, à l'achondroplasie où à l' « osteogenesis imperfecta ». La question du rachitisme congénital n'est pas encore complètement élucidée ; nous avons pu observer un cas d'*achondroplasie* qui présentait comme principal caractère : un *arrêt de développement en longueur des os longs, par absence du cartilage de conjugaison.*

*Le rachitisme existe chez les animaux ; son évolution et ses lésions anatomiques sont identiques à celles du rachitisme de l'espèce humaine.* Le rachitisme s'observe surtout chez les jeunes animaux placés dans de mauvaises conditions hygiénique, mal nourris et présentant des troubles gastro-intestinaux ; il peut cependant apparaître quelquefois chez eux sans cause apparente ; on peut l'observer sous forme épidémique.

Dans l'*étiologie du rachitisme*, l'hérédité, les conditions de vie, d'habitation, la vie confinée, le climat, la race, etc., constituent autant de *causes prédisposantes*, qui peuvent avoir chacune leur influence, mais qui n'ont aucun rôle de prédisposition spéciale. Il est, par contre, des *conditions nécessaires* à l'éclosion du rachitisme : l'*alimentation défectueuse* et les *troubles digestifs* qu'elle entraîne, caractérisés par de la diarrhée ou par de la constipation, se rencontrent avec une telle fréquence à l'origine du rachitisme, qu'ils doivent être considérés comme les facteurs les plus importants de cette maladie.

Le rachitisme doit être distingué des lésions osseuses de la syphilis héréditaire ; *le rachitisme peut se développer chez les hérédo-syphilitiques, mais il conserve tous les caractères qui lui sont propres ;* son apparition se trouve seulement facilitée par l'état de déchéance que provoque la syphilis.

*L'expérimentation, basée sur les données étiologiques*, permet de reproduire, chez l'animal, les conditions auxquelles on attribue le rachitisme chez l'homme ; nous avons cherché surtout à préciser l'influence des *mauvaises conditions hygiéniques, de l'alimentation défectueuse* et des *troubles digestifs* : ces expériences (13), confirmant celles de nombreux auteurs, montrent que les troubles digestifs prolongés peuvent entraîner l'arrêt de développement et la cachexie, sans provoquer fatalement le rachitisme.

*Le déficit de sels calcaires* (apport et assimilation insuffisante ou désassimilation excessive), prouvé par les analyses chimiques des os et par l'étude de l'élimination de la chaux dans le rachitisme, ne permet pas d'expliquer la lésion rachitique ;

l'*altération primordiale ne doit pas être attribuée à l'insuffisance de la calcification* ; le tissu osseux du rachitique est pauvre en sels de chaux parce qu'il présente des lésions qui entravent sa nutrition : la décalcification est un phénomène secondaire à toute ostéite.

*Des inoculations d'extraits de matières fécales d'enfants atteints de gastro-entérite,* pratiquées chez 21 animaux, dans le but de vérifier si le rachitisme est dû à une *intoxication d'origine digestive*, nous ont donné un seul résultat positif ; les lésions obtenues dans ce cas présentent *tous les caractères des lésions histologiques du rachitisme* ; dans cette expérience les matières fécales avaient été recueillies chez un enfant atteint de rachitisme à la période de début.

L'*étude bactériologique* du rachitisme, basée sur l'hypothèse de l'*origine infectieuse* de la maladie, nous a permis de trouver, au moyen de cultures, dans les os d'enfants et d'animaux rachitiques les mêmes microbes que dans les os d'enfants morts sans lésions osseuses : les *cultures faites, pendant la vie, avec le sang* d'enfants rachitiques ne présentant aucune infection secondaire, sont toujours restées stériles.

Nous avons pratiqué des *inoculations d'agents microbiens divers et de leurs toxines,* dans l'intention de chercher si le rachitisme peut être attribué à *une infection ou à une intoxication banale* : ces expériences (35) sont restées sans résultat : si nous avons pu reproduire, dans certains cas, la symptomatologie de la cachexie infantile d'origine gastro-intestinale, nous n'avons jamais pu observer de lésions osseuses analogues à celles du rachitisme ; des *inoculations intra-osseuses de cultures microbiennes et de substances toxiques diverses* n'ont jamais produit la moindre réaction.

Les ensemencements de moelles osseuses d'enfants ou d'animaux rachitiques donnèrent, dans certains cas, des cultures qu'il fut impossible de déterminer d'une façon précise ; l'inoculation de ces cultures à l'animal resta sans résultat. *Les ino-*

*culations, en nature, d'os rachitique* ne permirent pas de reproduire la lésion osseuse.

Rien ne prouve que le rachitisme puisse être attribué à la localisation osseuse d'une *infection banale*, et nos différentes recherches n'ont jamais démontré l'existence d'une *infection spécifique*. En nous basant sur les données de la clinique et de l'étiologie, qui montrent l'*importance des troubles digestifs à l'origine du rachitisme*, et sur le résultat positif obtenu par *inoculation d'extraits de matières fécales*, en considérant d'autre part que le rachitisme est loin d'être la conséquence fatale de tous les troubles digestifs de la première enfance, il nous est permis d'admettre l'*existence d'une intoxication spécifique, partie du tube digestif, et provoquant, au niveau du squelette, des lésions d'ostéite.*



---

# INDEX BIBLIOGRAPHIQUE

---

Les monographies les plus complètes parues sur le rachitisme sont marquées du signe *.

ACKERMANN. — Lésions ostéo-myélitiques expérimentales provoquées par le coli-bacille. *Archives de méd. exp. et d'an. path.*, 1895, p. 329.

ALBAREL. — Pathogénie du rachitisme. *Thèse,* Montpellier, 1896-97.

ARTOPÉ. — Beitrag zum Lehre von der Rachitis. *Inaug. Dissert.* Göttingen, 1885.

ASSADA. — Rachitisme et syphilis osseuse. *Thèse,* Lyon, 1886.

ASTRUC. — Trad. franç., 1743, t. IV, p. 122 (cité par Fournier. La syphilis hérédit. tardive).

AUDEOUD. — Anémies de la première enfance. Traité des maladies de l'enfance, t. II.

AUSSET. — Sur un cas de rachitisme hémorragique. Maladie de Barlow. *Soc. méd. Nord,* mai 1898.

BABEAU. — Contribution à la pathogénie du rachitisme. Élimination de la chaux par les urines et les fèces. *Thèse,* Montpellier, 1897-98.

BAGINSKY. — Mittheilungen an den internationalen med. Congress in London, 1881.

— Zur path. des Rachitis. *Arch. f. Kinderh.*, 1881.

BARLOW. — Scorbut infantile. Traité des maladies des enfants, t. II.

— On cases described as scursy rickets which are probably a combination of scursy and rickets, the scurvy being an essentiel, and the rickets a variable element. *Medico chir. Transactions,* 1883, p. 159.

BAUMEL. — Distribution géographique du rachitisme. *Mouveau Montpellier méd.,* 1897.

BAUMEL et ŒSCHNER DE CONINCK. — *Revue de méd.*, 10 juillet 1898.
BELUZE. — Le rachitisme à Paris. *Congrès des Sociétés savantes*, avril 1897.
BENEVOLI. — Osserv. et dissert. Florence, 1747.
BENJAMIN et REDON. — *Soc. centr. des méd. vétérinaires*, 27 mars 1890.
BERNE. — Syphilis héréditaire. *Thèse*, Paris, 1884.
BESREDKA. — État actuel de la question de la leucocytose. *Ann. Inst. Pasteur*, 25 septembre 1897.
* BEYLARD. — Du rachitisme, de l'ostéomalacie, de la fragilité des os. *Thèse*, Paris, 1852.
BOIX. — Foie des dyspeptiques (Cirrhose par auto-intoxication d'origine gastro-intestinale). *Thèse*, Paris, 1894.
BONNIFAY. — La tête des rachitiques. *Revue mens. des mal. de l'enfance*, mars 1899.
BOSC. — Pathogénie du rachitisme. *Bull. méd.*, 24 mars 1897.
BOUCHARD. — Maladies par ralentissement de la nutrition. Paris, 1882.
— Leçons sur les auto-intoxications dans les maladies. Paris, 1887.
— Troubles préalables de la nutrition. Traité de pathologie générale, t. III (1).
BOULEY. — Ostéomalacie chez l'homme et les animaux. *Thèse*, Paris, 1874.
BOULEY et REYNAL. — Dictionnaire de médecine et de chirurgie vétérinaire.
BOUVIER. — Maladies chroniques de l'appareil locomoteur. Paris, 1858 (avec atlas).
— *Académie de méd.*, 1837.
BROCA. — Sur quelques points de l'anatomie pathologique du rachitisme. *Bulletin de la Société anat.*, 1852.
BRUN et RENAULT. — Hématome sous-périosté chez les rachitiques (Maladie de Moller-Barlow). *Presse médicale*, 1898, n° 4, p. 18.
BÜCHNER. — De rachitide perfecta et imperfecta disputatio, 1754.
CARRIÈRE. — Sort des toxines et antitoxines introduites dans le tube digestif des animaux. *Ann. de l'Inst. Pasteur*, mai 1899.
CAZIN et ISCOVESCO. — Rachitisme et syphilis héréditaire. *Archives gén. de médecine*, 1887.
CHARRIN. — Les défenses naturelles de l'organisme. Paris, 1898.
— Les poisons de l'organisme. Paris.
— Action des toxines sur le foie et le rein. *Société de biol.*, 13 mars 1893.
— Rachitisme expérimental. *Société de biol.*, 18 avril 1896.

CHARRIN et GLEY. — Rachitisme expérimental. *Société de biol.*, 22 février 1896.

CHARRIN et LEVADITI. — Modifications des toxines introduites dans le tube digestif. *Académie des Sciences,* janvier 1899.

CHAUMIER. — Le rachitisme. Congrès international de médecine de Rome, 1894.

— *Médecine infantile,* 15 mai 1894.

— La nature du rachitisme. *Journ. de clin. et de thér. inf.*, 1894.

CHOSSAT. — Rachitisme expérimental. *Bull. de l'Acad. de méd.*, 1844.

COMBE (A.). — Myxœdème congénital. Traité des maladies de l'enfance, t. III.

* COMBY. — Le rachitisme (Collection Charcot-Debove), 1892.

* — Le rachitisme. Traité des maladies de l'enfance, t. II, 1897.

— *Archives gén. de méd.*, 1884, t. XIV, p. 148 et 317.

— Étiologie et prophylaxie du rachitisme. *Archives gén. de méd.*, 1885.

— Rachitisme et Syphilis. *Revue des mal. de l'enfance,* 1887.

— *Archives gén. de méd.*, 1888.

— *Société méd. des hôp.*, 1890.

— Rapports entre le rachitisme et les accidents convulsifs chez les enfants. *Médecine infantile,* 1894, p. 187.

— Rachitisme et convulsions. XIe Congrès méd. internat.

CORNIL. — Du rachitisme. *Semaine médicale,* 1891.

CZERNY. — *Jahrb. f. Kinderheilk,* 1897, Bd. 44, p. 15 et Bd. 45.

DELCOURT. — Rachitisme expérimental. *Soc. des Sc. méd. et anat. de Bruxelles,* 6 mai 1898.

— Le rachitisme. *Thèse,* Bruxelles, 1899.

DEPAUL. — *Archives de tocologie,* 1877, p. 640.

DEYDIER. — Rachitisme tardif. *Thèse,* Lyon, 1895.

DUPLAY. — *Gaz. des hôp.*, 1891, p. 1397.

DUVERNEY. — Traité des maladies des os. Paris, 1751.

ELSÄSSER. — Le Cranio-Tabes. Stuttgart, 1843.

ESCHERICH. — *Jahrb. f. Kinderh.*, mars 1899.

* D'ESPINE et PICOT. — Le rachitisme (Traité des maladies de l'enfance de), 1899.

FEER. — Le rachitisme en Suisse. Bâle-Leipzig, 1897.

FISCHL. — Les anémies de la première enfance. *Jahrb. f. Kinderheilk.*, 1899, vol. XLIX, p. 26.

— Der Einfluss der Jahreszeit auf die Frequenz der Rachitis. *Prag. Wochensch.*, 1888.

FISCHL (Rudolf). — Tétanie et Laryngospasme. Rapports avec le rachitisme. *Deutsche med. Wochensch.*, 1897, n$^{os}$ 10 et 11.

FLEISCHMANN. — *Klinik der Pädiatrik.* Vienne, 1877.

FLOURENS. — Recherches sur le développement des os et des dents. Paris, 1842.

— Théories expérimentales sur la formation des os. Paris, 1847.

FORSTER. — *Zeitsch. f. biol.*, t. XII, p. 464 ; *Arch. f. Hygien.*, Bd. II, p. 385.

FOURNIER. — La syphilis héréditaire tardive. Paris, 1886.

FOURNIER (E.). — Stigmates dystrophiques de l'hérédo-syphilis. *Thèse,* Paris, 1898.

FRIEDBERGER et FRÖHNER. — Pathologie et thérapeutique spéciales aux animaux domestiques. Paris, 1891.

FRIEDLEBEN. — 1861 (cité par Ritter von Rittershain. Berlin, 1863).

FROELICH. — Classif. et traitement des déviations rachitiques des jambes. *Rev. mens. des mal. de l'enfance,* juin 1898.

FROHLICH. — Lymphdrüsenschwellung bei Rachitis. *Jahrb. f. Kinderheilk.*, 1897, vol. XLV, p. 882.

FURST. — *Arch. f. Kinderheilk.*, 1894.

GALLIARD. — Rachitisme et syphilis. Assoc. franç. pour l'avanc. des Sciences, 18$^{e}$ s., t. I, p. 357. Paris, 1889.

GANGOLPHE. — Maladies infectieuses et parasitaires des os. Paris, 1894.

— Contribution à l'étude des localisations osseuses de la syphilis héréditaire, 1885.

GARNIER (L.). — Non assimilation des hypophosphites même à dose médicamenteuse. *Revue méd. de l'Est,* 1$^{er}$ mai 1896.

GARROD et FLETCHER. — Facteurs maternels du rachitisme. *Brit. med. Journal,* 21 septembre 1896.

GASTOU. — Foie infectieux. *Thèse,* Paris, 1894.

GIBIER. — Effets produits sur les animaux par les toxines et les antitoxines de la diphtérie et du tétanos injectés dans le rectum. *Bull. Acad. des Sciences,* 11 mai 1896.

GIRAUDEAU. — Rachitisme et hérédité. *France médicale,* 7 janvier 1896.

* GLISSON. — De rachitide tractatus opera primo ac potissimum Glissonii conscriptus adscitis in operis Societatem Bate et Regemorter. Londres, 1650.

GUÉRIN (J.). — Mémoire sur les caractères généraux du rachitisme *Acad. des Sciences,* 17 juillet 1837.

— *Gazette méd. de Paris,* 1839.

Guérin. (J.). — Rachitisme artificiel chez le chien. *Gazette méd. de Paris*. 1838, t. VI, p. 332.

Guinon (Louis). — Rachitisme aigu douloureux avec lésions scorbutiques atténuées des gencives (Maladie de Barlow fruste). *Revue mens. des mal. de l'enfance,* novembre 1899.

Guizol. — Urologie du rachitisme. *Thèse,* Toulouse, 1897.

Gumplowicz. — *Prag. med. Wochensch.*, XIV, n° 50, 1889.

Hagenbach-Burckhardt. — Étiologie du rachitisme. *Berlin. klin. Wochensch.*, 1895, n° 21.

Hagen Torn. — Rapports du rachitisme avec l'humidité. *Wratch,* 1896, n° 17.

Hallopeau. — Traité de pathologie générale, 1893.

Hanot. — Rapports de l'intestin et du foie. Congrès de Bordeaux, 1895.

Haushalter et Louis Spillmann — Altérations de la moelle osseuse au cours des infections et des intoxications chez l'enfant et les jeunes animaux. *Société de biol.,* 22 juillet 1899.

— Microbes dans la moelle osseuse au cours des infections chez les enfants et chez les jeunes animaux. *Société de biol.,* 20 janvier 1900.

— Infections et intoxications coli-bacillaires expérimentales chez de jeunes animaux. *Rev. méd. de l'Est,* 1899.

Heiser. — Le rachitisme, la scrofule et les difformités des gallinacés. Strasbourg, 1856.

Heiss. — *Zeitsch. f. Biologie,* t. XII, p. 151, 1876.

Heitzmann. — Ueber Künstlische Hervorrufung von Rachitis und Osteomalacie. Vortrag in der kl. Gesellsch. der Aerzte in Wien., 1873. *Allgemeine Wiener medicinische Zeitung,* 1873.

Hénoch. — Traité des maladies des enfants. Édition française, 1885.

Hergott. — Sur un cas d'achondroplasie. *Soc. de méd. de Nancy,* novembre 1899.

Huguenin. — *Revue mens. mal. de l'enf.,* 1888, p. 503.

Humbold. — Sächs. Jahresber., 1861.

Hurtrel d'Arboval. — Dict. de méd. vétérinaire. Paris, 1839.

Hutinel et Auscher. — Deux cas de rachitisme tardif familial avec paraplégie progressive. *Société méd. des hôp.,* 16 juillet 1897.

James. — Un cas de rachitisme tardif ayant débuté à l'âge de 17 ans. *Scottisch med. a surg. Journal,* janvier 1897.

Joachimsthal. — Sur une déformation des os d'origine hérédo-syphilitique. *Deutsche med. Wochensch.,* 24 mai 1894.

JONKOWSKY. — Développement du rachitisme chez les enfants de la population ouvrière de Saint-Pétersbourg. Saint-Pétersbourg, 1894.

JOSUÉ. — Moelle osseuse de tuberculeux et histogénèse du tubercule. *Thèse,* Paris, 1898.

JULLIEN. — Traité des maladies vénériennes. Paris, 1879.

* KASSOWITZ. — Die Normale ossification und die erkrankungen des Knochensystems bei Rachitis und hereditärer Syphilis. Vienne, 1882.

— *Wiener med. Blätter,* 1881, p. 40-42.

— Die Phosphorbehandlung des Rachitis. *Berlin. klin. Wochensch.,* n° 2, p. 31, 14 janvier 1884.

— Pathogénie du rachitisme. *Wien. med. Jahrb. Heft,* IV, p. 451, 1884.

— Rachitisme tardif. *Société de méd. de Vienne,* 10 avril 1885.

— Ueber Stimmritzenkramp und Tetanie im Kindesalter. *Wien. med. Woch.,* 13-21, 1893.

KIRMISSON. — Rachitisme tardif. *Revue d'orthopédie,* 1890.

— Traité de chirurgie, t. VIII, p. 1162.

KISSEL. — Rachitisme à Moscou. *Arch. f. Kinderheilk.,* 1897, vol. XXIII, p. 279.

KITCHIE et CURRIE. — Enlargement of the spleen from Rickets simulating malignant disease of the Kidney. *Lancet,* 1874.

KLEMM. — *Arch. f. klin. Chir.,* Bd. XLVIII, p. 794.

KÖNEN. — Répartition géographique du rachitisme. *Dissert. inaug-*Münch., 1886; *Centrabl. f. klin. med.,* p. 153, 1887.

KYSSELE. — Un cas d'ostéomalacie chez un rachitique. *Dietskaja Meditzina,* n° 3, 1897.

LANGE. — Étiologie du rachitisme. Discussion de la sect. pédiatrique de la 47e réunion des natur. allemands. *Berlin. klin. Woch.,* 18 novembre 1895.

* LANNELONGUE. — Le rachitisme. Nouveau dictionnaire de méd. et de chir. pratiques, 1881.

— Syphilis héréditaire. *Société de chir.,* 1883.

LARCHER. — La goutte des oiseaux. *Société centrale de médecine vétérinaire,* 10 janvier 1884.

* LECLAINCHE. — Le rachitisme. Dictionnaire de médecine vétérinaire (Bouley et Reynal, p. 464).

* LEGENDRE (P.). — Le rachitisme. Traité de médecine, t. I, 1899 (2e édition).

* Legendre (P.). — Maladies primitives de la nutrition. Traité de médecine, t. I, p. 376.

Lehmann. — Tageblatt des 50 Versamm. deutsche Naturf. und Aertzte München, 1877.

Lesage. — De la gastro-entérite aiguë des nourrissons (Monographies cliniques, n° 17). Paris, 1899.

— Infections et intoxications digestives. Traité des maladies des enfants.

— *Société méd. des hôp.*, 1898.

Levacher de la Feutrie. — Traité du rachitisme. Paris, 1772.

Luzet. — La mégalosplénie rachitique. *France médicale,* 4 déc. 1891.

— Étude sur les anémies de la première enfance. *Thèse,* Paris, 1891.

Malfuson. — Rachitisme tardif. *Thèse,* Paris, 1894.

* Marfan. — Le rachitisme. Traité de médecine de Brouardel, t. III, 1897.

— Pronostic de la broncho-pneumonie chez les bossus. *Arch. gén. de méd.,* septembre 1884.

— Considérations sur les anémies des nourrissons. *Arch. de méd. des enfants,* 1898.

— Étiologie et pathogénie du rachitisme. *Rev. mal. enfance,* février 1895-mai 1896.

— Rôle des microbes dans les gastro-entérites des nourrissons. *Rev. mens. mal. enfance,* août-sept.-oct.-nov. 1899.

Marfan et Bernard. — Bactériologie de l'intestin. Absence de microbes dans la muqueuse intestinale normale. Caractère pathol. de leur présence. *Presse médicale,* 10 mai 1899.

— — Présence des microbes dans la muqueuse intestinale des nourrissons atteints de gastro-entérite. *Presse méd.,* 15 novembre 1899.

Margaracci. — 10e Réunion de la Société italienne de chirurg., 1895.

Marks. — Rachitisme chez le cheval guéri par le phosphore. *Berlin. Thierarztl. Wochensch.,* n° 35.

Mathis et Leblanc. — *Journal de méd. vétérinaire et de zootechnie,* octobre 1897.

Mauriac. — Syphilis héréditaire et syphylis tertiaire. Paris, 1893.

May. — Étiologie du rachitisme. *Berlin. klin. Woch.,* n° 46, p. 1016, 18 novembre 1895.

Mayow. — Tractatus de rachitide. Oxford, 1660.

Metchnikoff. — *Annales Inst. Pasteur,* 1894, p. 719-721 ; 1896, p. 272; 1897, p. 808 ; 1898 (25 avril).

Mircoli. — Origine infectieuse du rachitisme. *Gazette des hôp.,* 16 août 1891.

— Il rachitismo considerato del punto de vista infettivo. *Arch. ital. de clin. méd.,* 1894.

— *Gazette des hôp. de Milan,* 1895, p. 638.

— *Riforma medica,* 1895, p. 373.

— *Presse médicale,* 28 janvier 1899.

Miwa (S.) et Stoeltzner (W.). — Hat die Phosphorbehandlung des Rachitis eine Wissenschaftlische Begrundung. *Jahrb. f. Kinderheilk.,* 1898.

* Montfalcon. — Rachitisme animal. Dict. des Sc. méd., 1820.

Morse. — A study of the blood in rickets. *Boston med. Surg. Journal,* 22 avril 1897.

Müller. — Ueber fœtale Rachitis. *Würtzburger med. Zeit.,* Bd. I, 1860.

Nœgeli. — Zur pathologischen Anatomie und zum Wesen der Morbus Barlow. *Centralbl. f. allg. Pathol.,* 1er septembre 1897, p. 687.

Netter. — Scorbut infantile. *Semaine méd.,* février 1899.

Nobécourt. — Pathogénie des infections gastro intestinales des jeunes enfants. *Semaine méd.,* 17 mai 1899.

Œschner de Coninck. — Les urines des rachitiques. *C. R. de l'Acad. des sciences,* 27 mai 1895-29 juillet 1895.

— Élimination de la chaux dans le rachitisme. *Société de biol.,* 1897.

Olivier. — Étude sur le rachitisme. *Thèse,* Montpellier, 1897.

Ollier et Vincent. — Rachitisme des adolescents. Osthéopathies scrofulo-tuberculeuses. *Encyclopédie internat. de chirurgie.*

d'Orlandi de Fagagna (Udine). — Les globules blancs du sang dans les troubles digestifs du nourrisson. *Revue mens. des mal. de l'enfance,* juillet 1899.

Ourradour. — Contribution à l'étude de la phosphaturie chez le rachitique. *Thèse,* Toulouse, 1897-98.

Paré (Œuvres d'Ambroise). — Lyon, 1664.

Parrot. — *Gazette méd.,* 1874, no 14 ; *Progrès méd.,* 1880 ; Congrès internat. de Londres, 1881 ; *Bulletin Soc. de chir.,* 21 février 1883. La syphilis héréditaire et le rachitisme. Paris, 1886.

Petit (J.-L.). — Traité des maladies des os. Paris, 1741.

Pfeiffer. — Die Zusammensetzung der menschlischen milch bei Rachitis des Saüglinde. *Jahrb. f. Kinderh.*, 1886.

Pollosson. — Pathogénie du rachitisme. *Société de méd. de Lyon*, novembre 1898 ; *Lyon méd.*, 20 novembre 1898.

Pommay. — Rachitisme expérimental chez les oiseaux. *Société de biol.*, 1891.

Pommer. — La moelle osseuse des rachitiques. Untersuchungen über Osteomalacie und Rachitis. Leipzig, F. C. W. Vogel, 1885.

* Poncet. — Le rachitisme. Traité de chirurgie de Duplay et Reclus, t. II, 1890.

Porak. — De l'achondroplasie. *Archives d'obstét. et de gynéc.*, 1889.

Portal. — Observations sur la nature et sur le traitement du rachitisme. Paris, 1797.

Pujol. — Œuvres diverses de médecine pratique, 1802.

Quisling. — Stüdien über Rachitis. *Arch. f. Kinderheilk.*, 1888, t. IX, p. 343.

Regnault. — Altérations crâniennes dans le rachitisme. *Thèse*, Paris, 1888.

— Facies rachitique. *Revue mens. mal. enfance*, nov. 1896.

* Rehn. — Le rachitisme. Gerbardt's Handbuch der Kinderkrankheiten, t. III, 1878.

Remy. — *Arch. de médecine*, 1883.

* Renault (J.). — Le rachitisme. Manuel de médecine Debove-Achard, t. VII, 1897.

Ribemont-Desaignes. — Précis d'obstétrique. Paris, 1896.

Rilliet et Barthez. — *Journal des connaissances médico-chirurgicales*, avril 1840.

* Ritter von Rittershain. — Pathol. und therapie des Rachitis. Berlin, 1863.

Robert. — Rôle de l'intoxication dans les gastro-entérites. *Thèse*, Paris, 1898.

Roger. — Intoxications. Traité de path. générale, t. I.

— Recherches cliniques sur les maladies de l'enfance. Paris, 1883, t. II, p. 261.

— Les organes protecteurs contre les infections. *Presse méd.*, 15 juillet 1898.

— Rôle protecteur du foie contre l'infection charbonneuse. *Société de biol.*, 9 octobre 1897.

— Rôle du foie dans les infections. *Presse méd.*, 21 déc. 1898.

Roger. — De quelques conditions qui modifient l'action du foie sur les microbes. *Société de biol.*, 15 octobre 1898.

Roger et Josué. — La moelle osseuse à l'état normal et dans les infecfections (Monographies cliniques, n° 21). Paris, 1899.

Roger et Cadiot. — Pathologie comparée de l'homme et des animaux. Traité de pathologie générale.

Roloff. — Rachitisme expérimental. *Virch. Arch.*, 1866-69 ; *Preuss. vet. med. Bericht,* 1870.

Rudel. — Ueber die Resorbtion and Auscheidung der Kalkes. *Archiv. f. exp. Path.*, 1893.

Rufz de Lavison. — *Gaz. méd. de Paris,* 1834.

Scheib. — Ueber osteogenesis imperfecta. *Beiträge zur klinischen Chirurgie,* 1899, Band XXVI, Heft I.

Schiff. — *Arch. des Sc. phys. et nat.,* t. LVIII, n° 231, mars 1877. Genève.

Schöney. — On the ossification Process in Birds and the new formation of. Red Blood corpuscles during the Ossification Process. *Monthly microscopical Journal,* vol. XVI. Londres, 1876 (tiré des *Archives de Schültze*).

Schwartz. — Rachitisme des nouveau-nés. *Wien. med. Jahrb.,* p. 495, 1887.

Seemann. — Zur pathogenese und ætiologie des Rachitis. *Virchow's Archiv.,* 1879.

Siedamgrosky et Hofmeister. — Die Einwirkung andauernder Milchsaureverabreichung auf die Knochen der Pflanzenfresser. *Berlin. Arch. f. Thiesh.,* 1879.

Smaniotto Ettore. — Pathogénie du rachitisme. *Rev. mens. mal. enfance,* 1897.

Snow. — Fréquence du rachitisme chez les enfants napolitains dans les villes d'Amérique. *Med. News,* 22 septembre 1895.

Springer. — La croissance. *Thèse,* Paris, 1890.

Storck. — Ueber die Bedeutung des Milztumors bei Rachitis. *Deutsche Arch. f. klin. med.,* LVII, p. 265.

Stoeltzner. — Recherches histologiques chez le lapin pour déterminer les conditions d'apposition et de résorption du tissu osseux par l'alimentation exclusive d'avoine.

Swieten (van). — Commentaires des aphorismes de médecine d'Hermann Bœrhawe, 1700.

Taylor. — Syphilitic lesions of the osseous system. New-York, 1875.

TEDESCHI. — Altérations des centres nerveux dans le rachitisme. *Rev. mens. mal. enfance*, 1888.

TERRIEN. — Étude anat. path. des lésions du foie dans la gastro-entérite des nourissons. *Thèse*, Paris 1899.

THADÉE. — Urologie chez l'enfant de 2 à 10 ans (30 analyses d'urines de 4 enfants rachitiques). *Thèse*, Toulouse, 1898.

THIERCELIN. — Sur un diplocoque saprophyte de l'intestin susceptible de devenir pathogène. *Société de biol.*, 15 avril 1899.

— Morphologie et reproduction de l'entérocoque. *Société de biol.*, 24 juin 1899.

— Du diplocoque intestinal ou entérocoque. *Société de pédiat.*, 15 novembre 1899.

TRASABUKO-ARACKI. — Acide lactique et glucose dans l'organisme par manque d'oxygène. *Zeitschr. f. physiol. Chemie*, XV, Bd. H. 3 et 4, 1891.

TRIPIER. — *Arch. de phys. norm. et path.*, 1874.

* — Le rachitisme. Dict. encycl. des Sc. méd., t. I, 3e série, 1874.

TROUSSEAU. — Clinique de l'Hôtel-Dieu, p. 479 et 480.

TROUSSEAU et LASÈGUE. — *Arch. de médecine ; Union médicale*. Paris, 1849-50.

VALAGUSSA. — Recherches expérimentales sur la virulence du bact. coli commun. *Centralbl. f. Bakteriol.*, 1898, vol. XXIV, no 20, p. 750.

VARIOT. — Variété spéciale du rachitisme (troubles locomoteurs). *Soc. méd. des hôp.*, 25 novembre 1897.

VAN DEN VELDE. — Traité du rachitisme, 1700.

VERHOVGEN. — Diffusion dans l'organisme de certaines substances toxiques ou médicamenteuses injectées dans le sang. Bruxelles, 1892.

VESIAU (DE). — Pathologie du poumon et du cœur des bossus. *Thèse*, Paris, 1884.

* VIERORDT. — Rachitis und Osteomalacie. Specielle pathologie und therapie. Nothnagel, VII Band, I Theil. Vienne, 1896.

VILLEFOSSE. — Bleu de méthylène. *Thèse*, Paris, 1896-97.

VIRCHOW. — *Arch. f. path. anat.*, 1853.

VOIT. — Ueber die Bedentung des kalks fur den thierischen organismus. *Zietschrift f. Biol.* 1880.

WACHSMUTH. — Pathogénie du rachitisme. *Jahrb. f. Kinderheilk.*, 1894, XXXIX, p. 24.

WEGNER. — Der Einfluss des Phosphors auf den Organismus. *Virch. Archiv.*, Bd. 55, 1872.

WEISKE et WILDT. — Untersuchungen über die zusammensetzung des Knochen bei Kalk und Phosphorsaüre armer Nahrung. *Zeitschr. f. Biol.*, 1873.

WEINLECHNER. — Rachitis tarda. *Société des méd. de Vienne*, 24 avril 1885.

WINCKLER. — Ein Fall von Rachitis mit micromelie. *Arch. f. gynæk.*, 1871, p. 102.

ZANDER. — Zur lehre von der Aetiologie, Pathologie und therapie des Rachitis. *Virchow's Archiv.*, 1881.

ZACUTUS LUSITANUS. — Citation de Galien. Praxis admiranda, bib. 3, obs. 127, 1637.

ZEVIANI. — Della Cura de bambini attacati della rachitide, 1761.

ZUBER. — La mortalité infantile à Nancy, principalement dans la classe ouvrière indigente. Importance de la gastro-entérite dans cette mortalité. *Thèse*, Nancy, 1899.

# TABLE DES MATIÈRES

Pages

---

CHARTRES. — IMPRIMERIE DURAND.

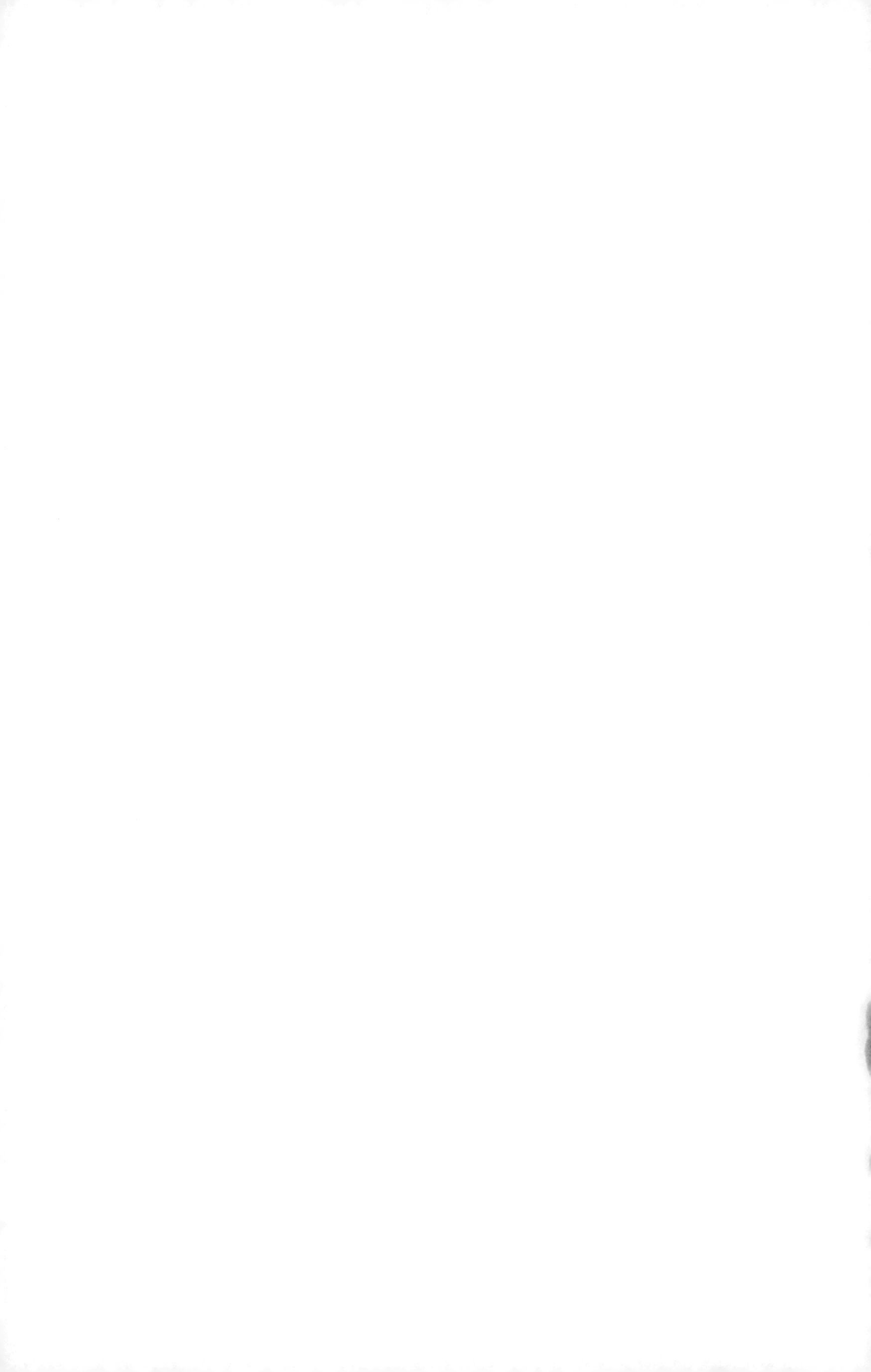

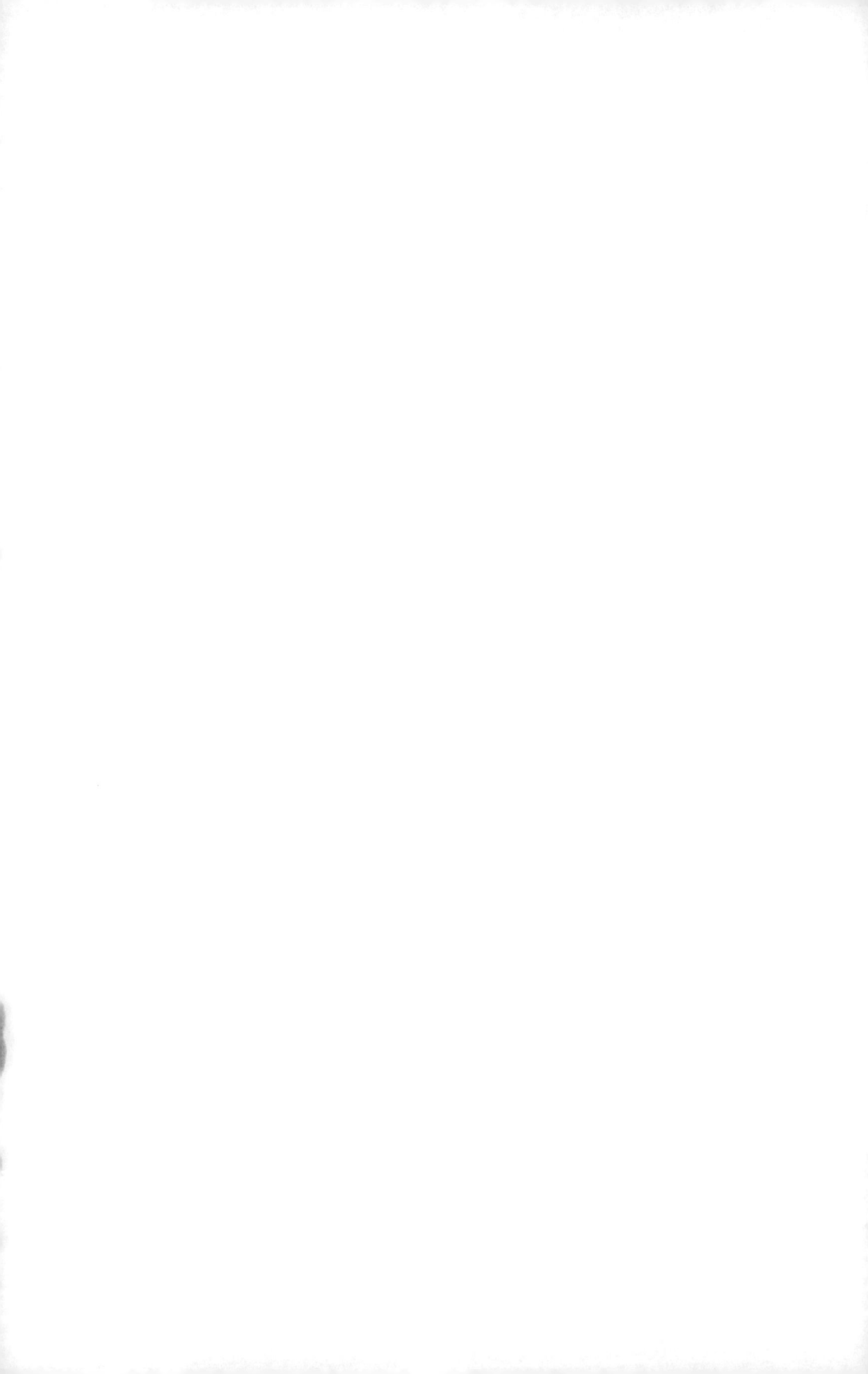

CHARTRES — IMPRIMERIE DURAND, RUE FULBERT

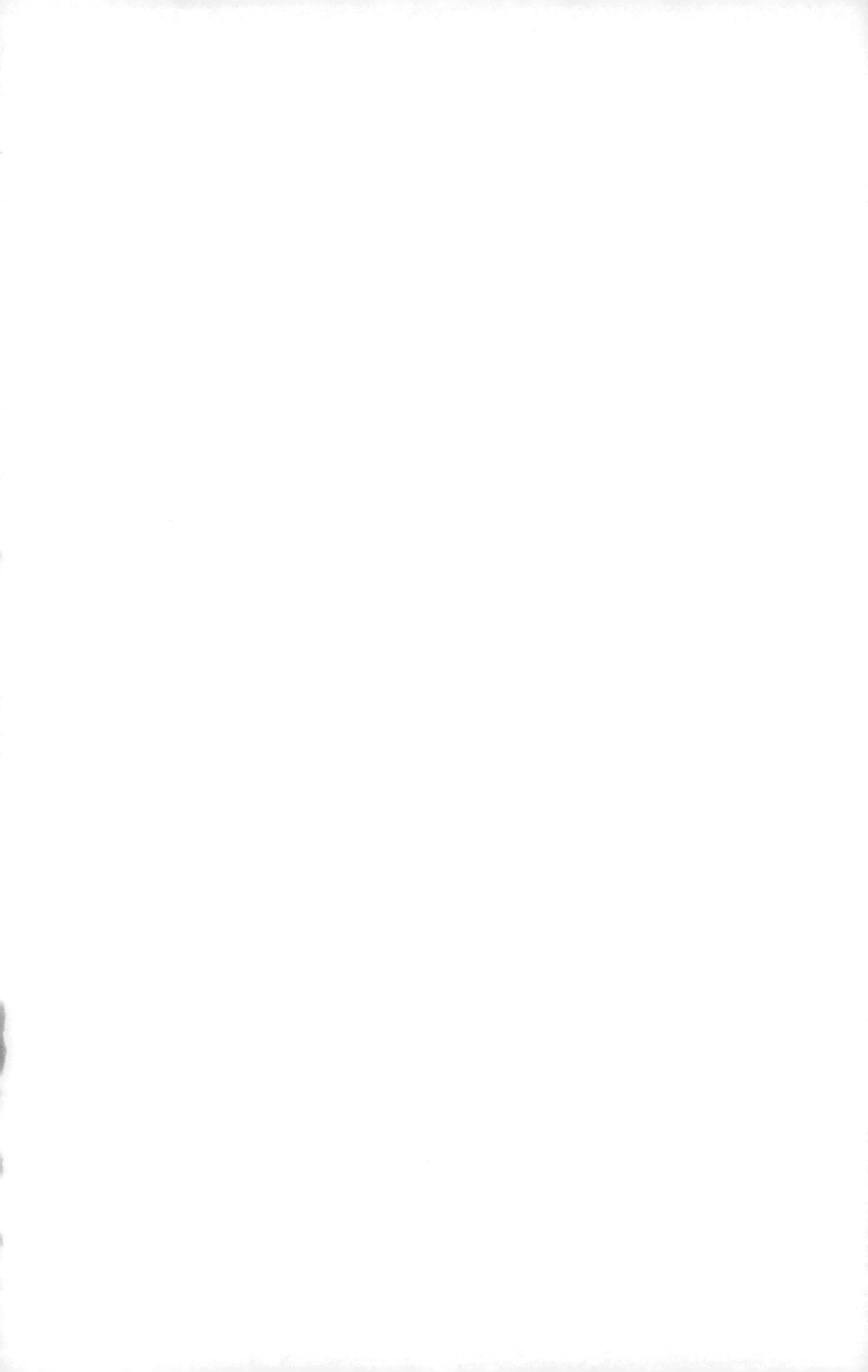

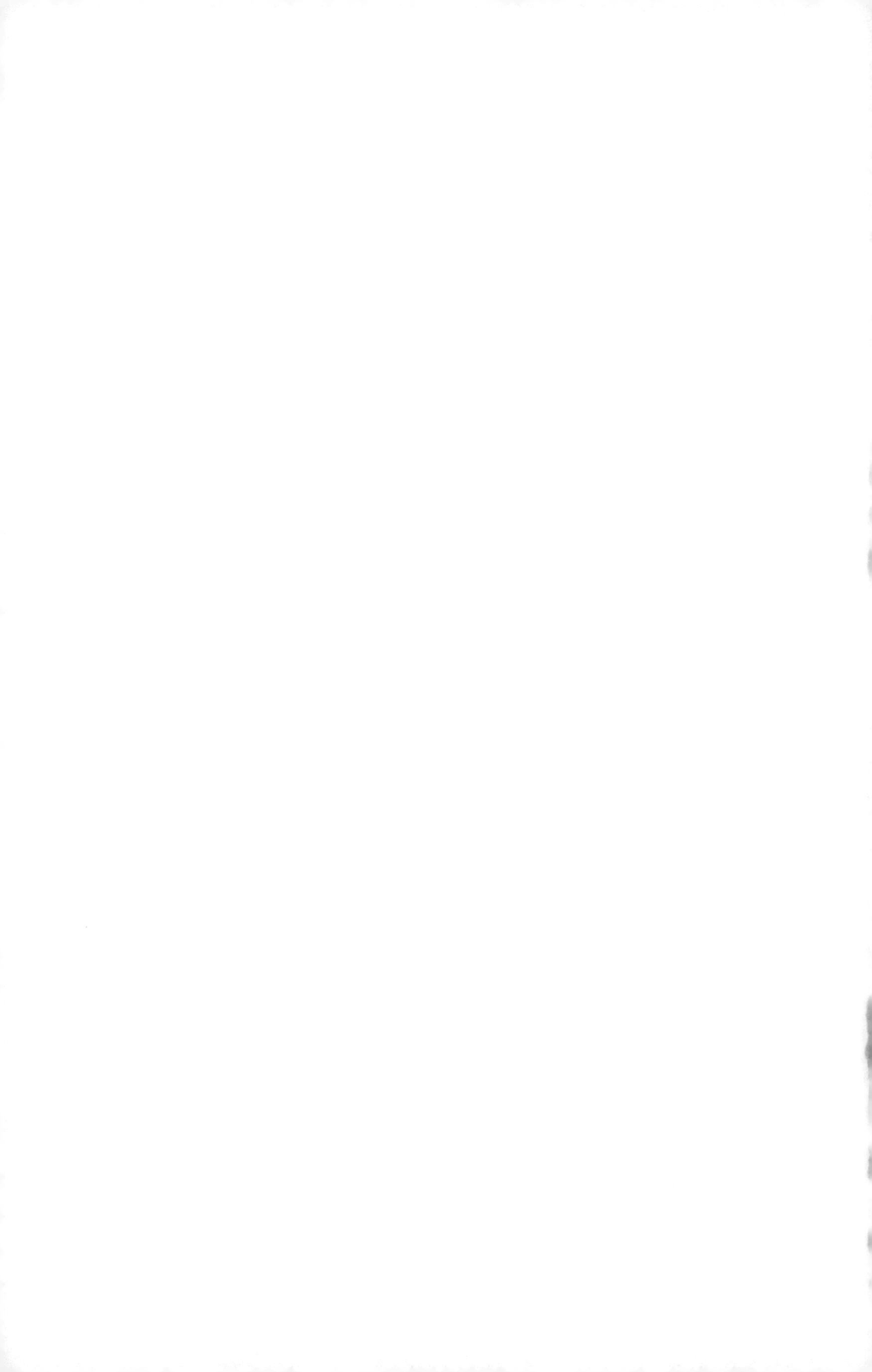

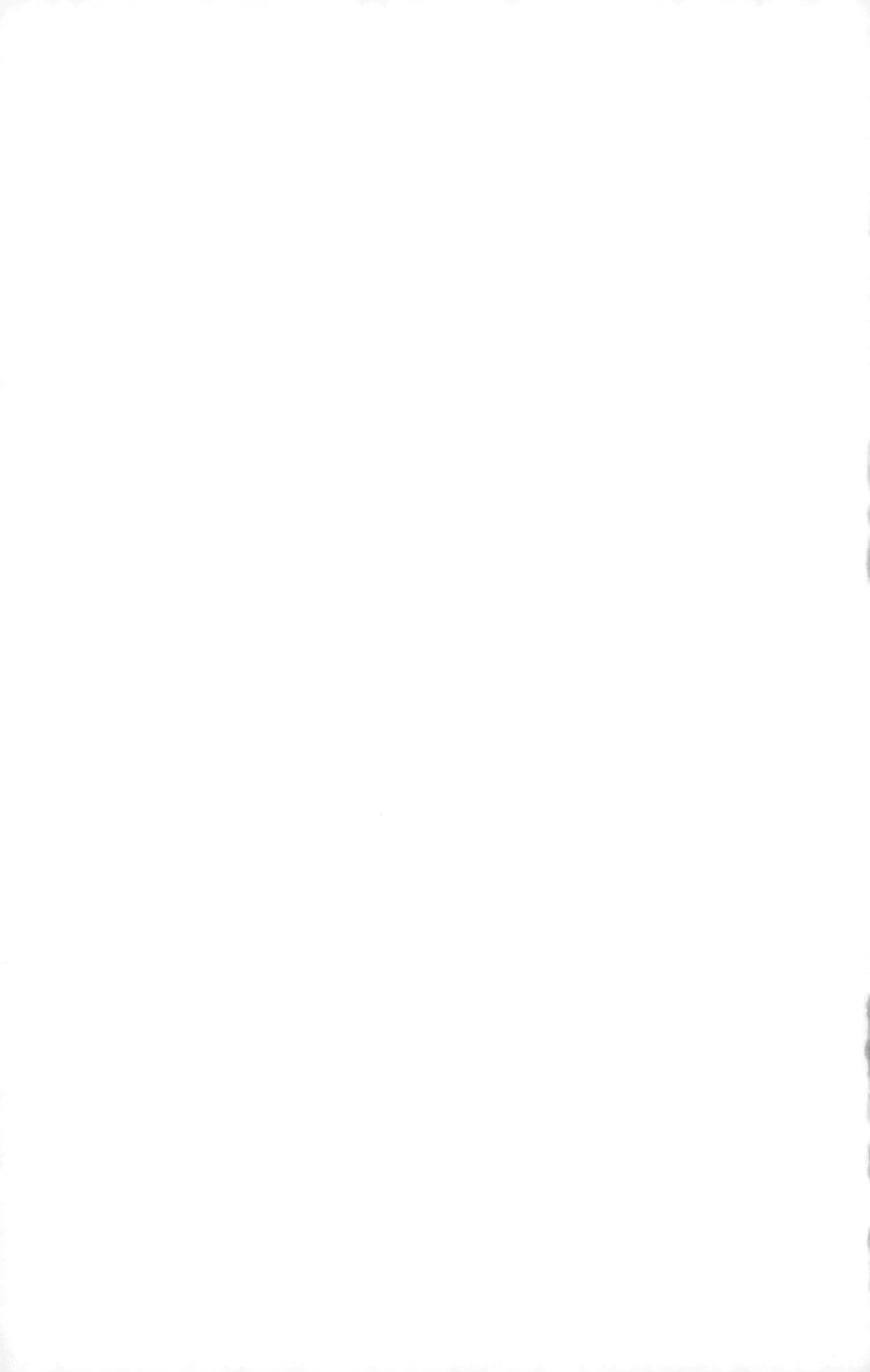

www.ingramcontent.com/pod-product-compliance
Ingram Content Group UK Ltd.
Pitfield, Milton Keynes, MK11 3LW, UK
UKHW012153240726
13966UKWH00002B/296

9 782012 469617